U0222819

# 美国医疗系统
## 融合商业、健康与服务

### （原著第三版）

---

# The United States Health Care System
## Combining Business, Health, and Delivery

### Third Edition

（美）安妮·奥斯汀，维多利亚·维特尔 著
Anne Austin / Victoria Wetle

王丹 等译

应娇茜 校

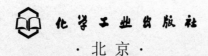
化学工业出版社
·北京·

# 内 容 简 介

本书融合商业和服务两个视角来介绍美国医疗，比较全面细致地描述了构成美国医疗系统的方方面面。全书结构清晰，语言通俗易懂。每一章节均以简明的学习目标开篇，使读者易于掌握重点；又以真实案例导入，令读者如身临其境、兴趣盎然；再辅以大量的图表资料，易于让人理解。除了翔实的内容，本书新增相关职业介绍，使读者可以了解到美国医疗卫生领域的就业现状；每章结尾为总结和思考题，帮助读者迅速回顾美国医疗系统的核心和特点。

## 图书在版编目（CIP）数据

美国医疗系统：融合商业、健康与服务 /（美）安妮·奥斯汀（Anne Austin），（美）维多利亚·维特尔（Victoria Wetle）著；王丹等译. —北京：化学工业出版社，2022.1

书名原文：The United States Health Care System: Combining Business, Health, and Delivery

ISBN 978-7-122-40214-1

Ⅰ.①美… Ⅱ.①安… ②维… ③王… Ⅲ.①医疗保健事业-概况-美国 Ⅳ.①R199.712

中国版本图书馆CIP数据核字（2021）第229422号

---

责任编辑：邱飞婵 　　　　　　　文字编辑：陈艳娇　陈小滔
责任校对：王　静 　　　　　　　装帧设计：史利平

---

出版发行：化学工业出版社（北京市东城区青年湖南街13号　邮政编码100011）
印　　装：北京新华印刷有限公司
787mm×1092mm　1/16　印张17　字数349千字　2022年3月北京第1版第1次印刷

---

购书咨询：010-64518888 　　　　　　售后服务：010-64518899
网　　址：http://www.cip.com.cn
凡购买本书，如有缺损质量问题，本社销售中心负责调换。

---

定　　价：118.00元 　　　　　　　　　　　　　版权所有　违者必究

## 【译者名单】

王 丹　中国人民大学医院管理研究中心执行主任，中国医院协会评审与
　　　　评价工作委员会副主任委员

黄鹤妹　山东第一医科大学第一附属医院（山东省千佛山医院）运营办
　　　　主任

周 平　南京鼓楼医院门诊部副研究员

焦光源　首都医科大学马克思主义学院副教授

刘 畅　中国人民大学应用经济学院助教

## 【校者名单】

应娇茜　中日友好医院医务处处长

# 【译者前言】

《北京人在纽约》里面有一句经典台词："如果你爱一个人，就送他去纽约，因为那里是天堂；如果你恨一个人，也送他去纽约，因为那里是地狱"。美国医疗也是如此。有人对其顶礼膜拜，认为美国医疗产业高度发达，有着全球最先进的诊疗技术、最发达的医疗教育，当然可能还有最优秀的医生，其医疗技术创新、新药研发领跑全世界。甚至认为，如果自己罹患重病，倾家荡产也要到美国治一治，仿佛到了那里就"死而无憾"了。当然，也有人会嗤之以鼻，业界一直流传着一个笑话，说的是一个美国人在昏倒前的最后一句话是"别叫救护车！"（因为太贵了！）。显然，大家对美国医疗的评价褒贬不一、观点迥异，美国医疗成功地做到了让人又爱又恨。

作为一名研究卫生政策和医疗管理的学者，我对美国这种独有的医疗模式很感兴趣。除了因为它是医疗世界里重金打造的一个高端的模式，还因为一个有趣的问题：以私立医院为主体的美国医疗机构，是怎样"克服"资本的天然逐利性，在一个以救死扶伤为宗旨的行业里做得风生水起的？

回答这个问题并不容易。虽然关于美国医疗的资料汗牛充栋，但以讹传讹的亦不在少数。所以，自己一直希望有个机会能快速、系统、真实地了解一下美国的医疗制度。奥斯汀博士和维特尔博士编写的这本《美国医疗系统——融合商业、健康与服务》，让我如愿以偿。出乎意料的是，这么一本入门教材，居然呈现出那么多的细节信息，而又丝毫没有繁杂混乱之感，不得不感慨两位学者的功底，也不得不为国内缺少这样一本权威教材而遗憾。于是不顾自己有限的英语水平，再次兴起翻译出版的念头。

整个翻译过程虽然艰辛，但同事、朋友和学生们给予了莫大的帮助和支持，包括黄鹤妹、应娇茜、周平、焦光源、刘畅五位老师，以及首都医科大学姚可欣、王晨、梅怡晗、董捷、方奕宁、石婧瑜、徐丽荣、李赫妍、金倩莹、赵坤等同学，另外还有其他一些同志参加了翻译工作，或为我们的翻译工作提供了各种方便和帮助。在此对于他们所给予的支持、所做的工作和提供的帮助致以诚挚的感谢。虽然在翻译本书的过程中力求既忠实原文，又符合中文习惯，但译本难免存在疏漏之处，真诚希望发现问题的读者及时给予指正。

王丹

2021 年 4 月 16 日

于中国人民大学崇德东楼

# 【原著前言】

在过去的几十年中，有关医疗的书籍有上百种。一些侧重于本领域的广泛概述，一些就特定问题进行深入讨论。为弥补我们所认为的空白，我们决定撰写本书——《美国医疗系统——融合商业、健康与服务》。

在所有出版的书籍中，似乎没有专门为社区大学学生或就读医疗相关专业的低年级本科生撰写的。这些学生更需要一本广泛介绍医疗领域而不是拘泥于细节的入门书籍。同时这本书的风格应该是浅显易懂、引人入胜的。

在任何领域的学习过程中，知识的广度和深度总是不可兼得。医疗是一门复杂的学问，比如，仅围绕美国 Medicare 资格这一话题就可以撰写出版一本完整的书。作为作者和社区大学教师，我们选择了在广度上犯错误（译者注：意思是我们忽略了信息的全面性）。本书在介绍众多话题时，既提供了充足的细节，又果断删除了非必要的容易迷惑初学者的细节。我们希望学生修习本课程后，可以形成对于医疗领域及其组成部分的全面了解，并为以后的课程乃至职业生涯做好铺垫。本书第三版相比于第一版的内容，依照医疗行业和美国国情变化作出了许多修改。

**本版更新内容：**

- 新版增加了《平价医疗法案》（ACA）及其对医疗系统和个人的影响。《平价医疗法案》贯穿全书，有助于学生认识本立法对其工作和生活的影响。

- 阿育吠陀医疗系统将在第十四章详细阐述。作者在斯里兰卡的个人经历成为支持这部分内容的可靠验证。

- 所有章节增加了职业简介，为学生提供了更多关于医疗领域就业机会的信息，收集了在保险、制药及其他领域的深度信息。

- 重新撰写了第八章"美国的老龄化问题"，以聚焦于更全面、真实的老龄化现状。

- 第十章介绍了近期埃博拉疫情的暴发情况。
- 第十一章涉及了新药研发过程的最新信息，并描述了新药是如何研发出来的。
- 全书中的表格及附注描述已参照政府和行业的最新数据进行更新。

## 独家展望

本书的特点是将商业视角和健康视角结合起来。医疗是美国经济的重要组成部分，提供了大量的就业机会。学生们不仅是渴望救死扶伤，同时也是希望他们的学习（付出）会得到相应的回报。

本书第一作者提供商业观点，她有管理和市场营销的背景。她认为医疗是一个行业和商业，同其他商业组织一样，医疗也要在市场中保持竞争优势。本书第二作者提供了服务的观点，她曾从事护理、医疗管理和生物伦理方面的工作。她对医疗的看法聚焦于服务，并强调应持续不断地权衡医疗服务的可及性、质量和成本。

## 本书的结构

本书围绕组成医疗的几个方面展开，讨论以下几个问题："这个称之为医疗的商业是什么？""如何支付医疗费用？""谁提供医疗服务？""在哪里以及如何提供医疗服务？"以及"其他问题"。这些问题将在本书四个部分、共计十四章的内容中逐步回答，适合在半学期或一学期的课程中使用。每个部分相对独立，便于教师更好地适应课堂需要组织教学。

第一部分介绍了医疗领域。这部分包含美国医疗的规模和范围的介绍。书中呈现了商业和服务两方面的观点，并对基本的商业和管理概念加以阐述；描述了医疗的经济、政府和立法环境因素；支付环节是学习健康与金钱内容的框架；同时介绍了保险和第三方支付的概念，为之后的管理式医疗、Medicare 和 Medicaid 的讨论奠定基础。

第二部分介绍了提供医疗服务的工作人员。这些工作人员包括医疗过程中直接接触患者的人员，以及另外一些幕后工作人员。书中用两章的内容介绍了临床和非临床医疗工作者及专业人员：在一章中深入讨论医生和护士的角色，在另一章中讨论其他临床和非临床医疗从业者。

第三部分聚焦于医疗的服务场所和服务方式。这部分深入探讨了医疗服务的三个场所——医生办公室（诊室）、诊所和医院，来加深对初级治疗和二级治疗的理解。本部分描述了商业机构、管理者及其他专业人员的角色定位以及管理决策对于这些岗位设置的重要性。后续还分章节讨论了长期护理、心理健康和公共卫生。这些内容从服务提供的角度和专业组织的角度进行了详细探讨。

第四部分拓展了医疗的范围，包括了有针对性的服务及相关产业。制药业和医学技术的相关介绍可以使学生对于医疗行业的理解更为完满。在另一章节中介绍了医学研究和疾病预防的相关信息。第四部分还讨论了文化和伦理决策等重要话题。在最后一章，通过对比美国现有医疗服务系统来展示其他国家医疗系统的概况。

## 如何鼓励学习

本次修订版同前序版本一样，旨在以直接的、易于学生理解的写作风格来撰写，以有利于使用过本书早期版本的大学生加深理解。基于我们作为教师的经验以及来自学生和审稿人的评价，每一章都包含以下可以鼓励学生学习的特点：

### 学习目标

每一章均以简明的学习目标作为开篇，学生可以此指导阅读，检验对重点知识的掌握情况。

### 简介

每一章的正文均以与章节内容相关的真实案例作为导入，以提高学生对材料的兴趣。每章的讨论思考题之一与章节简介的场景有关。

### 职业简介

第三版包含了一个新的栏目：职业简介。每一章均包含医疗或相关领域职位机会的讨论栏目（第五章和第六章已包含就业相关内容，第十四章包含另一种讨论），提供了学历要求、入职职位职责和薪酬水平信息。

## 图表材料

每一章均有图表材料展示。本书使用数据图或图片来阐释概念或强调重点之间的关系。卫生保健的许多方面都是基于数据的，本书编排了相应表格，以易于学生理解。

## 术语表

与其他学科一样，初学者常常无法避免被医疗的专业词汇所困扰。为辅助专业词汇的学习，重要术语在本书中第一次出现时以粗体字标出，并在页边空白处给出简明的解释，另在本书的末尾附有完整术语表。

## 章节总结和思考题

每一章均以学生应该掌握的重点内容总结作为结尾。复习思考题可以检验学生对于本章学习目标的理解；讨论思考题可以使学生将其思维扩展到本章所述事实之外，并引出课堂讨论。

## 章节参考文献和补充信息

文中均已标出引用来源，并在每章的结尾提供完整参考文献。参考文献允许学生进一步探索感兴趣的主题，也为他们自己的写作建立适当的学术文档模范。包括网站等在内的补充信息可为教师或学生研究提供参考。

# 【原著致谢】

感谢培生教育出版公司一直以来对本书的支持。

Anne——感谢 Frank、Frances 和 Kathryn 一直以来的关爱、支持和耐心。Frank 因深入阅读企业年报挖掘数据而获得赞誉。

Vikki——一如既往地对我丈夫 Myron 所给予的关爱、支持和鼓励表示感激，同时感谢 Jonathan、Shannon、Clara 和 Luna 带来的欢乐。

# 【原著审稿人】

Andrew C. Rucks，医学博士，工商管理学硕士
副教授
美国国际学院
斯普林菲尔德，马萨诸塞州

Ashley Miller，文学硕士，公共卫生管理
项目主席——健康信息管理、计费和编码
蓝崖学院，亚历山德里亚，路易斯安那州

Janet S. Pandzik，卫生教育理学硕士，电子健康记录认证专家
项目经理——卫生保健管理
霍尔马克大学，圣安东尼奥市，得克萨斯州

Jennifer Lame，公共卫生硕士，注册健康信息技术员，美国健康信息
管理协会认证的 ICD-10-CM/PCS 培训师
项目主任——健康信息技术和医学编码
西南威斯康星技术学院，芬尼莫尔，威斯康星州

Nikki Bryant，文学硕士，成人高等教育，健康服务文学学士，药学认
证技术员
副教授，协调员——医药技术
阿什兰社区理工学院，阿什兰，肯塔基州

Patti Bundrant，工商管理学学士，卫生保健管理硕士
讲师——卫生保健管理
职业点学院，圣安东尼奥市，得克萨斯州

# 目录

**第二部分　医疗系统的就业**

**第四部分**　医疗行业及问题

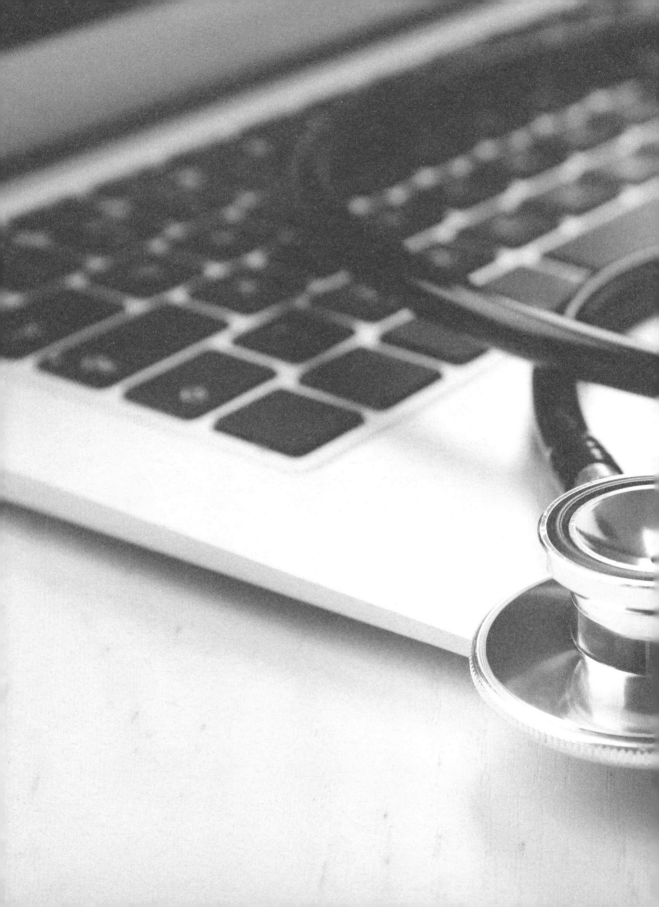

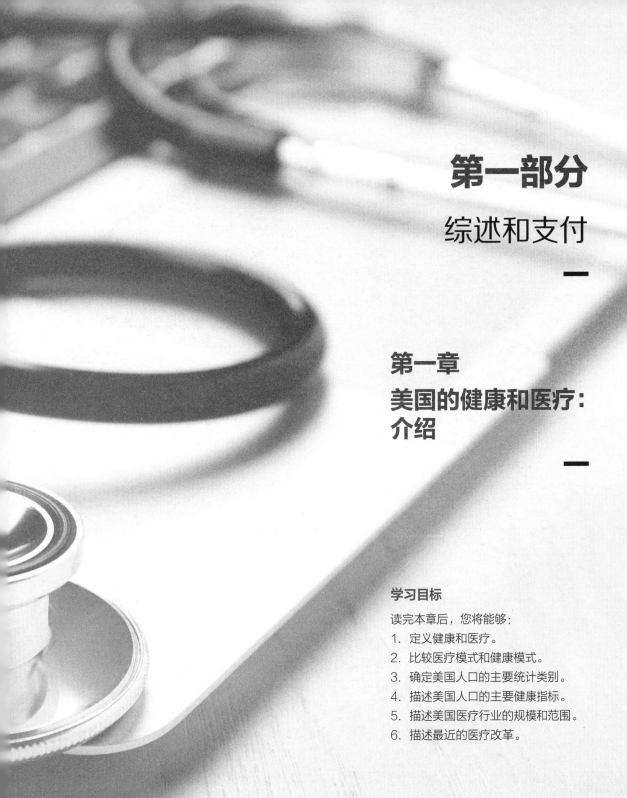

# 第一部分

## 综述和支付

### 第一章
### 美国的健康和医疗：
### 介绍

**学习目标**

读完本章后，您将能够：

1. 定义健康和医疗。
2. 比较医疗模式和健康模式。
3. 确定美国人口的主要统计类别。
4. 描述美国人口的主要健康指标。
5. 描述美国医疗行业的规模和范围。
6. 描述最近的医疗改革。

# 萨莉的医疗经历

萨莉是一名医学科学专业的大学生，一天早晨醒来后嗓子很痛，并伴有耳痛。由于学院里没有任何急诊诊所和学生医疗服务，因此萨莉致电她的初级医疗医师办公室。在分诊护士对其电话评估后，萨莉被引导去诊所进行咽拭子检查，因为她可能感染了链球菌。

萨莉心想只用一会儿就可以做完咽拭子检查，于是就趁课间跑到诊所。接待员让萨莉填写了一份患者来访记录，并使用电脑确定了哪位采样员有空，然后请她坐下等待。30分钟后，萨莉被带到实验室，取了咽拭子。接待员要求她留下手机号码，以确定有紧急情况时诊所可以联系到她。

萨莉错过了一节课，但是为了不耽误后续课程她赶回了学院。如果由公共卫生流行病学专家做出建议，就会要求她回家休息，因为全班同学都可能会暴露于她所携带的病菌中。

课上萨莉收到短信，让她回电自己的医生。下课后，萨莉回复了电话，并预约了当晚的实践护士。实践护士解释说，萨莉感染了链球菌，必须接受抗生素治疗，否则，她可能会出现肾脏并发症。萨莉来到附近的药店，药房技术员取走处方后由药剂师配药。药剂师向她解释了如何服用药物，以及一些药物副作用的应对方式。萨莉按照医嘱服用了10天药物。到此时，她的病好些了。但正如公共卫生官员所预测的那样，这一学期她班级里出现了另外7例链球菌喉部感染。

看似简单的一次咽拭子检查，萨莉所不知道的是，幕后会引发一系列操作。有人负责将萨莉就诊的病例材料整理到一起，附上注释，并且加上实验室化验结果等。然后，由一名医疗编码员找到正确的代码，将其插到表单里，并将这个表单发给萨莉的保险公司。这个过程中需要先分析病例记录的信息——也叫提取摘要——然后才是确定相应

## 引言

提到医疗，人们就会想到医生、护士、医院和养老院。晚间新闻会播出各种相关报道：政府为改善国民健康的最新措施、一次重大医疗事故的诉讼结果，以及成本上升对医疗可及性的影响。在本章中，您将会了解美国的医疗系统。您会接触到人口统计数据，这些数据描绘了美国人口健康的整体状况。您还会看到一些其他数据，例如，美国有多少医务工作者；谁是主要的雇主；医疗支出有多少，对经济影响有多大。本章还介绍了医疗改革的最新情况，并提出一些问题，这些问题我们将会在整个学期反复讨论。在本章的最后，会总结列出本书将要展开讨论的所有主题。

代码。此时，病例材料等会被发给医保申报员，由其负责填写需要支付的费用并将电子表单发送给保险公司。在保险公司，会有另一位医疗编码员核对信息，将文件按批处理，然后发送给付款方，并将电子通知发送至医生办公室，确认保险公司已经付款，应收账款职员会据此提报通知，将相应记录发送一份给萨莉。

州流行病学家接到了一份由实践护士填写的传染病报告，并检查了该地区是否有其他病例。一位公共卫生专家对萨莉和班级里的其他人进行了访视。这次的传病媒介，或者说这次疾病暴发的原因，并不是萨莉，而是另一个班的一位学生。这位同学的孩子因在小学感染到链球菌而病倒了。

与此同时，萨莉的耳部症状变得更加严重了，她预约了耳鼻喉科医生。在对萨莉进行检查后，医生开具了更多的抗生素。医生还提出10天后，即她服用完一疗程药物后由听力检测技术人员进行听力检查。检查显示她听力正常，所以就不需要进一步治疗了。

几周后，萨莉预约了口腔定期检查和清洁。牙科保健员为她做了初步检查。然后，牙医看了X线片并对她口腔进行了进一步检查。牙科保健员为她洗了牙，并开具了一些日常需要的牙线。萨莉在医生办公室就诊时，遇到一位医疗器械销售人员正在演示一个新的电脑程序。这个程序能够为牙科外科医生或正牙学家提供数码图像（不是X线片），并将图像投影到检查室的屏幕上。这样就避免将大家暴露于X射线下。

圣诞假期期间，萨莉又预约去检查眼睛。在眼科医生的办公室，注册眼科技术员使用电脑而不是老式的视力表来验光。验光师用这些数据来确定萨莉需要的眼镜度数。她拿着这个处方去找配镜师，配镜师为她配了眼镜。

在上面这些过程中，萨莉必须把自己的医疗和保险信息向每个医生办公室重复提交。她期待像她在课上听到的那样：每个患者只有一份电子医疗记录，而所有的医疗服务提供者都能访问。

## 美国的健康和医疗

任何对于医疗的讨论，都先要了解健康的概念以及人群中健康的状况。您也许认为对健康进行定义是一件很简单的事，但它实际上会引起很大的争议。传统上，人们是基于**医学模式**来定义健康的。该模式中假设疾病是需要治疗的，因此，医疗的重点在于疾病的诊断和治疗。在医学模式中，西方医学就是健康的答案。

**医学模式**：关注于疾病诊断和治疗的健康观。

近几十年来，人们的关注点已经从疾病转向健康。**健康模式**的观点主要是关注预防疾病和健康维护。从健康模式的角度来看，健康被定义为每个人所处于其思想、身体和精神上的最佳功能状态。

**健康模式**：关注于疾病预防的健康观。

您从什么视角来研究医疗，这将影响您会选择哪些数据来考察一个群体是否健康。它还将促使您为了实现健康目标做出怎样的决策，其中就包括如何配置资源。

## 美国人口概述

**人口统计：**描述生命统计、规模和分布的人口数据。

研究美国医疗系统，最好是从一些关于**人口统计**数据开始。人口统计数据包括个人的固有特征，如年龄、种族和性别。人口统计数据的一个重要来源是美国人口普查局。美国人口普查局每十年进行一次人口普查；上一次人口普查是在 2010 年。根据 2010 年人口普查，美国共有 3.093 亿居民。该局利用美国社区调查在这几年收集了更多的数据。根据 2015 年公布的数据，2013 年人口已增长至 3.161 亿（在收集数据和向公众提供数据之间总是存在时间差）。表 1-1 显示了在 2000 年至 2010 年之间这些居民的一些特点以及变化。

| **表 1-1**　**美国居民的人口统计特征** | | |
| --- | --- | --- |
| **类别** | **2000 年** | **2010 年** |
| 总人口 | 28140 万 | 30870 万 |
| **人口年龄结构** | | |
| 　＜ 18 岁 | 8050 万（28.6%） | 10480 万（34.2%） |
| 　18 ~ 64 岁 | 16590 万（58.9%） | 16360 万（52.9%） |
| 　＞ 65 岁 | 3490 万（12.4%） | 4030 万（13.0%） |
| **人口性别结构** | | |
| 　男性 | 13810 万（49.1%） | 15180 万（49.2%） |
| 　女性 | 14340 万（50.9%） | 15690 万（50.8%） |
| **人口种族结构** | | |
| 　白人 | 21150 万（75.1%） | 22350 万（72.4%） |
| 　黑人 | 3460 万（12.3%） | 3890 万（12.6%） |
| 　西班牙裔美国人 | 3530 万（12.5%） | 5050 万（16.3%） |

资料来源：U.S.Census Bureau,Census 2010。
注：由于舍入误差和问卷设计的原因，数据加起来不等于 100%。

单看年龄、性别和种族并不能反映人口的全部情况。在后面的章节中，我们还将讨论文化因素对健康和医疗服务决策的影响。随着对人口数据的进一步细分和对趋势变化的研究，就会出现更详细的描绘。这些数据可以用来预测未来要发生的事情。

从人口统计数据来看，在考虑年龄因素及其对医疗的影响时，有两个趋势值得注意。首先，整体上看，美国人的平均寿命更长了。

美国人的预期寿命是 78.8 岁，是有史以来最高的。65 岁以上的男性和女性的预期寿命分别达到了 82.9 岁和 85.5 岁（美国国家卫生统计中心，2015）。第二个趋势是婴儿潮一代的影响。1946 年至 1964 年出生的婴儿数量创下了纪录。从 2010 年到 2030 年，有 7600 万在婴儿潮中出生的人口将达到 65 岁。

这两种趋势都将影响医疗。人口老龄化增加了对居家医疗护理和老年学护理的需求。随着寿命的延长，生活品质就成为一个主要的关注点。因此，预防性医疗服务，包括健康体检和诊断筛查变得更加重要。个人将寻求有关锻炼、饮食以及针灸、催眠等替代性疗法的信息。

性别对医疗需求也有影响。女性除了普通医疗服务外，还需要生殖医疗服务。女性往往是单亲家庭的户主，她们往往生活在贫困之中。女性也往往比男性寿命长。由于这些与性别有关的因素，女性一生中需要获得医疗服务的次数也更多。

人口普查数据还表明，美国的种族多样性有所增加。2000 年的人口普查首次允许受访者可以将自己归属于不止一个种族。在 2010 年自称为"白人"的人群中，有 2% 的人（约 750 万人）把自己归属于既是"白人"又是另一个或多个其他种族。西班牙裔人口自 1990 年以来增加了一倍多，而且该族裔人口的年龄要比总人口年轻。当人口统计数据与健康状况数据相结合时，您将看到不同的人群对医疗和疾病的体验是不同的。在后面的章节中，我们将探索如何更好地服务于多样化的人口。

## 美国人有多健康？

**流行病学**是对人类疾病、残疾和死亡频率的性质、原因、控制和决定因素的研究（Merrill 和 Timmreck，2006）。在美国，由**疾病控制与预防中心（CDC）**负责对大量反映美国人疾病状况的医疗统计数据进行收集和分析。在与人口普查类的数据相结合后，医疗统计数据可以用来设计战略，从而预防疾病或促进健康。

根据 2014 年国民健康访问调查的数据，美国人的健康状况良好。超过 65% 的受访者认为自己的健康状况"非常好"或"特别好"。教育水平和家庭收入与健康状况密切相关。大学毕业生健康状况"特别好"的可能性是高中未毕业者的两倍多。收入在 7.5 万美元以上的人健康状况良好的可能性也是收入在 2 万美元的人的两倍。自 1997 年开始收集数据以来，越来越多的美国人报告说，由于医疗费用问题，他们没能获得医疗服务。这一比例在 2009—2010 年达到顶峰，接近

**流行病学**：对人类疾病、残疾和死亡频率的性质、原因、控制和决定因素的研究。也是指对一种疾病的历史及其在社会中的分布（公共卫生）的研究。

**疾病控制与预防中心（CDC）**：负责收集和分析医疗统计数据的联邦政府机构。

7%，但在 2014 年已降至 5.4%（美国国家卫生统计中心，2015）。

除了对美国国民进行问卷调查外，CDC 还收集和审查所有需要报告的医疗统计数据。例如，对死亡原因必须进行上报。这样，CDC 才能够在人群中追踪这一结果。表 1-2 报告了 2012 年的主要死亡原因。

| 表 1-2 | 2012 年主要死亡原因 |
| --- | --- |
| 死亡总人数 | 2543279 |
| 心脏病 | 599711 |
| 癌症 | 582623 |
| 慢性下呼吸道疾病 | 143489 |
| 卒中 | 128546 |
| 意外事故 | 127792 |
| 阿尔茨海默病 | 83637 |
| 糖尿病 | 73932 |
| 肺炎 / 流感 | 50636 |
| 肾脏疾病 | 45622 |
| 自杀 | 40600 |

资料来源：Xu, J Q, et al, 2014。

在 20 世纪，健康成果方面取得了巨大进展。在过去的 30 年中，主要疾病的发病率和死亡率稳步下降了近 50%。健康的生活方式是这一下降趋势的主要原因。新疫苗也改善了健康状况。麻疹、腮腺炎、水痘、百日咳、破伤风和白喉等 30 年前夺去幼儿生命的疾病，几乎已被根除。但是，要想维持这样的结果，必须继续坚持广泛的免疫接种政策。在过去的 30 年里，15 岁以下儿童的医院出院数量下降了 50% 以上。在过去 10 年中，针对乙型肝炎、流感嗜血杆菌和肺炎的新疫苗拯救了无数人的生命。

**美国国立卫生研究院（NIH）：负责国民健康的联邦政府机构。**

《健康人民 2020》提出了改善美国人民健康的预防活动的路线图。其中的焦点领域反映了国会、**美国国立卫生研究院（NIH）**和 CDC 的主要关注点。这些焦点领域将在后续章节详细讨论，而医疗可及性仍然是国家的主要目标之一。健康与能否及时得到医疗服务直接相关。2010 年签署的国家立法解决了一些与改善可及性有关的问题。

这些焦点领域和人群中疾病的规律也会指导研究工作。研究的最终目标是尽量减少疾病对人群的影响，其研究方向可以是治疗、控制或预防。治疗性研究更容易获得关注，但预防性研究对人们的日常生活影响最大。

## 医疗行业

美国国民的医疗需求是由医疗行业来满足的。医疗行业这一术语的使用范围很广，包括所有与医疗有关的工作人员和商业机构。医疗行业既包括直接提供医疗服务的工作人员，也包括提供支持性或商业性服务的工作人员。该行业还包括提供卫生保健服务的所有不同场所和系统，如医生办公室、医院、长期护理机构和实验室。健康保险供应商、制药公司、医疗设备和技术公司以及政府机构在医疗行业中也扮演着重要的角色。

医疗行业既是美国最大的行业之一，也是增长最快的行业之一。2013 年美国在医疗支出上花费了 2.9 万亿美元，占国内生产总值（GDP）的 17.4%，这个数字相当于 9255 美元 / 人。大部分支出用于住院护理（32.1%）、医生和临床服务（20.1%），然而，处方药（9.3%）、养老院和连续护理机构（5.3%）也是重要的支出（CDC，美国医疗 2014，表 102、表 103）。**国内生产总值（GDP）**是一国境内商业组织生产的所有最终产品和服务的美元价值。表 1-3 列出了最近一次经济普查的一些数字，这些数字表明了医疗商业组织的经济影响。除了这些有雇员的商业组织，非受雇从业者（个体户）在同一时期增长了 9.9%，达到 190 万人，总收入接近 6000 万美元（美国人口普查局，2012 年经济普查）。

**国内生产总值（GDP）：** 一国境内商业组织生产的所有最终产品和服务的美元价值。

| 表1-3 | 医疗行业的经济影响 | | |
|---|---|---|---|
| 类别 | 2007 年 | 2012 年 | 增长率 /% |
| 营业数量 | 784626 | 830813 | 5.9 |
| 收入 | 16.68亿美元 | 20.51亿美元 | 22.9 |
| 年度工资总额 | 6.627亿美元 | 8.044亿美元 | 21.4 |
| 受雇员工 | 1680万 | 1860万 | 10.7 |

资料来源：U.S.Census Bureau,2012 Economic Census。

## 医疗就业

美国劳工部预测，2012 年至 2022 年期间增长最快的职业种类，有一半属于医疗服务领域，例如家庭护理助手、超声波技师、作业治疗师助理。物理治疗师助手预计到 2022 年将增加 40% 以上，医疗助理、医生助理、物理治疗师助理、听力学家、牙科保健员、医疗秘书将增长 33% ～ 38%。更多关于具体的临床和非临床专业的信息将在后面的章节中提供。

医疗行业还将继续扩大规模。美国劳工部指出了医疗就业持续增长的三个原因。首先如前所述，人口老龄化增加了对医疗服务的需求。其次，本书后面会谈到的医学技术的进步已经改变了医疗服务的提供方式和医疗机构的管理方式。最后，对成本管理的持续关注也将会影响就业。

### 医疗服务系统

医疗的三种主要从业地点是医院、护理机构或居家护理机构以及医生办公室。超过 480 万人在各类医院工作，330 万人在护理机构或居家护理机构工作，约 680 万人在医生办公室工作（美国劳工统计局，2014 年）。然而，这些不仅仅是从业场所，还构成了为特定群体的患者提供各种服务的复杂系统。每种服务系统要兼具商业性和服务性，不仅要满足单个患者的需要，还会体现医疗所要求的系统性和全球性特点。下面会对本书将涉及的一些服务系统做先行介绍。

**长期护理**　长期护理（long-term care，LTC）已经成为并且将继续保持为医疗中增长最快的部门之一。长期护理指的是为个人提供超过 90 天的医疗服务。尽管大多数需要长期护理服务的人年龄在 65 岁以上，但其实可以是任何年龄的患者。长期护理涉及各式各样的护理机构和专业人员。2012 年，有超过 800 万人从约 5.8 万家长期护理机构那里接受付费护理服务。其中一小部分护理是由养老院提供的（约5%），而长期护理还包括医院、生活协助和以社区为基础的居家护理机构，成人日托、临时替代看护、临终关怀、康复中心，心理健康机构，成人寄养家庭和儿童慢性病护理机构等。据估计，多达 700 万人接受着来自家人和朋友的无偿看护（Harris-Kojetin 等，2013）。

**心理健康**　心理健康服务的及时性和有效性影响着美国的每一个家庭和雇主。大多数精神疾病是一种慢性终身疾病，它干扰到个人充分参与家庭、工作和学校生活的机会。2013 年全国药品使用与卫生的调查数据显示，近五分之一的成年人（约占成年人口的18.5%）患有精神疾病。据进一步估计，只有大约一半患有精神疾病的人（包括成人和儿童）得到了适当的治疗。造成这种现象的一部分原因是经济和保险状况、文化障碍和精神疾病的污名化，还有一部分原因是医疗系统本身存在的不足（物质滥用和心理健康服务管理局，2014 年）。在心理健康服务方面的支出超过 1320 亿美元。

**公共卫生**　公共卫生在我们的日常生活中随处可见。就如街道上的斑马线，是为了让我们穿过马路而不被汽车撞到；或如法律要求建筑工人戴上安全帽，以免被掉落的建筑碎片砸伤。在各州和全国范围内进行的戒烟、预防心脏病和癌症的运动也属于其中一种。公共卫生方面的工作每天都在进行，例如护士为贫困儿童提供免费疫苗接种，或者警察执法要求机动车乘客使用安全带或头盔。

## 医疗政策

如图 1-1 所示，医疗政策试图达成可及性、质量和成本这三个目标。然而，要设计出一项同时实现上述两个以上目标的政策是很困难的。通常的情况是，立法者先明确某个问题，然后将立法重点放在解决这个问题上。

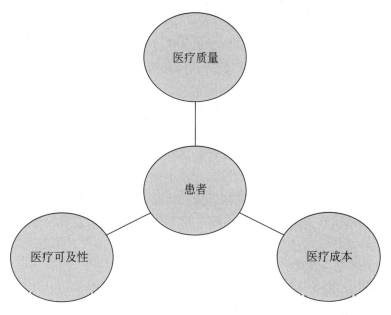

图 1-1　政策权衡

最新的联邦立法被称为"平价医疗法案"或"奥巴马医改"，试图同时达成以上三个目标。奥巴马总统于 2010 年 3 月签署了《患者保护和平价医疗法案》，旨在从三个方面改善美国人的医疗服务。首先，该法案通过增加保险的可及性来扩大医疗服务可及性。例如，个人被要求有保险，雇主被要求提供保险，公共项目如医疗补助（Medicaid）和儿童健康保险计划（CHIP）所覆盖的福利项被要求扩增。其次，该法案规定了控制医疗费用的方法。医疗保险（Medicare）和医疗补助（Medicaid）计划发生了显著变化。第三，该法案制定了许多有针对性的规定，以改善医疗机构的绩效和质量。

本书后续将更详细地描述其中一些条款。

每当在联邦一级出现全面性的政策变化时，这些变化都需要时间才能起效，人们也需要时间来适应。《平价医疗法案》已经修改了两次，某些条款在美国最高法院受到了质疑。2016年大选有可能引发更多变化。

在美国，我们如何支付医疗费用？事实上，我们的支付系统是一个复杂的流程。患者可以直接支付或通过保险支付，具体内容将在后续的章节讨论。医疗也会作为福利，提供给符合年龄、收入、服兵役或其他身份资格要求的患者。通过强制投保，《平价医疗法案》减少了因为没有保险而不能获得医疗服务的人数。

**管理式医疗：** 用于描述将医疗支付和医疗服务提供整合到一个系统中。

我们需要采取措施控制医疗费用，这种想法并不新鲜。在过去的 25 年里，医疗行业的一个重大转变是向**管理式医疗**的转变。管理式医疗兼顾了医疗供给和医疗服务。管理的对象有两个：一个是患者对服务的利用率，另一个是为这些服务所需支付的价格。管理式医疗的目标是只提供必需的医疗服务来控制成本。尽管没有人质疑医疗已经越来越昂贵，但作为控制成本的一项努力——向"管理式医疗"的转变，却引起了相当大的争论。一个主要的担忧是患者可能得不到他们真正需要的治疗。

**可持续竞争优势：** 使一个商业组织超越其他对手，并持续保持其优势地位的任何东西。

对成本的关注，部分是因为美国所有的行业都属于市场经济——从业者提供给消费者想要的产品或服务，而消费者则通过付费获得相应产品或服务。行业内各商业组织的管理者为了保持其自身具有**可持续竞争优势**，会制定政策或战略来决定组织发展的方向。具有可持续竞争优势的组织将能保持其在市场中的地位。然而，除非这种优势是可持续的，否则它很快就会输给竞争对手。

构成可持续竞争优势的因素因行业而异，且也取决于该商业组织试图实现的目标。例如，一个组织可能因为低成本而拥有优势：它的产品价格低廉，因为它的劳动力或原材料成本不高。这就是为什么某些服务是由实践护士而不是医生提供的原因。一个组织也可能无论是在其产品上还是在其员工上都具有高质量方面的优势。例如，医院会通过提供最好的医疗护理来树立名声。一个组织还可以通过速度来竞争：它是业内最先提供某种新产品或新服务的。制药公司都力图成为专利保护药物的首家上市公司，这样他们就能获得该药的全部销售收入。

与医疗政策制定者一样，医疗商业组织的管理者也必须做出某种权衡，因为所有的竞争优势不可能同时出现。而且医疗商业组织的管理者还必须努力实现国家政策规定的目标——质量、成本和可及性。

医疗政策制定者在作出医疗配置决策时，需寻求平等和公正等主要伦理理论的帮助。大多数人会同意医疗福利在社会各阶层的分配上应该是公平和平等的。然而，当我们研究美国的医疗系统时，或当我们简单地参考其他国家的医疗系统时，我们会清楚地看到，公平和平等并不容易实现。我们将回顾一些主要的伦理理论，这些理论为如何分配稀缺和昂贵的资源提供了系统性方法。

## 本书结构

本书将从两个角度对美国医疗进行综述。首先，医疗是一套向有需求的人提供医疗服务的供给系统。同时，医疗是由一系列相互关联的商业组成，所有这些都必须以可营利实体的形式来运营。图 1-2 概述了本书会涉及的所有主题。

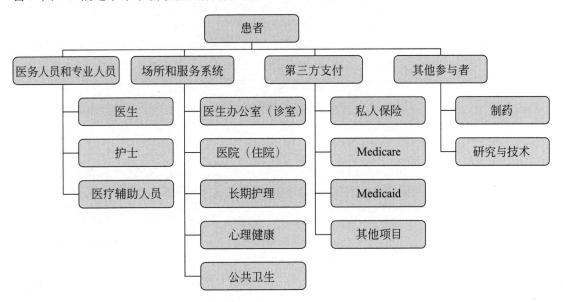

图 1-2　本书的架构

本书首先会探讨医疗服务是如何付费的。患者自掏腰包的情况比较少见，所以必须了解支付系统和支付对象。本书还会讨论《平价医疗法案》的影响。

医疗的核心是患者和医疗机构之间的互动。本书描述了患者可能遇到的各种医疗机构和专业医务人员。根据患者需要的医疗服务的类型不同，医疗服务相关活动会发生在不同的场所。这些场所，从最简单的医生办公室（诊室）到复杂的长期护理机构，都将在后续章节中讨论。每种机构都将从服务提供和商业性两方面来予以描述。

最后，其他影响医疗的实体也会被提及。在有些文献中，它们不被视为医疗系统的一部分，因为它们不直接向患者提供医疗服务。之所以将其纳入本书，是因为我们相信，与制药企业和医学科技组织相关的商业和政策决策对患者有巨大的影响。我们还就美国医疗系统的形式、成本和效果等方面与其他国家进行了比较。

## 职业简介：统计师

本章中的大部分信息由政府机构提供，例如人口普查局、CDC 以及劳工部，其职责是收集和分析数据。所有这些机构都需要雇用统计师来执行这项任务。

统计师的工作包括设计调查问卷，比如人口普查或国民健康访问调查。由统计师来决定调查哪些人群，并评估数据，确保能公平地反映出被调查人群的意向。他们也会通过面谈和试验来收集数据。一旦数据采集完毕，统计师将会分析数据并根据结果撰写报告。

生物统计师将统计技术应用于与健康相关的领域，如公共卫生和流行病学。他们也可能在生物、环境研究和农业研究领域工作。生物统计师研究的问题类型可能有很大差异，从分析特定人群的药物和酒精的使用情况，到研究疾病的不同治疗方法，到评估新的手术技术，再到评估污水处理厂的水质。

统计师的培训包括数学和计算机科学课程。生物统计师还要选修化学和生命科学课程。大多数工作需要硕士或博士等高等级的学位。除了在政府机构工作，还可以在医院、大学研究团队和制药公司工作。

## 总结

本章整体介绍了美国的健康和医疗情况。提供了人口统计数据，如年龄、性别和种族，以了解美国人口的一些主要特征。介绍了医疗统计数据，例如主要死亡原因，并讨论了其对美国医疗需求和国家优先事项的影响。介绍了满足这些需求的医疗行业的规模和范围。讨论了制定有效政策的标准，并与商业组织制定的有效决策的标准进行了比较。医疗改革继续对该行业产生重大影响。

## 复习思考题

1. "健康"的定义。医学模式和健康模式有什么区别？
2. 列出 2012 年的两个主要死亡原因。
3. 列出两个到 2022 年有望增长的医疗职业。

4．描述《平价医疗法案》中的一项规定。

## 讨论思考题

1．本章列出了美国最常见的死亡原因。这些原因在不同的人口统计学分类中有何差异？

2．为什么医疗占 GDP 的比例很大？这与其他经济部门（如教育、住房或军费开支）相比如何？

3．在您的朋友和家人之间进行调查。他们对《平价医疗法案》了解多少？他们对此都满意吗？为什么？

4．《平价医疗法案》中的条款是如何改善萨莉的医疗服务可及性的（见章节简介）？

## 章节参考文献

Bureau of Labor Statistics. 2014. *Industries at a glance: Healthcare and social assistance: NAICS 62*. Available at www.bls.gov/iag/tgs/iag62.htm.

Harris-Kojetin, L., M. Sengupta, E. Park-Lee, and R. Valverde. 2013. *Long-term care services in the United States: 2013 overview*. National Health Care Statistics Reports; no. 1. Hyattsville, MD: National Center for Health Statistics.

Merrill, M. R., and T. C. Timmreck. 2006. *An introduction to epidemiology*. 4th edition. Boston: Jones & Bartlett.

National Center for Health Statistics. 2015. *Health, United States, 2014: With special feature on adults aged 55–64*. Hyattsville, MD.

_____. 2015. *Selected estimates based on data from the January–September 2014 national health interview survey*. Hyattsville, MD. March 24.

Substance Abuse and Mental Health Services Administration, Center for Behavioral Health Statistics and Quality. 2014. *The NSDUH report: Substance use and mental health estimates from the 2013 national survey on drug use and health: Overview of findings*. Rockville, MD. Sept. 4.

U.S. Census Bureau. 2012. *Statistical abstract of the United States*.

_____. *2012 Economic Census, Industry Series Reports*.

_____. *2013 American Community Survey*.

Xu, J. Q., M. A. Kochanek, S. L. Murphy, and E. Arias. 2014. *Mortality in the United States, 2012*. NCHS data brief, no. 168. Hyattsville, MD: National Center for Health Statistics.

## 获取更多信息

Lee, R. H. 2014. *Economics for healthcare managers*. 3rd ed. Chicago: Health Administration Press.

Shi, L., and D. A. Singh. 2014. *Delivering health care in America: A systems approach*. 6th ed. Boston: Jones & Bartlett Learning.

White, K. R., and J. R. Griffith. 2010. *The well-managed healthcare organization*. 7th ed. Chicago: Health Administration Press.

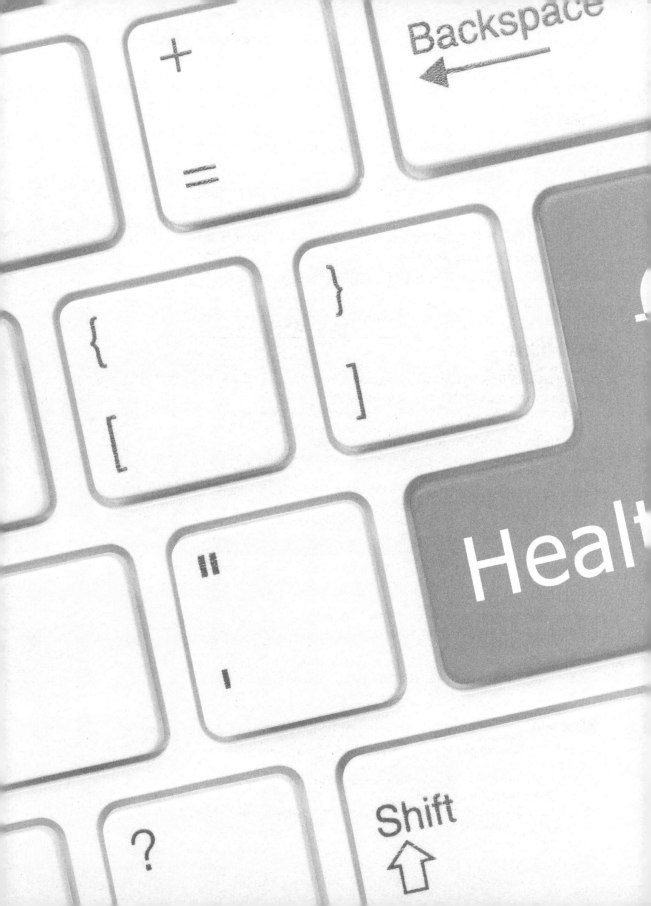

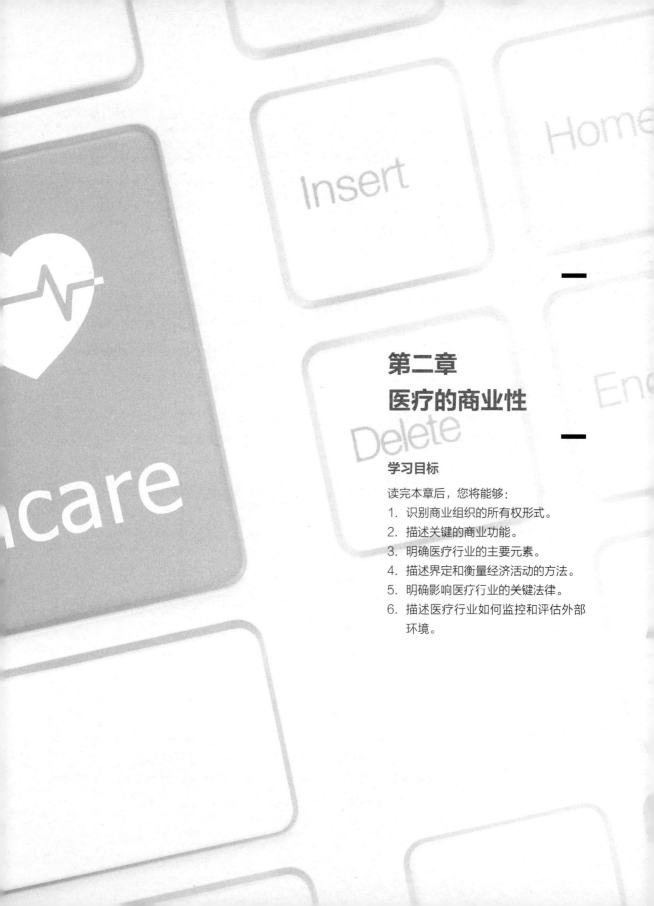

# 第二章
# 医疗的商业性

**学习目标**

读完本章后，您将能够：

1. 识别商业组织的所有权形式。
2. 描述关键的商业功能。
3. 明确医疗行业的主要元素。
4. 描述界定和衡量经济活动的方法。
5. 明确影响医疗行业的关键法律。
6. 描述医疗行业如何监控和评估外部环境。

# 小镇来了竞争

安德森医生放下了一份行业报纸，仰靠到椅背上。虽然她的眼科诊室生意很好，但镇上新开了第一家折扣眼科护理连锁店，她担心会对自己的生意造成影响。

像大多数眼科医生一样，安德森医生开有一家独自执业的医生办公室（诊室），雇有一名办公室经理和一名技术员。她同时还经营零售业务，销售镜框和隐形眼镜。所售眼镜来自外部供货。零售业务雇用了两名员工。

在折扣连锁店开业之前，她的竞争对手是镇上的另一位眼科医生和三名验光师。本镇共有 14000 人，养活他们似乎绰绰有余。有利的一面是，她的大部分患者都是老年人：他们需要她提供的专业护理，而不仅仅是配眼镜而已。不利的一面是，该镇最大的雇主，一家制造工厂，正在考虑裁员，所以本地人希望眼镜越便宜越好。

她能削减开支的地方不多。工资是一笔很大的开支，但为了服务顾客，四名雇员是必需的。她以不错的价格长期租下了诊室和零售铺面，并且最近在考虑购入新的患者追踪软件和一台新设备。这两款产品可以暂缓购买，不过一旦购入就能使得眼科诊室变得更高效和更现代化。

也许她该考虑如何增加收入。她的收入中约有 35% 来自零售业务，另外 65% 来自前来就诊的患者。如果她在周六和每天晚上坐诊，就可以看诊更多的患者。但是加班时间她需要请额外的帮手。她已经给那些推荐过新顾客的患者打了折扣，但也许可以尝试用其他方法来吸引更多患者。在她参加的一次会议上，她听说一位医生会为患者的家庭成员和定期复诊的人提供折扣。她不知道别的同行看诊的价码，也许他们应该在一起讨论一下定价。

在零售方面，除了她已在售的品牌，也许需要为顾客提供一些更便宜的镜框品牌。也许应该换一个更便宜的配镜商，尽管她对目前镜片的质量非常满意。她不确定其他眼科医生的顾客是否会来她这买眼镜；也许她需要做些广告或提供第二副眼镜的折扣。

安德森医生打算在第二天早上与她的员工谈谈，看看他们对这种新的竞争有什么想法。

## 引言

商业组织需要作出决策，这些决策包括：提供怎样的产品、如何吸引客户以及如何运营自己的业务和如何管理自己的员工等。在制定这些计划和战略时，商业组织必须监测和评估其他同行的潜在影响和外部环境的变化。图 2-1 直观地展示了这些关系。

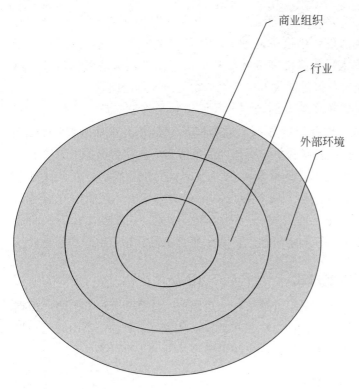

商业组织

行业

外部环境

**图 2-1** 商业组织及其环境

在本章中，您将了解商业的基本概念，包括其组织形态和关键的商业功能。我们将会展示医疗行业的关键组成部分。本章还会描述影响医疗商业组织设计和运营的两大外部环境因素：经济和政治法律。这些外部环境是进行商业决策时必须参考的框架。本章结尾给出一个战略工具的例子，商业组织使用这个工具来整合自己的外部环境和（内部）决策过程。

## 什么是商业？

广义上来讲，**商业**为客户提供产品或服务以获取**利润**。当商业组织提供产品或服务时，其产生的收益是通过向客户销售产品或服务获得的。然而，由于商业组织必须支付材料、劳动力和设备的费用，因此创造产品或提供服务需要一些成本。当这些成本从收入中扣除后，剩下的就是利润。

所有的商业组织，不论其行业类型，都必须营利，否则就无法继续经营下去。然而，**营利性的**商业组织和**非营利性的**商业组织是有区别的。前者，例如制药业巨头雅培公司，利润是该企业存在的

**商业：**为客户提供产品或服务以获取利润的活动。

**利润：**商业组织从收入中减去费用后剩下的金额。如果金额是负数，那就是亏损。

**营利性的：**将获取利润作为商业组织存在的主要原因。

**非营利性的：**将获取利润之外的其他原因作为该商业组织存在的主要原因。

主要原因。后者除了利润之外，还有一些其他的主要原因。例如，非营利性的医院可能会关注救助所在社区的穷人。这样的医院可能会因向贫困人口服务而蒙受经济损失。但只要该医院能从运营或所获捐赠中能够获得足够收入来抵消这个支出，就没问题。

如果是谈论卖薯片的公司，我们很容易理解其产品是什么、客户是哪些人。而在医疗领域，同样的问题就不是那么容易回答了。比如，医疗行业到底提供了哪些产品或服务？医生办公室（诊室）的工作既可以定义为诊断疾病，也可以定义为预防疾病。而到底哪些人才是医疗行业的客户呢？客户既可以是患者——接受医疗服务的个人，也可以是保险公司——为这些医疗服务买单的支付方。商业组织如何正确回答上述问题，有助于其自身进行有效组织和管理。

### 商业组织所有制形式

在美国，商业组织只有三种法定结构：独资、合伙和公司。根据业务需要，每种结构都有优点和缺点。如表 2-1 所示，不同的组织形式在所有权、法律责任、税收和组建难易程度上有所不同。

**表 2-1　商业组织形式的特点**

| | 独资 | 合伙 | 公司 |
|---|---|---|---|
| 所有权 | 一个人所有 | 至少两个人 | 无限 |
| 法律责任 | 个人承担责任 | 个人承担责任 | 损失仅限初始投资 |
| 税收 | 作为个人收入的一部分，所有者为企业利润缴纳收入所得税；商业实体是个中间通道 | | 公司为其收入纳税；股东支付股息税 |
| 组建 | 简单 | 稍复杂 | 困难 |

**独资：** 只有一个所有者的合法所有权形式。

**合伙：** 至少两名合伙人的所有权形式。

**公司（法人）：** 一种合法的所有权形式，可以有许多所有者。对组织拥有的百分比是由所有者（也称为股东）持有的股份数量决定的。

独立执业在牙医和眼科医生中最为常见，比如前面故事里的安德森医生，这是医疗服务领域个人独资经营的典型例子。在**独资**模式中，商业组织归一个人所有。此所有者做所有的决定，承担所有的风险，收获所有的回报。2012 年经济普查显示，近 13 万个组织机构是独资模式。

一个医疗团体的执业经常是**合伙**形式。在合伙形式中，两个或两个以上的人合作以实现商业组织的目标。决策制定、风险和回报由合伙人分担。2012 年约有 6.8 万个合伙商业组织。

养老院和医院通常是**公司**形式。公司将所有权和管理权分开。股东拥有这个组织，但他们将自己的决策权交给管理者。股东的风险被限制在他们所投资的股份上，而他们获得回报的权利也同样依其持有的股份决定。2012 年医疗机构中有超过 16.7 万家采取的是公司形式。小型公司是小型商业组织的一种特殊形式，另外的 32 万家医疗机构采用的是这种形式。

尽管在一个自由的体系里，商业组织可以选择最适合其需要的所有权形式。但是，州法律可以决定医生和医院的经营所有权形式。立法者是为了促进公众安全和保证医疗质量，而规定了相应的法律限制。这些形式在后续章节会做更详细的讨论。

## 商业职能

无论商业组织的法定形式是哪种，它为客户提供产品和服务都需要执行一系列的活动。这些活动称为商业职能，如图 2-2 所示。

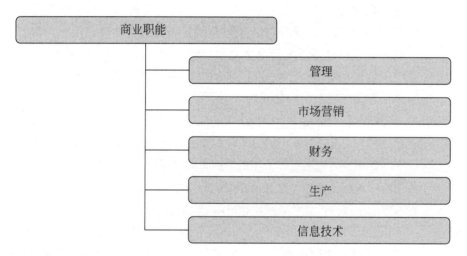

图 2-2　商业职能

**管理**是最普遍的职能，因为它涉及商业组织中所有层面的人。管理是规划、组织、指导和控制组织的资源以实现商业目标的过程。在规划部分，管理者定义他们的目标，制定战略和计划来实现目标。在组织部分，管理者发展组织结构，帮助组织有效地运营。组织结构也决定了每个部分的负责人。指导部分主要关注组织的人力资源——如何有效地激励他们。最后，控制部分是一个反馈回路。管理者必须监控商业是否达成目标，并在必要时做出调整。

在组织结构图的顶端是董事会、总裁或首席执行官（CEO）和最高管理层。这些管理者对整个组织负责。例如，医院的负责人是首席执行官。中层管理者对组织的某个特定部分负有责任。例如，患

**管理：** 计划、组织、指导和控制商业组织资源的商业职能。

者护理的副院长负责管理医院雇用的大部分护士。基层管理者负责管理执行特定任务的一组员工。办公室经理负责督导文秘、数据处理员和接待员。各级管理人员必须通力合作。

**市场营销**：关注商业组织与其客户之间交流过程的商业职能。

　　**市场营销**关注的是商业组织与其客户之间的交流过程。市场营销负责制定计划，内容包括产品种类、价格、推广和分销给消费者。市场营销人员还需要做市场研究，以了解他们的客户需要什么产品和服务。举例来说，一家制药公司开发了一种新产品——一种控制过敏的药物。该公司会通过在电视和杂志上做广告让客户了解产品。他们还会为产品定价。公司派出销售代表拜访医生，告诉他们这种新药的好处，并提供免费样品以鼓励医生为他们的患者开这种药。

**财务**：跟踪商业组织收支资金流的商业职能。

　　**财务**负责关注资金流向。财务人员会跟踪本商业组织的资金流入和流出情况。这包括：客户为产品和服务支付的钱款（称为应收账款），本商业组织为员工、原材料等支付的钱款（称为应付账款）。管理者会根据财务数据做出更好的决策。例如，通过分析成本数据，管理者可以判断在医疗执业时，哪种方式更能降低成本：是雇用独立的第三方医疗转录员，还是由一名全职雇员来做这项工作？

**生产**：对产品生产过程予以设计和管理的商业职能。

　　**生产**是指实际意义上的创造产品或服务的过程。管理者会对该过程进行分析，看看能否在不牺牲质量的情况下提高效率。在产品生产型商业中，管理者会通过考虑诸如机器的布局等因素来提高生产力。在对服务型商业进行分析时，也会考虑类似的问题。比如，管理者可以查看患者入院的全过程，看看哪些步骤可以简化，从而减少等待时间。

**信息技术**：管理和运用各种技术，进行业务运行和收集信息以供决策的商业职能。

　　**信息技术**（IT）是指利用技术来管理信息。这主要涉及计算机和计算机网络。医疗机构会收集大量数据，对之进行存储、检索和处理。信息技术帮助设计这样的系统来尽可能高效地做到这一点。患者数据电子化这一趋势，造就了一种新的职业——健康信息管理。不过，患者的医疗记录只是医疗机构所需采集数据中的其中一种。医疗机构还会持有关于自身员工的数据和其他关于其销售终端、供应商的记录等。《1996年医疗保险可携性与责任法案》（HIPAA法案）等立法影响了这一职能在医疗机构中的执行方式。《2009年美国复苏与再投资法案》刺激了电子病历技术的运用。

**《1996年医疗保险可携性与责任法案》（HIPAA法案）**：一项联邦法律，规定了保险的可携带性，并建立了电子数据交换程序。

## 医疗行业

　　正如在第一章中了解到的，美国人口普查局认为有超过83万家机构是医疗行业的一部分。根据北美工业分类系统（NAICS）的62号代码，政府对其称为医疗和社会援助类的经济业态活动进行追踪。62号代码中的业务分为四类：门诊医疗服务、医院（住院医疗）、养老院和居家护理机构以及社会援助。每一类又进一步划分。每5年，美国人口普查局通过测量雇员人数、工资总额和收入，来追踪这些经济活动。收入渠道也根据其销售的产品类型而有所不同（美国人口普查局，2012）。

## 经济的影响

美国的商业组织是在**市场经济**（也叫私有经济或者自由企业制度）下运营的。竞争是市场经济的主要特征。任何人都可以创业，向社会提供自己选择的任何产品。如果能提供给市场（客户）需要的产品，商业组织就会成功。商业组织必须提供价值——通过产品质量和客户满意度来衡量——以使自己有别于竞争对手。安德森医生，在本章简介中描述的眼科医生，就正面临着如何保持竞争力的问题。

> **市场经济：** 众多销售者竞争客户的经济形式。

有些医疗机构并不是在真正的市场经济环境中运营的。在一些地理区域中，可能只有一、两家医院，或只有三名牙医。只有少数卖家的市场被称为**寡头垄断**。如果一家制药公司独家销售治疗胃灼热的药物并且持有专利，那么它就是一家**垄断**企业。在竞争性很少的市场中，卖家可以提高价格，而不必对客户反应那么敏感。

> **寡头垄断：** 只有少数卖家的经济形式。
>
> **垄断：** 只有一个卖家的经济形式。垄断性的卖家可以任意定价。

在市场经济中，要理解对资源的配置可以先了解产品的供求关系。从消费者的角度来看，产品的价格越低，他们就越愿意购买。例如，如果止咳糖浆的价格是3.59美元，我可能会买两瓶；如果价格是2.79美元，我可能会买三瓶，等等。这就是对产品的**需求**曲线。

> **需求：** 在给定的价格下，买家愿意购买的产品数量。

从生产者的角度来看，价格越高，他们就越愿意为市场生产。以每瓶2.79美元的价格，制造商可能只愿意生产一瓶；而以3.59美元的价格，制造商可能愿意生产两瓶。这就是该产品的供给曲线。如图2-3所示，两条线在一个点上相交，这个点称为均衡价格，即消费者需求量与生产者供应量相等的价格。在我们的例子中，均衡价格是3.59美元。

这个基本的经济模型能帮助我们理解消费者和生产者的行为。这个模型也可以用来理解为什么仿制药的价格低于专利药，或者为什么护士会为了加薪而跳槽。

通过研究**经济指标**，可以分析整体经济的健康状况。其中的关键指标包括利率、通货膨胀率和失业率。研究这些指标的变化有助

> **经济指标：** 有关经济健康状况的关键衡量指标。

于医疗行业管理者规划未来（Lee，2014）。

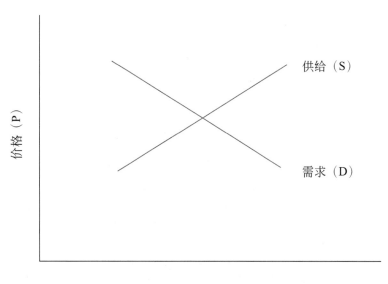

图 2-3　供给与需求

**利息：** 以百分数表示的借款时支付的金额。

**利息**是个人或商业组织借款时支付的价格。这个价格一般是按年百分率的形式显示。利率越低，借钱就越便宜。这会鼓励商业组织和个人借贷，从而使他们增加消费。

**通货膨胀：** 物价水平的上涨。

**通货膨胀**是指物价总水平的上涨，或在某一特定时间内平均价格的上涨。通货膨胀发生在相对于产品的供给，经济总开支增加的时候，通常是在商业周期的扩张阶段。通货膨胀有多种原因，如对银行贷款的大量需求、政府的巨额支出以及对工资增长的持续需求。由于物价上涨的速度往往快于收入的增长，消费者就会担心随着购买力下降，他们的储蓄价值会受损。这经常会导致消费者倾向于花掉他们的储蓄。

**失业：** 在一个经济体中，对于那些愿意并且有能力工作的人来说，缺少就业机会的状况。

**失业**是指那些愿意并能够以现行工资水平工作的人却没有工作的状况。虽然在一个经济体中，存在一定的失业被认为是正常的，但当失业人数超过正常水平（称为充分就业）时，经济学家就会感到担忧。医疗行业的失业率通常低于整体经济。

**商业周期：** 经济在一段时期内衰退和增长的规律周期。

有规律的增长和衰退周期（称为**商业周期**）将这些经济碎片组合在一起。经济周期有四种可能的阶段：繁荣、衰退、萧条和复苏。每个阶段都可以用每季度 GDP 的变化来进行衡量。图 2-4 显示了主要经济指标与商业周期阶段之间的关系。

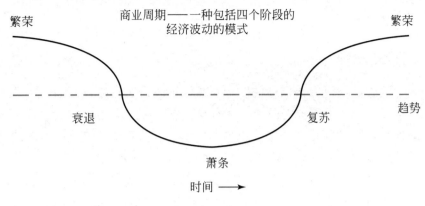

图 2-4 商业周期

　　在商业周期的繁荣阶段，形势一片大好——GDP 在增长，利率、通货膨胀和失业率都很低。因为每个人都有工作，所以他们的口袋里都有多余的钱。这些钱可以花在必需品以外的东西上。例如，一个人可能决定做择期手术、戴牙套，或者买一副有度数的太阳镜。医疗机构也会花钱：他们增加雇员、购买新设备、扩建办公楼。经营良好的商业组织可能会决定为员工增加额外的医疗福利，这反过来又会提升医疗机构的业务。

　　在衰退阶段，经济会放缓。通货膨胀率和利率开始上升。这会导致商业组织和个人减少消费，减少借贷，因为这些活动的经济成本更高。个人只能寻求他们必需的医疗服务。为了省钱，商业组织可能会裁员并削减医疗福利。医疗机构也可能不得不裁员并推迟购买新设备。所有这些省钱的策略都曾在 2007 年至 2010 年期间出现，当时美国正处于经济衰退时期。全国大部分地区的失业率超过 10%，没有保险的人数也增加了。

　　如果经济衰退持续，就称之为萧条。经济活动几乎停滞。个人将只购买必需品，他们甚至可能无法负担所有的必需品。失业的人要么向政府寻求医疗服务，要么干脆不去就医。

　　政府可能会干预自由市场经济，使经济进入复苏阶段。政府可以通过降低利率和减税来刺激消费。在复苏阶段，情况开始改善。商业组织开始重新雇用员工，各行业和个人开始能够负担得起他们需要的物品。

　　经济周期似乎不可避免。管理人员工作中最困难的部分就是预测商业周期发生的频率和每个阶段持续的时间。与其他行业一样，医疗行业必须监测和评估经济状况，以做出与之相适应的决策。

## 政府的角色

尽管美国没有全国性的医疗系统，但政府在医疗方面的介入非常明显。实际上，政府在其中扮演着三个角色：医疗服务的提供者、对医疗服务的支付者、医疗机构的监管者。前两个角色将在本书的其他章节中讨论，这里只讨论政府作为监管者的角色。

政府通过政治程序制定法律来规范医疗。制定一项法律的想法可以来自任何地方。医生和医院可能希望提高 Medicaid 的报销水平；有固定收入的老年人可能想要一部规定处方药价格的法律；某专业化组织可能希望更改其成员获得许可证的标准。每一个团体都会联系其相关立法者，让他们知道自己的想法和需求。

行业代表会与立法者交涉，以此来影响政治过程。美国医学会和美国医院协会，以及州一级的医学会，都在游说立法者保护其成员的利益。

**联合委员会（TJC）：评价和认可医疗服务组织的国家机构。**

行业还建立了自我监管组织，这样政府就可能自己不需要提供额外的监管。**联合委员会（TJC）**（前称 JCAHO）就是一个例子。联合委员会对美国近 1.7 万个医疗机构进行评估和认证，以提高医疗服务的质量和安全。它的标准规程被认为是非常好的，以至于联合委员会的认证经常可以代替 Medicare 和 Medicaid 的认证调查。

传统上，政府用来规范医疗服务行业的法律有两大目标：一个目标是确保市场的公平竞争，另一个目标是保护公众。

**反垄断法：联邦法律的一个领域，禁止垄断和其他减少市场竞争的活动。**

**反垄断法**就是政府监管竞争的一个范例。这些相关法律见表 2-2。基本上，反垄断法禁止商业组织采取削弱竞争的行为。这可能包括兼并、试图建立垄断、价格操纵和价格歧视。

医疗服务组织必须在反垄断法的许可范围内做决策。例如，如果一家医院限制其医务人员中的医生人数，那么这家医院可能会被指控密谋限制来自其他医生和医疗团体的竞争。而健康维护组织（HMO）或优选医疗机构（PPO）在就费用和价格进行谈判时可能会被指控操纵价格和存在价格歧视。本章前面提到的眼科医生安德森博士，如果她与所在地区的其他同行医生讨论费用问题，可能就会违反规定。尽管两家医院或医疗集团的合并可能会提高业务效率，但也有可能减少竞争，因为患者可选择的医疗机构将会减少。

| 表 2-2 | 反垄断法 |
| --- | --- |
| 1890 年《谢尔曼反托拉斯法》 | 禁止限制贸易和垄断 |
| 1914 年《克莱顿法案》 | 限制价格歧视、排他性交易和捆绑合同等做法,因为这些做法的后果"可能会大大减少竞争或倾向于形成垄断" |
| 1914 年《联邦贸易委员会法》 | 成立联邦贸易委员会,调查不公平竞争的商业行为 |
| 1936 年《罗宾逊 - 帕特曼法案》 | 禁止价格歧视;禁止以不合理的低价出售商品以消除竞争 |

为了保护公众,立法机关也会设立相应的法律,表 2-3 列举了一些与公众医疗广泛相关的法律示例。一些旨在保护公众的立法明确规定了医疗机构的行为规范,示例如表 2-4 所示。一些立法,如 1965 年的《社会保障法》,创造了 Medicare 和 Medicaid。这部法律虽然已经存在了多年,由于其在报销政策方面的影响,并且涉及相当多数量的患者和医疗机构,因此对医疗服务行业仍然至关重要。一些立法,比如《平价医疗法案》,是相对较新的,所以它的影响力还无法完全确定。

之前提到过,《HIPAA 法案》是一项直接监管医疗行业的重要立法。尽管该法于 1996 年就通过了,但一些条款直到 2003 年 4 月才最终生效。造成延迟的部分原因是存在关于医疗行业将如何遵守法律规定以及该法律是否能真正实现其意图的持续争论。该法案有五篇。第 I 篇规定了保险的可携性。第 II 篇包括两个主要部分:第一部分是关于医疗保险欺诈和滥用以及医疗责任的改革;第二部分要求程序简化,其中包括医疗数据隐私化和安全性的规定,并要求进行电子数据交换(EDI)。第 III 篇涉及税收。第 IV 篇是关于团体医疗计划的需求。第 V 篇是关于收入补偿。

| 表 2-3 | 消费者保护法 |
| --- | --- |
| 1906 年《纯净食品和药品法》 | 建立美国食品和药品管理局(FDA);禁止在食品和药品上使用错误的商标和掺假 |
| 1938 年《联邦食品、药品和化妆品法》 | FDA 授权管理化妆品和治疗产品 |
| 1962 年《基福弗 - 哈里斯药品修正案》 | 制造商必须测试药物的安全性和有效性;标签上必须注明仿制药名称 |
| 1983 年《孤儿药法案》 | 设立奖励措施和授予专营权,以促进孤儿药的研发 |
| 1984 年《药品价格竞争与专利期恢复法案》 | 缩短了某些仿制药通过专利期限恢复法案批准的申请过程 |
| 1990 年《美国残疾人法》 | 保护残疾人的权利 |

《2009 年美国复苏和再投资法案》（ARRA 法案）所包括的"HITECH 法案"（《健康信息技术促进经济和临床健康法案》），在 Medicare 和 Medicaid 下增加了与电子病历技术相关的项目。另一部分，《ARRA 法案》为刚刚失业的人提供《综合预算协调法案》规定的临时补贴，以帮其支付 65% 的保险费。

2010 年 3 月，奥巴马总统签署了《患者保护和平价医疗法案》，然而其中一些条款到 2014 年才开始生效，有些条款直到 2020 年才全面实施。该法案通常被称为"奥巴马医改"或"平价医疗法案"。立法的主要目的是通过授权、补贴和保险交易来增加保险的可及性；初步数据显示，自 2010 年以来，未参保人数有所下降。该法案既为没有保险的个人提供了获得私人保险的机制，还要求雇主提供基本保险计划，并扩大了 Medicare 和 Medicaid 等政府项目。该法案还设立规定，限制了保险公司对医疗保险的限制性操作或收取超额保费的行为。一些具体细节将在后续的章节中进行描述。该法案还创建了一些项目，在提高医疗质量和效率的同时，也加强了疾病预防。美国卫生与公众服务部（HHS）设立了一个网站，提供有关该法案的信息，并建立了一个追踪保险覆盖范围的数据库。

| 表 2-4 | 医疗法规 | |
| --- | --- | --- |
| 1946 年 | 《西尔 - 伯顿法案》 | 也称为《医院调查和建设法案》；联邦政府根据需求证明资助建造私人设施；为服务不足的人群提供护理所需的设施；于 1979 年通过并执行条例 |
| 1965 年 | Medicare/Medicaid | 《社会保障法》的一部分；Medicare 为老年人和残疾人提供医疗保险（包括住院治疗）；Medicaid 为穷人提供医疗保健 |
| 1989 年 | 《斯塔克修正案 I》 | 《社会保障法》修正案，该修正案禁止转诊到与医疗提供者有经济利益的临床实验室服务 |
| 1993 年 | 《斯塔克修正案 II》 | 扩大斯塔克修正案 I，将转诊纳入"指定医疗服务"范畴 |
| 1996 年 | 《HIPAA 法案》 | 提供医疗保险的可携带性，并保护医疗记录的隐私 |
| 2009 年 | 《ARRA 法案》 | 保护下岗职工和鼓励使用电子记录技术的特别规定 |
| 2010 年 | 《平价医疗法案》 | 《患者保护和平价医疗法案》；要求美国公民享有医疗保险。扩大政府项目覆盖面。对保险公司拒绝承保和提高保费的行为做了专门规定 |

## 整合商业组织与外部环境

正如之前提到的，经济状况，以及联邦和州法律的变化，都会对医疗行业产生巨大的影响。虽然管理者不能改变环境，但是他们可以改变商业组织的活动来适应环境的要求。管理者把外部环境评估作为其制定商业计划和战略的一个步骤。这个过程中，既包括收集数据以了解目前的环境状况，又包括对未来环境的预测。为了将商业组织的活动与其外部环境发生的事情进行耦合，管理者们可以使用多种技术。

　　许多管理者会使用一种称为 **SWOT 分析**的技术来确定组织与环境的关系（Thompson 和 Strickland 2003）。SWOT 中的四个字母分别代表优势（**Strengths**）、劣势（**Weaknesses**）、机会（**Opportunities**）和威胁（**Threats**）。如图 2-5 所示，管理者分析企业的优势和劣势，并试图识别环境中的机会和威胁。然后，管理者们会试图将目前的优势与机会相匹配，来规划未来。

**SWOT 分析：** 商业组织用来分析外部环境的方法。

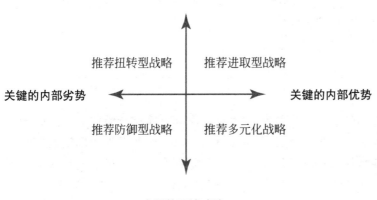

图 **2-5** SWOT 分析

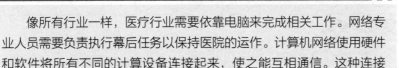

**职业简介：网络和网络安全**

　　像所有行业一样，医疗行业需要依靠电脑来完成相关工作。网络专业人员需要负责执行幕后任务以保持医院的运作。计算机网络使用硬件和软件将所有不同的计算设备连接起来，使之能互相通信。这种连接可以是有线的（通过物理电缆），也可以是无线的。计算设备包括台式电脑、笔记本电脑或平板电脑、医疗设备、打印机，甚至办公电话系统。网络化系统的优点是能够共享因特网连接、外围设备和文件。网络管理员需要监控整个系统以确保所有节点都保持正常工作状态，并要在系统出现问题时进行及时处理。管理员可能需要负责安装新的计算机或打印机，或是更新软件。维护应有的网络安全是一项日益重要的任务。

要成为一名网络管理员，需要学习网络操作系统和路由器、服务器等硬件的相关知识。大多数课程既涉及理论，又涉及设备的实践经验。想要在医疗机构工作的人应该寻找该领域的实习机会。除了获得大专或学士学位，网络管理员还需获得行业认证，如 CCNA（思科认证网络管理员）。

计算机病毒和恶意软件的大量产生，导致所有网络都容易受到黑客的攻击。网络管理员负责安装和维护软件以防范这些威胁。网络管理员还要管理网络系统中每个访问者的账号和密码，并定期备份系统。不过，逐渐增加的网络风险却在计算机安全方面创造了更多的就业机会。网络犯罪被定义为使用电脑或网站进行的任何类型的犯罪。非法网络访问、窃取账号、欺诈和电脑病毒都属于网络犯罪的形式。计算机安全方面的学位，从大专到硕士都有。培训的重点是网络犯罪如何进行的，以及如何识别和予以预防。

## 总结

医疗行业既属于商业，又是一种服务体系。商业活动，就是向消费者提供产品或服务以获取利润。医疗行业必须明确他们的产品或服务是什么，以及他们的客户是哪些人。医疗机构的法人组织形式，可以是独资、合伙或公司。无论何种形式，它都需要履行管理、市场营销、财务、生产和信息技术等关键职能。两大外部环境因素影响医疗机构的运营和设计：经济形势和政治法律。这些环境因素是医疗机构制定决策的参考性框架。SWOT 分析可以用于把决策过程与外部环境的情况结合起来。

## 复习思考题

1. 描述合伙和公司的定义。
2. 说明管理的四个组成部分。
3. 一项市场营销计划包括哪些项目？
4. 定义利息、通货膨胀、失业和需求。
5. 2010 年《患者保护和平价医疗法案》的主要贡献是什么？

## 讨论思考题

1. 如果一个管理者不能控制外部环境的变化，那么他为什么要关注这些变化呢？

2. 做一些研究。您们地区目前的利率、通货膨胀率和失业率是多少？这些经济指标是在上升还是在下降？

3. 在经济衰退的时候，医疗行业可以开展哪些活动提高自己的营利能力？（提示：复习章节简介，并评估安德森医生每一个想法成功的可能性。）

4. 与您的雇主或其他医疗机构面谈，了解他们为了遵守《HIPAA法案》《ARRA 法案》以及《平价医疗法案》在程序上做了哪些改变。

5. 除了联合委员会认证和联邦法律法规之外，还有什么其他的方式可以确保患者得到合格质量的医疗服务？

## 章节参考文献

Department of Justice, Antitrust Division (www.usdoj.gov/atr/).

The Joint Commission (www.jointcommission.org).

Lee, R. H. 2014. *Economics for healthcare managers.* 3rd ed. Chicago: Health Administration Press.

Thompson, A. A., and A. J. Strickland. 2003. *Strategic management.* 13th ed. New York: Irwin/McGraw-Hill.

U.S. Bureau of the Census. 2012. *Economic Census. Industry Series Reports. Health Care and Social Assistance.*

### 获取更多信息

Federal Trade Commission (www.ftc.gov).

Fremgen, B. F. 2011. *Medical law and ethics.* 4th ed. Upper Saddle River, NJ: Prentice Hall.

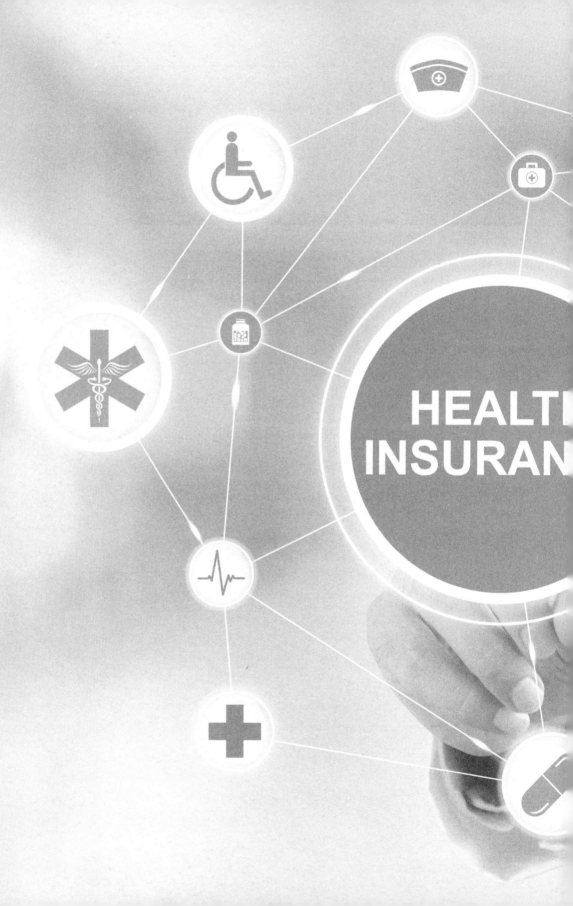

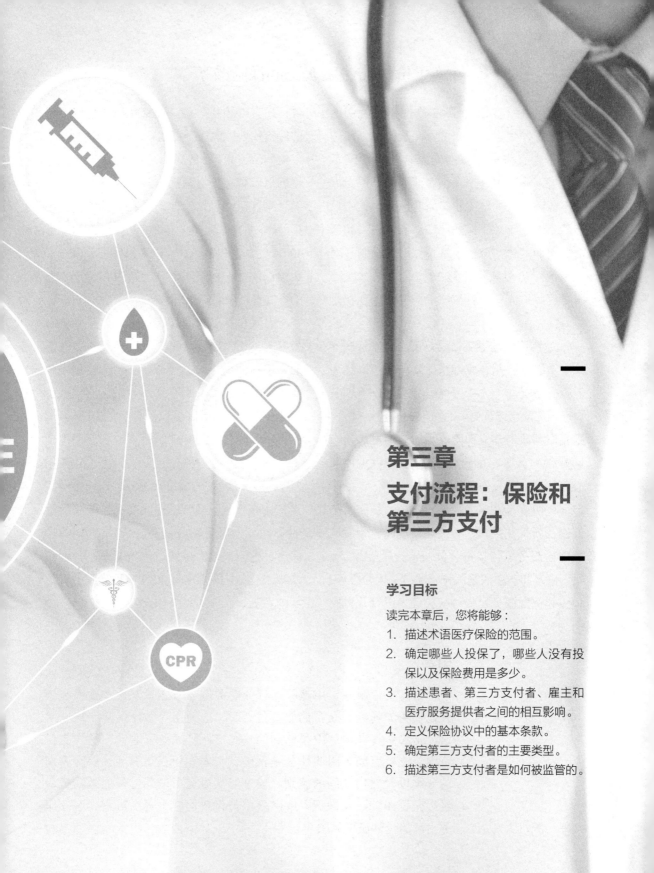

# 第三章
# 支付流程：保险和第三方支付

**学习目标**

读完本章后，您将能够：

1. 描述术语医疗保险的范围。
2. 确定哪些人投保了，哪些人没有投保以及保险费用是多少。
3. 描述患者、第三方支付者、雇主和医疗服务提供者之间的相互影响。
4. 定义保险协议中的基本条款。
5. 确定第三方支付者的主要类型。
6. 描述第三方支付者是如何被监管的。

# 《平价医疗法案》下的保险改革

《平价医疗法案》的实施使保险公司的经营方式发生了重大变化。保险公司不能因为一个人有先前存在的健康状况而拒绝承保，也不能因为这个人生病而取消承保。保费不能因个人的健康状况而有所改变；它只能随个人的年龄、地理区域、家庭规模和吸烟情况而变化。取消了终身保险的限制。对儿童的保险覆盖延长到 26 岁。预防性医疗服务已经扩充，而且在许多情况下，现在是免费的。

为了帮助个人购买医疗保险，《平价医疗法案》要求各州建立一个保险市场（也称为保险交易所）。一些州已经建立并正在管理着自己的保险市场，更多的州（2015 年为 34 个）则由联邦政府建立保险交易所。通过保险市场提供的计划，即合格医疗计划（QHPs），必须满足之前发布的各项要求，并包含以下方面：门诊患者服务、急诊服务、住院、孕产妇及新生儿护理、心理健康及成瘾物质滥用障碍服务（包括行为健康治疗）、处方药物、康复和运动康复服务及器材、化验服务、预防和保健服务及慢性病护理，以及儿科服务，还有口腔及眼科护理。其想法是将所有的保险计划集中到一个地方，有明确的表述，以便购买者可以比较价格和收益。保险计划根据保险费、分摊款额和共同保险而有所不同。有些可能包括额外的福利，但许多只包括网络内的医疗机构。在联邦贫困线 100% 至 400% 的个人和家庭，可以用税收抵免来帮其负担保险费。在第一个登记期内有超过 85% 的参加者有资格获得相应补贴。

为了使个人了解保险市场，联邦政府展开了大量的推广工作。工作人员提供协助，以帮助个人对保险计划进行比较和完成登记表格。从 2013 年 10 月 1 日开始登记，从 2014 年 1 月 1 日起保险计划正式覆盖承保。不幸的是，联邦计算机系统在早期出现了一些问题，延缓了人们的登记。2015 年 7 月，最高法院在 King v. Burwell 一案中裁定，在联邦政府经营的保险交易所购买保险的个人可以享受税收抵免。大约 57% 的参保者在这以前没有保险，这表明《平价医疗法案》正在实现其提高和改善医疗服务可及性的意图。

## 引言

如何支付服务费用是医疗行业的关键环节之一。大多数人在谈到他们将如何为所获得的服务付费时，会使用"医疗保险"这一术语。正如您将在本章中了解到的，医疗保险涵盖了非常广泛的支付范围。本章有助于阐明什么是保险、个人如何获得保险、保险公司的分类以及它们之间的区别。通过对从提交申请到付款的索赔流程进行全程跟踪，我们将了解医疗服务付费的整个幕后过程。医疗服务简单的付款流程见图 3-1。

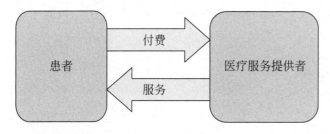

**图 3-1** 简单的付款流程

## 什么是医疗保险？

在医疗保险成为主要支付方式之前，如果您生病了，需要直接支付医疗服务费用。您付钱给医生，付钱给护士，付钱给药剂师买药，等等。如果您付不起钱，您要么依靠慈善，要么什么都没有。

随着医疗服务费用和成本的不断攀升，人们开始寻找支付这些服务费用的有效方法。自 20 世纪初以来，允许提前支付服务费用的医疗计划就已经存在，这些服务可以个人支付，也可以与其雇主挂钩。然而，总有一种担心，就是不知道谁会生病，也不知道病情会有多严重。在医疗保险出现之前，每个家庭都不得不筹谋应该为未知的可能医疗费用预先攒多少钱。但他们都不能确定是否储备了足够多的钱。当时和现在一样，一场严重的疾病可能会从经济上毁掉一个家庭。

购买保险是应对这种不确定性和经济损失的一种方法。保险是一项将**损失风险**从个人转移给第三方的业务。例如，如果您有一所房子，那么您的房子就有失火的风险。如果火灾发生，像我们大多数人一样，您可能将无法负担失去房子和屋里所有物品的损失。

**损失风险：** 被保险事件发生的概率。

这就是保险公司的介入点。您从他们那购买保险。如果房子着火了，他们就负责给您新购房子。通过购买保险，您把可能发生的损失风险转移给了保险公司。房子失火现在成了他们的问题。

保险公司愿意承担风险，因为这样做是有钱可赚的。大多数人觉得很有必要购买保险来保护他们的房屋。然而，可能只有少数房屋会被烧毁。所以保险公司预测他们收取的保费会多于实际的必须支出，这样他们就可以盈利。这个过程被称为**风险共担**。

**风险共担：** 将所有被保险人合并为一组，以降低整个群体的损失风险的过程。

医疗保险是一个类似的过程，把治病费用从患者转由保险公司支付。根据其对您健康状况的了解和您生病的可能性，保险公司会向您收取保费。就像房子的例子一样，它预测会盈利，因为您很可能会保持健康，而并不需要使用保险公司承诺付费的医疗服务。

把损失风险转移给另一方的概念是很明确的。但医疗保险在细节上很复杂。

## 哪些人被保险？

我们通过自行购买意外险来保护我们的房屋和车辆不受损失。但在 65 岁以下的美国人中，只有 5% 的人购买了个人医疗保险。另外 95% 的人是如何支付医疗服务费用的呢？

对大多数美国人和他们的家人来说，医疗保险是一项工作福利。在 65 岁以下的美国人中，有 1.49 亿人享有由雇主投保的保险计划 [Kaiser/ 健康研究与教育信托（HRET），2014]。有 5500 万人享有 Medicare；Medicaid 覆盖了 7000 万人（Medicaid、Medicare 和其他政府项目在第四章中会有解释），还剩下 4100 万人没有医疗保险。有的人享有不止一个保险计划。

55% 的雇主是提供医疗保险福利的，而 90% 的员工供职于提供保险的公司。在大型雇主（雇员超过 200 人）中，几乎所有的雇主都提供医疗保险福利。在规模较小的公司中，这一比例降至 44% 左右。保险是一项福利，可以吸引更有能力的员工并鼓励他们留在公司。根据《平价医疗法案》，企业必须提供最高可达企业支出 60% 的保险费用，员工自付保费不得超过家庭收入的 9.5%。不提供保险的公司则需要付给每位员工一笔额度上限为 2000 美元的费用（Majerol，Newkirk 和 Garfield，2015）。

雇员也可以选择不参加雇主的计划。即使是在提供福利的公司，也只有大约 80% 的员工选择使用公司提供的保险（Kaiser/HRET，2014）。尽管有些人是因为有其他的保险（例如，通过他们配偶的雇主），但还有些人是因为无法负担员工自付的保费。

为雇员提供医疗保险对雇主来说是一项昂贵的福利。2014 年，单人保险的平均保费为 6025 美元，家庭保险为 16834 美元。在过去的一年里，保费上涨了约 3%（Kaiser/HRET，2014）。

随着保费的增加，雇主多付钱的同时也会导致雇员自付部分水涨船高。尽管员工目前自付的保费比例与 10 年前差不多，但以美元计算的总金额已大幅增加——自 2009 年以来增加了近 37%。2014 年，单人保险保费中员工需要自付的平均额度为 1081 美元，家庭保险中需要自付的平均保费为 4823 美元。除了缴纳保费外，员工还需要分担看诊、处方和免赔额的费用（Kaiser/HRET，2014）。根据保险计划的类型和雇主的规模，实际数额可能有很大的不同。

　　许多保险公司已经意识到，为病情不严重或尚未发病的人提供服务的花费更低。现在，大多数保险计划涵盖了常见的预防性医疗领域，包括产前护理、每年一次的妇科检查和儿童的预防保健服务。有的保险还包含心理健康服务和处方药。

　　拥有医疗保险和医疗服务可及性之间有很强的相关性。大多数研究表明，有保险的人通常比没有保险的人更健康。没有保险的人由于费用的原因，推迟或不去就医的可能性是有保险的人的两倍。同样是由于费用，如果他们寻求治疗，他们更有可能不使用处方药（Kaiser，2014）。

　　在 65 岁以下的美国成年人中约有 16% 没有保险，这个数字还在继续下降（Martinez 和 Cohen，2015）。大部分没有保险的人来自低收入家庭和至少有一名全职工作者的家庭（Kaiser，2014）。低收入工作者和蓝领工人不太可能享有雇主资助的医疗保险，或者即使有一个保险计划可用，他们也不太可能参加（主要是由于费用）。

## "保险"如何运作？

　　当您将图 3-2 中的流程与图 3-1 中的流程进行比较时，会发现，一旦涉及雇主和保险公司，获取和支付医疗服务的流程将比患者直接支付给医疗服务提供者时更加复杂。保险公司、政府机构或管理式医疗机构（MCO）被称为第三方支付者（有时简称为"支付方"），因为它是患者和医疗服务提供者之间交易的第三方。本章的这一部分探讨了这个过程中的每一种关系。

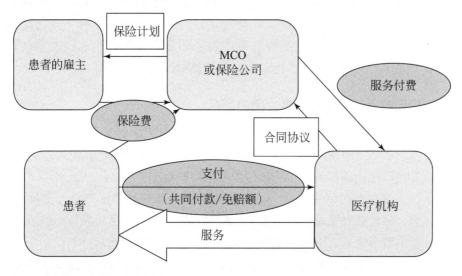

图 3-2　第三方支付者支付流程

## 患者 / 雇主与第三方支付者的关系

**福利：** 保险计划所涵盖的项目。也被称为保险范围。

**保险费：** 被保险人为投保而支付的费用。

当患者个人或其雇主考虑要在哪家保险公司参保时，这取决于哪家保险公司的保险产品能以最可接受的价格提供最佳的综合福利。**福利**（或保险范围）和价格（或**保险费**）的关系，是一种权衡。患者和雇主都希望获得一长串的福利——去诊室就诊、免疫接种、住院、乳房 X 线检查，等等——而且希望以较低的价格获得这些福利。但是，该保险计划涵盖的福利越多，费用就会越高。

第三方支付者负责为福利套餐设定价格。除了纳入保险计划的福利情况外，保险价格还取决于被保险人总数和总体健康状况。风险共担就意味着，投保的人越多，他们的健康状况越好，保险公司实际上就越有可能不需要为条款承诺的福利项付费。保险公司的**精算师**负责计算相应的风险，并帮助保险公司设定保费，以使得保险公司能盈利。

**精算师：** 计算保险和年金风险、保费和股息的专业人员。

**保单：** 描述保险单所有条款和条件的协议或合同。

**被保险人：** 根据保单条款将获得利益的人。

一旦雇主与保险公司达成协议，雇主就可以为雇员提供医疗保险福利。雇主不用受限于一个保险计划：它可以与多个保险公司或管理式医疗公司协商，为员工提供不同选择机会。规模较大的公司更有可能为员工提供多种保险计划选择。雇主决定它将为雇员支付多少保险费，雇员将自付多少保险费（如果有的话）。如果员工加入了工会，这通常是工会合同的一部分。

保险计划是一种具有法律约束力的合同，被称为**保单**。如果一个人直接购买保险，那么他或她就是**被保险人**。如果雇主为雇员提供保险，那么雇主实际上就是被保险人。在雇主这会有一段时间，称为**登记期**，在此期间雇员可以决定利用雇主提供给他们的福利。如果他们接受该福利，他们被称为“**参加计划人**”。

**登记期：** 在此期间，人们，通常是雇员，可以注册或更改他们的保险范围。

**参加计划人：** 从雇主那里参保的雇员。

## 患者与医疗服务提供者之间的关系

一旦患者从服务提供者那里得到医疗服务，支付过程就开始了。即使患者“有保险”，在第三方支付者支付服务费用之前或之后，患者也可能会需要支付一些自付费用。

**免赔额：** 在保险单里规定的由被保险人在保险公司支付前必须支付的金额。

这些自付款中的第一项是**免赔额**。免赔额是指在第三方支付之前，患者或对账单负责的人（如患者为未成年人或受抚养人）必须支付的服务金额。通常免赔额越高，保单的成本就越低。

**共同付费（共同保险）：** 被保险人在接受医疗服务时需要支付的款项。

现在大多数协议在提供医疗服务时都要求**共同付费（共同保险）**。

这意味着患者要预先支付一部分服务费用。例如，患者必须支付 30 美元给初级医疗提供者作为就诊费用。

一个患者可以参加一种以上的保险。例如，妇女可能通过其雇主投保个人保险，并通过其丈夫的雇主参保家庭保险。这些保单中将签有一个保险**给付协调**条款，依此决定由哪个第三方为相应的服务付费。

### 医疗服务提供者与第三方支付者的关系

医生或医院提供服务后，服务提供者将填好索赔单，然后向保险公司提出索赔。医疗保险索赔，只是对已经提供的医疗服务提出偿付要求。而准确的编码和账单对这一过程至关重要。

*编码*　医疗保险索赔的第一步是将提供给患者的诊断、治疗操作和服务进行正确编码的过程。医疗服务提供者选择对服务进行适当描述，编码员据此分配代码。医疗行业利用两个分类系统，即 ICD-10-CM 和 HCPCS 来实现编码系统的标准化。**ICD-10-CM**（《国际疾病分类，第十次临床修订》的缩写）用于医生办公室的索赔，它报告诊断以及就诊原因。另一种编码系统是 HCPCS（发音为"hick picks"），它是**医疗通用程序编码系统**的缩写。HCPCS 包括两个级别：**现行程序术语（CPT）**用来分类医疗服务提供者执行的医疗程序和服务，而**国家代码（HCPCS Ⅱ级代码）**用来编码 CPT 中所没有的程序、服务和物料等（第三级的地方性编码从 2003 年底被逐步淘汰）。

*账单*　医疗服务的账单费用必须过账到客户账户。索赔通过电子方式传递给第三方支付者。用于提交索赔的表单形式，对所有支付者来说是统一标准化的。支付者以书面通知答复，然后开始处理索赔。**保险赔付清单（EOB）**会被发送给患者，用以解释处理的结果。付款通过电子方式发送给医疗服务提供者。如下一部分所述，付款金额将取决于付款人使用的付款类型。如果支付者没有完全报销该医疗服务费用，医疗服务提供者可能会也可能不会要求患者支付差额。

由于一些原因，支付可能会被拒绝。如果是流程中出现错误，那么医疗提供者可以提出上诉。其他出现拒赔付的原因包括：医疗记录不完整、属于未覆盖的福利、保险已终止、未能获得**预先授权**和来自保险规定系统外的医疗提供者（Green 和 Rowell，2014）。

**给付协调：**如果一项服务被超过一份以上的保单覆盖，那么保险公司将决定由哪份保单来支付。

**ICD-10-CM：**《国际疾病分类，第十次临床修订》的缩写。此分类用于对医生办公室问诊进行编码，以应对处理保险索赔。

**医疗通用程序编码系统（HCPCS）：**一种用于对保险索赔进行编码和处理的分类系统。

**现行程序术语（CPT）：**HCPCS 的一部分，用于对医疗服务提供者所执行的医疗程序和服务进行编码。

**国家代码（HCPCS Ⅱ级代码）：**HCPCS 中用于对 CPT 中没有的程序、服务等进行编码的部分。

**保险赔付清单（EOB）：**提供给患者的表格，用来说明哪些会赔付以及会以何种水平支付。

**预先授权：**许多保险公司要求某些医疗程序在执行之前要得到保险公司的授权。未能获得预先授权，则可能导致索赔被保险公司拒绝。

## 第三方支付者的类型

患者和医疗提供者都使用"保险"这一术语来表述任何或所有第三方的支付安排。然而，这个术语还不足以涵盖所有可能出现的第三方支付者的情况。在支付者的类型上，其实存在显著差异。

### 赔偿保险

"赔偿"作为一个法律术语，意思是由其他人代替处于相应的风险中的人。**赔偿**保险是传统保险业中的典型形式。在传统的赔偿保险协议中，保险公司同意赔偿或支付被保险人的损失。对于医疗保险来说，所谓损失就是指需要获得的医疗服务。最简单的情况就是，患者因医疗服务向医生支付了费用，保险公司则给患者报销款项（通常是预先设定的金额）。

保险公司也可以直接报销医疗服务提供方的费用，通常是按服务收费。只有当保险覆盖的医疗服务发生了，保险公司才会向医疗提供者付费。一般来说，赔偿保险这种形式，对患者所选的医疗提供者没有限制。

### 自我保险

许多雇主已经从传统的赔偿保险类计划转向了自我保险类计划。从雇员的角度来看，自我保险计划似乎与传统保险没有什么不同。在**自我保险计划**中，雇主来承担医疗费用损失的相关风险，而不是商业保险公司或管理式医疗机构。雇主必须用其收入来支付员工的医疗费用。通常，雇主会雇用**第三方管理者（TPA）**这样的公司来处理医疗福利和索赔过程。

自我保险计划不受国家保险条例的约束。相反，它受到《**1974年雇员退休收入保障法**》（**ERISA**）的监管。该法规规定了如何管理由雇主资助的福利计划，包括相关医疗保险。

### 蓝十字 / 蓝盾

大多数公众都能够识别出蓝十字 / 蓝盾是一家医疗保险公司，但他们可能无法说出蓝色计划与其他保险计划的不同之处。蓝十字最初的起源是，一群教师每个月支付一小笔钱给贝勒大学医院，以换取每年 21 天的住院治疗。许多其他医院也采纳了这个想法。蓝盾则是发展出来的一种类似的预付医生费用的方法。

**赔偿：**一方提供补偿以免除对另一方的责任。

**自我保险计划：**雇主为雇员支付医疗保险的计划。

**第三方管理者（TPA）：**为实施自我保险计划的雇主管理相关文书工作的公司。

《**1974 年雇员退休收入保障法**》（ERISA）：规定雇主资助的福利计划必须如何实施的联邦立法。

如今，蓝十字和蓝盾协会是由 36 个地方性的保险计划组成的全国联盟。2015 年，超过 1.06 亿美国人参加了某种形式的蓝色计划（蓝十字和蓝盾协会）。这些计划的共同点是预先支付医疗费用。尽管其中大多数计划是非营利组织性质的，但在 1996 年，一些保险计划通过建立公开交易的子公司转变为营利性的了。个人通过认购进入这种预付费保险计划，所以他们被称为认购者而不是保单持有人。地方性的蓝色计划可以发展健康维护组织和优选医疗机构，其中许多成了 Medicare 的承包商。

虽然该计划是一种预付费类型的服务，但认购者仍要为免赔额、共同付费和任何非覆盖的医疗服务另行付费。赔付医疗提供者的典型方式是通过一个**通常的、惯例的、合理的付款程序（UCR）**。通常的费用是由医疗提供者对该项医疗服务的正常收费决定的。惯例的费用是基于同一地理区域内同类的医疗提供者收取的费用。最后，合理的费用还要考虑到实际事件的任何具体情况。确定付款金额可能是一个较复杂的过程。

**通常的、惯例的、合理的付款程序（UCR）：** 一种通过调查其他医疗提供者同种医疗服务所需费用，依此来补偿医疗提供者的方法。

## 管理式医疗模式

到目前为止，本章所描述的第三方支付者的类型都是以保险为主要业务的组织。这些组织不提供医疗服务；他们只负责为相应的服务支付费用。

**管理式医疗**，把提供医疗服务与向医疗服务提供者付费结合起来了。管理式医疗组织兼有这两种功能。因其降低成本和提高效率的潜力，管理式医疗保险成为占有支配地位的模式。管理式医疗模式的关键功能之一是**"把关控制"**（守门人）。患者只能从初级医疗提供者那获得某些服务，并且只有在初级医疗提供者推荐的情况下才能获得专科治疗和康复性医疗服务。这样就可以节约成本，因为只有被认为确实需要相应治疗的患者才能获得更昂贵的治疗。

**管理式医疗：** 用于描述将医疗支付和医疗服务提供整合到一个系统中。

**把关控制：** 一种限制对医疗服务获取的过程。

目前，几乎所有参加雇主保险计划的员工都参加了管理式医疗保险，比 1988 年的 27% 有所上升。表 3-1 列出了最大的管理式医疗公司。从收入和登记人数可以看出，管理式医疗是医疗保险行业的主要特征。在过去的几年里，由于该行业经历了广泛的合并活动，公司的数量有所下降。安森保险和招商信诺的合并计划于 2015 年受到了司法部的审查。合并活动引发了人们对保险公司支付索赔能力的担忧，此外，竞争的减少可能会导致保险费的进一步增长。

| 表 3-1 | 按保费收入计算，2014 年全美最大的上市管理式医疗公司 | |
| --- | --- | --- |
| 公司名称 | 收入 | 登记总人数 |
| 联合健康集团 | 1305 亿美元 | 2900 万 |
| 安泰 | 580 亿美元 | 2350 万 |
| 安森 | 739 亿美元 | 3750 万 |
| 哈门那公司 | 485 亿美元 | 1380 万 |
| 招商信诺 | 349 亿美元 | 1450 万 |

资料来源：2014 年经济报告。

**《1973 年健康维护法案》**：为建立健康维护组织提供激励的联邦立法。

**健康维护组织（HMO）**：雇主向 HMO 预付固定费用；员工根据需要得到相应医疗服务。

**预付费医疗保险计划（PHP）**：对所有这种类型的医疗保险计划的统称，在提供医疗服务之前，需要预先支付固定费用。

**按人收费**：一种支付方式，这种情况下，每个患者都有权在每个时间段内获得相当于固定金额的医疗服务。

**职员型 HMO 模式**：医生是 HMO 的雇员，向 HMO 领工资。

## 管理式医疗结构

许多组织机构被归类为管理式医疗，包括健康维护组织（HMOs）、优选医疗机构（PPOs）和指定服务医疗机构（EPOs）。以下部分将更详细地介绍每一种组织。有时一家公司会提供多种保险计划，这让人更加容易混淆。2009 年，大部分员工参加了优选医疗机构（58%），其次是 HMOs（13%）和定点服务组织（POS）（8%）。有储蓄选项的高免赔额医疗保险的登记人数大幅增加，目前约占受保员工的 17%；27% 的雇主目前在提供这种选择（Kaiser/HRET，2014）。

**《1973 年健康维护法案》**强烈刺激了各个 HMO 的增长。该法案授权联邦政府为新的 HMO 提供财政奖励，并要求雇主提供 HMO 保险作为赔偿式保险之外的备选项。如果一个组织能够证明其提供全面医疗服务的能力，就可以根据法律成立新的 HMO。该法案规定了 HMO 必须提供的基本医疗服务和可以自行选择提供的补充医疗服务。HMO 必须向政府证明其持续提供医疗服务的能力，才能保持 HMO 头衔。

**健康维护组织** 健康维护组织（HMOs）属于**预付费医疗保险计划（PHP）**中的一种形式。付款是在提供服务之前支付的。**按人收费**使患者有权在一段时间内获得相当于某一固定金额的服务，可以是每月或每年。通常由雇主代表其雇员及其家属支付。不论雇员使用较少的服务还是较多的服务，雇主都向 HMO 预付固定费用。如果雇员使用较少的医疗服务，医疗提供者就能赚取差额。如果雇员使用的医疗服务较多，医疗提供者则必须承担超出的费用。这样产生的财务激励会鼓励向患者提供更少的医疗服务，而蓝十字等按服务收费模式则会激励医疗服务提供者向患者提供更多的医疗服务。

HMO 是从 20 世纪 70 年代最简单的预付模式发展而来的。目前有几种组织医疗服务提供者提供服务的方法。在"**职员型 HMO 模式**"中，医生是 HMO 的雇员，并通过领取工资得到报酬。这种组织结构不同于初级医疗提供者的传统结构（在本文的其他部分进行了描述）。在"**预付团体执业模式**"中，医生是受雇于与医疗保险计划签约提供服务的独立执业团体的雇员。在"**网络 HMO**"中，HMO 与至少两家集团医疗机构签订提供医疗服务的合同。最后，在"**独立执业协会（IPA）模式**"中，独立执业的医生个体与独立执业协会签订合同来治疗 HMO 的消费者。在提供治疗时，医生**按服务收费**或按人收费。独立执业协会基本上是一个进行医疗保险计划市场营销的组织。

预付费医疗保险计划对雇主很有吸引力，因为他们事先知道提供医疗保险的费用是多少。对医疗服务提供者也是有吸引力的，因为患者的数量是固定的，获得一定的收入水平是有保证的。预扣金额这种手段被用来激励医疗提供者进行成本控制。直到年底前，雇主支付的一部分款项将保留在 HMO。如果医疗服务被过度使用，那么这笔钱归 HMO 所有。但如果服务使用率低于规定的数值，则扣缴的部分就会支付给医疗服务提供者。

**优选医疗机构**　优选医疗机构（PPO）是一个分配医疗服务的网络体系。PPO 不收取保险费，也不承担财务风险。相反，它作为中间人，与医疗服务供应者进行谈判并管理合约。患者可以选择自己的医生或医院。如果患者选择使用 PPO 推荐的医疗提供者，则可以较低的价格享受医疗服务。如果患者选择的医疗服务提供者不属于 PPO，这些医疗服务将需要支付更高的费率。选用 PPO 的医疗服务提供者的话，患者可以获利更多。

**指定服务医疗机构**　指定服务医疗机构（EPOs）具有类似于 HMO 和 PPO 的功能。患者必须从它的网络体系中选择医疗服务提供者。这就是使 EPO 具有排他性。如果患者选择从它的网络体系外接受医疗服务，则 EPO 将不会覆盖这些医疗服务。与 HMO 和 PPO 不同的是，EPO 受到州保险业法律的管控。

## 对第三方支付者的监管

保险业是一个受到监管的行业。州政府对在其辖区内经营并向该州公民销售保险产品的保险公司，享有监管权力。负责监管的机构通常被称为保险委员会。该机构监管所有的保险公司，而并非只

**预付团体执业模式：**医生受雇于一个独立的医疗执业团体，该团体与 HMO 保险计划签订合同，提供医疗服务。

**网络 HMO：**HMO 与至少两家集团医疗机构签订合同，提供"在网"医疗服务。

**独立执业协会（IPA）模式：**独立执业协会进行 HMO 保险计划的营销。医生与独立执业协会签订合同，收治 HMO 的消费者。

**按服务收费：**一种为所提供的医疗服务预先设定价格的报销方式。

**优选医疗机构（PPO）：**一种医疗服务网络，代表以较低价格提供服务的医疗机构，对合同进行谈判和管理。

**指定服务医疗机构（EPOs）：**提供医疗服务的一个网络体系，患者必须使用这个体系指定的医疗服务提供者的服务。

限于医疗保险公司。

保险公司必须持有执照。作为颁发执照过程的一部分，州政府要审查公司的财务状况、商业行为、使用的保单形式、为谁提供保险以及收取的保费。这一审查的目的是确保保单持有人享受到他们为此付费并被承诺的保险覆盖。

由于在技术上来说，HMO 和其他管理式医疗机构不是保险公司，而是被归类为医疗服务提供者，所以它们受到不同的监管。大多数州通过单独的法规来管理 HMO。不管怎样，其目的与保险监管类似。此外，HMO 相关法规还就它的医疗服务提供方角色制定了相应标准。就此，规定了消费者投诉、质量审查和使用率审查的程序。

许多州已经增加了额外的消费者保护法规。现在，所有 50 个州都规定必须强制性提供乳腺癌筛查服务。22 个州推行对心理健康医疗服务的平权运动。44 个州要求对医疗保险计划决定执行外部审查。

在联邦一级，《HIPAA 法案》规定了可携性、可及性和强制性福利。国会意识到就业与医保覆盖之间的密切关系，为此通过了《综合预算协调法案》（COBRA）。《综合预算协调法案》规定，即使在雇佣关系终止后，雇员仍可继续参加雇主的保险计划以获得保险覆盖。只不过这种情况下，将由员工承担全部费用。因为按照以前的情况，若员工以个人名义想获得保险覆盖，其费用高得令人望而却步，所以通过《综合预算协调法案》提供了一种继续持有保险的方法。在2009～2010 年期间，作为在经济衰退期间持有保险的一种机制，《综合预算协调法案》曾短暂扩大范围。

本章开头的简介部分，就《平价医疗法案》及其对保险公司的要求进行了简要概述。

## 职业简介：保险业人员

本章重点介绍了医疗保险以及该系统的工作原理。其他类型的保险还有人寿保险、财产保险及意外伤害保险。总的来说，保险业雇用了大约 250 万人，包含各种各样的职位。与您有交集的可能是代理人或经纪人。代理人和经纪人必须有良好的人际沟通技巧，这样他们才能向客户介绍他们销售的保险产品。做保险代理人或经纪人虽然对学位没有必须要求，但商业和公开演讲方面的课程会有所帮助。代理人必须得到所在州的许可证。大多数代理人都是拿佣金的，所以如果您擅长销售，您可以过上很好的生活。保险理算员和索赔审查员也没规定必须持有初级职位的学位，不过有学士学位的话，有助于晋升。理算员和审查员审查投保人的索赔，并决定是否应支付索赔。审查员通常按合同规定工作并按小时计酬。保险精算师和核保员从事技术性较强的工作，负责确定与特定情况有关的风险水平，以及如何为保单定价。这两个领域都需要具备优秀的数学和统计技能。大多数保险公司的核保员至少需具有金融学士学位，精算师则必须学习精算科学课程，并通过多次考试。与任何商业一样，保险公司也需要工作人员从事第二章中描述的所有业务功能——管理、市场营销、财务和信息技术。

## 总结

医疗保险，是将疾病造成经济损失的可能性从患者转移到保险公司的一种方式。大多数美国人通过他们的雇主以福利的形式获得医疗保险。保险费通常由雇主和雇员共同承担。保费上涨一直是雇主和患者都关心的问题。一些费用已经被转嫁到员工身上，比如更高的免赔额、就诊以及处方药的共同支付。虽然所有形式的第三方支付都被公众称为保险，但其中只有少数是传统的赔偿保险。此外还有各种预付费的形式供选择。管理式医疗组织是将第三方支付和提供服务结合在一起的经营模式。这类组织按其结构，可以是 HMOs（健康维护组织）、PPOs（优选医疗机构）和 EPOs（指定服务医疗机构）中的一种。无论何种形式或模式，医疗保险都需要接受联邦和州两个层级的监管。

## 复习思考题

1. 什么是损失风险？保险如何解决这个问题？
2. 就美国人的保险覆盖范围，做一个简介。
3. 定义下列术语：保单、免赔额、共同保险、保险费、索赔。
4. 定义自我保险计划，HMO、PPO 和 EPO。
5. 谁负责给保险公司颁发执照？

## 讨论思考题

1. 为什么保险这么复杂？这些过程可以简化吗？
2. 回顾一份医疗保险保单。覆盖哪些病症？不覆盖哪些病症？您了解其中具体保险条款吗？

3．请参阅本章开始的简介部分。您所在州的保险市场是如何建立的？

4．初级医疗医师的转诊要求是否降低了费用？

5．一些人认为第三方支付系统损害了医疗质量。您怎么看？

6．《平价医疗法案》对您、您的家人和／或您的雇主有何影响？

## 章节参考文献

BlueCross BlueShield Association (www.bcbs.com/about-the-association/).

Green, M. A., and J. C. Rowell. 2014. *Understanding health insurance: A guide to billing and reimbursement.* 12th ed. New York: Cengage Learning.

The Kaiser Commission on Medicaid and the Uninsured. October 2014. *Key facts about the uninsured population.* Washington, DC: Author.

Kaiser Family Foundation and Health Research and Educational Trust (HRET). 2014. *Employer health benefits. 2014 Summary of findings.* Washington, DC: Author.

Majerol, M., V. Newkirk, and R. Garfield. January 2015. *The uninsured: A primer. Key facts about health insurance and the uninsured in America.* Washington, DC: The Kaiser Commission on Medicaid and the Uninsured.

Martinez, M., and R. Cohen. March 2015. *Health insurance coverage: Early release of estimates from the National Health Interview Survey, January–September 2014.* Washington, DC: National Center for Health Statistics.

U.S. Census Bureau. *Statistical abstract of the United States: 2007.* Washington, DC: U.S. Government Printing Office.

### 获取更多信息

Kongstvedt, P. R. 2015. *Health insurance and managed care: What they are and how they work.* 4th ed. Burlington, MA: Jones and Bartlett Learning.

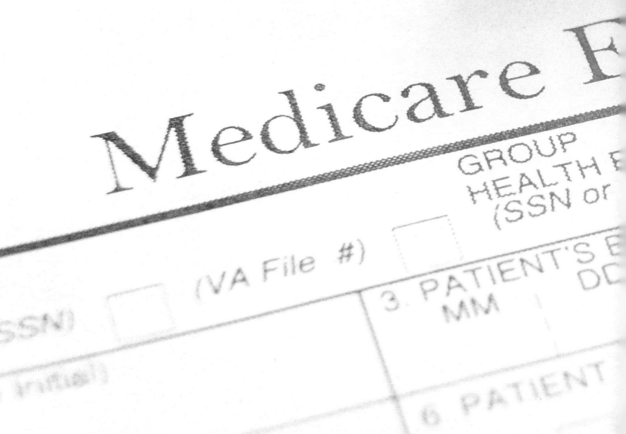

# 第四章
# 支付流程：政府支付项目

## 学习目标

读完本章后，您将能够：

1. 确定个人什么情况下可以享受Medicare，以及条款中包含哪些福利。

2. 描述 Medicare 如何对医疗服务提供者补偿。

3. 确定什么时候个人可以申请 Medicaid，以及条款中包含哪些福利。

4. 描述 Medicaid 如何对医疗服务提供者补偿。

5. 定义儿童健康保险计划（CHIP），并确定谁有资格享受这个计划。

6. 描述欺诈和滥用是如何发生的，以及会受到怎样的惩罚。

7. 描述政府工作人员和军事人员的医疗保险计划。

8. 确定一个人在什么情况下有资格获得工伤补偿。

9. 描述工伤补偿的资金来源。

# 《平价医疗法案》扩充了 Medicaid

正如本章后面提到的更多细节所显示的，50 多年来，Medicaid 一直是贫困人口医疗保险的主要来源。为了减少没有保险的美国人的数量，《平价医疗法案》的一项关键条款大大放宽了 Medicaid 的资格要求。各州被允许将 Medicaid 服务对象扩大到收入高限为联邦贫困线（FPL）138% 的非老年人口中。这项旨在扩大服务对象范围的法律，原本计划对所有州强制性实施。然而，2012 年最高法院的一项裁决使这一扩展成为可选项。截至 2015 年，已有 29 个州通过了该法案，6 个州正在讨论该法案，16 个州目前尚未执行该法案（各州的最终决定没有截止日期）。联邦政府为 2016 年之前的新增保提供 100% 的支付资金；2016 年之后的新增保部分，政府支付 90%。受益于这次扩展，超过 1000 万人加入了 Medicaid。参保人数最大的增长来自较贫穷的州，如阿肯色州和肯塔基州，这些州历来的未参保率都很高。尽管 Medicaid 支出会有所增加（与预期相符），但各州应该看到用于未获赔付的医疗支出的减少。同时此项措施也会促进就业，并在其他方面有潜在的助益。正如所预料的那样，各州具体实施后发生的各种变化引起了广泛的关注。

除了入保资格的放宽措施外，《平价医疗法案》的其他调整亦适用于所有州。各州必须推行登记程序的简化和现代化，同时要简化计算收入的方法。各州还必须建立一个登记系统，同时适用于 Medicaid、CHIP 和商业医保市场的运作。为了激励创新，法案规定由责任制医疗组织（ACOs）和以患者为中心的医疗之家等来提供预防和初级卫生保健服务。同时设立了一些激励措施来改变长期护理服务的提供方式，大多数州至少采纳了六项建议方案中的一项。

资料来源：Paradise, J. Medicaid moving forward. March 2015. The Kaiser Commission on Medicaid and the Uninsured.

## 引言

除了通过私人医疗保险计划来支付服务费用外（详见第三章），医疗费用还可以由几个政府项目支付。两个主要的项目是 Medicare 和 Medicaid。Medicare 为老年人提供医疗保健服务；Medicaid 为所有年龄的贫困人口提供服务。此外，还有针对儿童、政府工作人员和军事人员的特殊项目。工伤补偿赔付工伤。虽然工伤补偿由政府管理，但它是由雇主支付的。在这一章中，您将学习每一个保险项目的具体细节，思考联邦政府与州政府等因为医疗费用持续上涨而面临的问题。

# Medicare

　　Medicare 计划是 1965 年作为《社会保障法》的一部分而创立的。目前，它由**医疗保险和医疗补助服务中心（CMS）**管理，该中心的前身是医疗财务管理局（HCFA）。CMS 是美国卫生与公众服务部（HHS）的一部分。由于 Medicare 是一个纯粹的联邦项目，联邦政府制定了谁有资格享受医疗保险、享受哪些福利以及医疗服务提供者如何获得补偿的规则。Medicare 由工资税、政府收入和受益人支付的保险费提供资金。

　　自 20 世纪 60 年代以来，不仅整体医疗支出大幅增长，其中由 Medicare 支付的份额也增长了四倍多。2013 年，全国医疗支出 2.91 万亿美元，其中 Medicare 占 20%。而在 1966 年，全国医疗支出才 451 亿美元，其中 Medicare 仅占 4.1%（CMS，2015）。

> **Medicare：**一项为老年人、永久残疾人和终末期肾病患者支付医疗费用的联邦计划。
>
> **医疗保险和医疗补助服务中心（CMS）：**管理 Medicare 和 Medicaid 的联邦机构，以前称为医疗财务管理局（HCFA）。

## 资格

　　一个人有三种情况有资格享受 Medicare：如果他或她超过 65 岁并有资格享受社会保障退休福利、永久残疾或患有终末期肾病。84% 参加 Medicare 的人因为年龄而符合条件；美国 65 岁以上的人口几乎占总人口的 12%。表 4-1 提供了关于参加 Medicare 计划的人数信息。

## 覆盖的福利

　　与私人健康保险计划类似，Medicare 福利包括医院治疗和医生服务。**Medicare A 部分**是住院保险。A 部分包括住院患者医院服务、偏远地区资源医院、专业护理机构（非监护或长期护理）、有限的和医学上必需的居家医疗护理服务和临终关怀。如果个人在工作期间缴纳了 Medicare 税，他（她）就不必支付保险费来获得 A 部分保险覆盖。和其他保险一样，Medicare 也对免赔额和共同保险或共同支付有要求。免赔额根据医疗服务和登记者的保险计划而有所不同。

> **Medicare A 部分：** Medicare 计划的这 部分用于支付住院患者医院服务、偏远地区资源医院和专业护理机构等。

**表 4-1　Medicare 参保人数（以百万计）**

|  | 1980 年 | 1990 年 | 2000 年 | 2015 年 |
|---|---|---|---|---|
| 总数 | 28.5 | 34.2 | 39.6 | 55.2 |
| 65 岁以上的人 | 25.5 | 20.9 | 34.2 | 46.1 |
| 残疾人 | 3.0 | 3.3 | 5.4 | 9.1 |

资料来源：U.S. Census Bureau, Statistical Abstract of the United States：2010, Table 139；CMS Fast Facts March 2015。

**Medicare B 部分:** Medicare 计划的这一部分用于支付医生服务、医院门诊治疗以及一些其他服务和用品。

**Medicare C 部分:** Medicare 计划的这一部分是一个附加保险计划，旨在弥补 A 部分和 B 部分的保险缺口。

**《2003 年医疗保险处方药改进和现代化法案》( MMA ):** 最近修改的联邦立法。特别是，它增加了处方药的保险范围。

**Medicare D 部分:** Medicare 计划的这一部分包括处方药。

**Medicare Advantage:** 对 Medicare C 部分提供的"Medicare+Choice"的修订版。

**Medicare B 部分**包括医生服务、医院门诊治疗以及一些其他服务和用品。选择 B 部分保险的个人每月支付保险费。2015 年，如果个人收入低于 8.5 万美元，则保险费为每月 104.90 美元。当接受医疗服务后，个人要支付所需医疗服务的免赔额和共同担保的费用。2015 年，Medicare 的免赔额为 147 美元。

除了对有限时间内的出院治疗付费，Medicare 并不覆盖长期护理或居家医疗护理，而这两项对老年人来说都很重要。表 4-2 列出 Medicare 支出和被服务人员的数据。

为了控制成本，Medicare 计划做了一系列调整。作为《1997 年平衡预算法案》的一部分，被称为"Medicare+Choice"的 **Medicare C 部分**加入到 Medicare。"Medicare+Choice"为个人提供了各种管理式医疗机构的选择，以提供 A 部分和 B 部分所覆盖的医疗服务。**《2003 年医疗保险处方药改进和现代化法案》( MMA )** 增加了包括处方药和预防保健在内的新的覆盖范围（**Medicare D 部分**），用"**Medicare Advantage**"取代了"Medicare+Choice"，增加了新的补充性医疗保险，并对按服务收费进行了更改。《2009 年美国复苏与再投资法》增加了心脏康复和艾滋病病毒筛查等额外服务，以加强预防性医疗和保健。《平价医疗法案》做出了许多具体的调整，包括缩小 Medicare D 部分的覆盖缺口和扩大预防保健的福利范围。

超过 3500 万人参加了 Medicare D 部分。在您的收入达到 85000 美元之前，不需要缴纳额外的保险费。目前，每年的免赔额为 320 美元。Medicare 支付大约 75%，一直到费用达到 2960 美元。之后 Medicare 不再付费，直到费用达到 4700 美元，也就是所谓的甜甜圈洞，此时 Medicare 支付大约 95%。

**表 4-2** **2013 年 Medicare 的支付额（以十亿美元计）和享受保险的人员数（以百万计）**

| 医疗服务提供者的类型 | 支付额 | 享受保险的人员数 |
| --- | --- | --- |
| **A 部分** | 179.4 | 7.5 |
| 住院医疗 | 129.5 | 6.5 |
| 专业护理机构 | 28.2 | 1.8 |
| 家庭护理机构 | 6.8 | 1.7 |
| 临终关怀中心 | 14.9 | 1.3 |
| **B 部分** | 166.6 | 33.2 |
| 医生 /DME | 98.1 | 32.6 |
| 门诊 | 57.2 | 24.9 |
| 家庭护理机构 | 11.3 | 1.9 |

资料来源：CMS Fast Facts March 2015。

《平价医疗法案》的修改逐步覆盖"甜甜圈洞"。到 2020 年，患者只需支付 25% 的处方费用。由于保险计划的保险费、免赔额、共付额和计算公式变化很大，法案鼓励参保者在秋季开放登记期间审查他们的计划和处方，以确定他们当前的保险计划是否仍然是最适合他们需求的。通过官方网站和其他信息来源，政府尽力协助个人做出最优选择。

### 医疗服务的报销

联邦政府与私人保险公司签订合同，以处理支付流程，并代表政府充当中介机构或承保人。然而，仍然是联邦政府决定了报销水平。Medicare 是最早开始采用管理式医疗策略来控制成本的机构之一。

医疗保险采用**预付款制度**（PPS）来向医疗服务提供者支付费用。支付的金额是在患者接受服务之前，是基于患者的疾病诊断相关分组（DRG）的分类预先确定的。医院、专业护理机构和家庭护理机构可以通过"基于治疗进程"的 PPS 规则得到补偿。医生是以按服务收费得到报酬的。收费标准的设定基于资源的相对价值表，本质上就是针对更专业的服务收取更高的费用。Medicare 计划还对总支付金额设置了限制。

> **预付款制度：**一种支付制度，在患者接受服务之前，根据患者的疾病诊断相关分组（DRG）的分类确定补偿金额。

《平价医疗法案》有许多关于如何支付给医生、医院和其他医疗服务提供者的条款。法案修订的目的是以货币为激励，促进生产力的提高和基础医疗的改善。表 4-2 提供的数据说明了哪些医疗服务提供者从 Medicare 中获得了补偿，以及有多少人得到了医疗服务。根据 A 部分的规定，医院接收大部分支付款项。与 20 年前相比，专业护理机构和临终关怀中心现在获得了更多付费。这些增加的付费，反映了预期寿命延长的老年人口的需要。D 部分的福利已从 2004 年的 2.16 亿美元增加到 2013 年的 697 亿美元，也反映了享受 Medicare 的老年人群的需求。

# Medicaid

2013 年，Medicaid 占全国医疗总支出的 15.4%；1966 年，这一比例仅为 2.9%（CMS，2015）。正如在本章的开头所提到的，Medicaid 在《平价医疗法案》下已经发生了很大的变化，现在是覆盖公共卫生服务的最大来源，覆盖了近 7000 万人（Paradise，2015）。**Medicaid** 是一个转移支付项目。它的资金来源是纳税人向政府缴纳的所得税。

> **Medicaid：**一种联邦和州计划，主要根据医疗服务接受者的收入来资助医疗保健。

然后，国会将这些收入分配给国家的各种需要，如医疗保健。和 Medicare 一样，Medicaid 也由 CMS 管理。不过，Medicaid 既接受联邦一级又接受州一级的管理。这意味着各州的保险资格和保险范围允许并且实际也有所不同。

为了获得联邦资金，各州必须将 Medicaid 覆盖到特定的个人。联邦政府使用"联邦医疗补助比例率（FMAP）"公式来配比该州的 Medicaid 支出。这个比率是根据一个州的人均收入与全国平均收入的比较计算得出的；2015 年，这一比例，各州从 50% 到 73.6% 不等。

### 资格

Medicaid 的两个主要资格群体是与贫困有关的和有医疗需要的。与贫困有关的 Medicaid 资格取决于收入和收入来源；它的目的是为那些无法负担医疗服务的人提供医疗保健。当一个人申请 Medicaid 时，州政府会根据他或她的收入来评估这个人的需求。通常，如果一个人有资格获得社会安全生活补助（SSI）或贫困家庭临时援助（TANF），他或她也有资格获得 Medicaid。

如果州政府确定某个人是"有医疗需要的"，那这个人也可以申请 Medicaid。那些不符合收入限制的人可以用未付的医疗费用来降低或减少他们的收入。这一资格类别允许有大额医疗费用的群体（如老年人、孕妇、儿童和残疾人）获得 Medicaid 的福利。章节简介提供了更多关于扩展资格的信息。

### 覆盖的福利

联邦法律规定了三种福利。第一类是所有州的 Medicaid 必须覆盖的福利。覆盖范围包括医院和医生的服务。第二类是州政府可能提供的福利。覆盖范围可以包括医药、牙科和眼科护理。第三类是州政府可能不提供的福利。例如，联邦法律禁止使用 Medicaid 计划的资金支付堕胎的费用。

表 4-3 提供了有关 Medicaid 使用情况的资料。它揭示了一些有趣的差异。虽然儿童是规模最大的 Medicaid 受惠者群体，但他们并没有获得 Medicaid 支出的大部分。大部分支出被用于老年人和残疾人，尽管他们只占受助人的四分之一。

各州利用这类数据来确定它们能提供哪些福利。某些服务的成本和受益人数之间的权衡，给州政府带来了两难的选择。最新的医疗改革法案要求各州减少未参保人口。

| 表 4-3 | 2011 年 Medicaid 受助者和支付额 | |
|---|---|---|
| | **Medicaid 受助者** | **支付额** |
| 总数 | 6800 万 | 3976 亿美元 |
| 老年人 | 9% | 21% |
| 残疾人 | 15% | 42% |
| 成年人 | 27% | 15% |
| 儿童 | 48% | 21% |

资料来源：Paradise, J. Medicaid moving forward. March 2015. The Kaiser Commission on Medicaid and the Uninsured, Figure 2。

### 医疗服务的报销

Medicaid 是以按服务收费或"基于治疗进程"对医疗服务提供者进行付费的。Medicaid 和 Medicare 的管理方式是一样的，大多数使用 Medicaid 的人都在管理式医疗机构就诊。

各州必须使用公共流程来确定他们的 Medicaid 报销率。然而，许多医疗机构认为，由于支付的费用太低，经济获益不足以让他们加入这个项目。根据《平价医疗法案》，对提供初级医疗服务的医生的补偿在一段时间内增加到 Medicare 费率的 100%。医生和养老院不要求接待 Medicaid 的患者，这可能限制了患者选择他或她更喜欢的医疗服务提供者。

## 儿童健康保险计划（CHIP）

作为《平衡预算法》的一部分，1997 年又设立了一项联邦医疗保险计划。**儿童健康保险计划（CHIP）**覆盖的对象是低收入儿童，他们的父母不具备参加 Medicaid 的资格，也无法负担私人医疗保险。19 岁以下的儿童，包括未出生的，都有资格申请。每个州分别实施本州的计划，均由联邦政府和州政府共同出资。各州有三种选择来实现该计划的目标：他们可以选择扩大 Medicaid 的覆盖面，也可以设立一个单独的儿童健康保险计划，或者他们可以合并这两个方式（CMS，2004）。由于《平价医疗法案》的要求和对 Medicaid 的享受资格门槛的不断修改，各州只能持续扩大适用资格范围，这样一来，根据所居住的州不同，儿童可能有资格同时获得这两个项目的覆盖。2014 年，有 800 万儿童参加了儿童健康保险计划，3610 万儿童参加了 Medicaid 计划，4360 万儿童同时参加了这两项。2013 年，儿童健

**儿童健康保险计划（CHIP）：**一项针对低收入儿童的联邦计划，这些儿童的父母不具备参加 Medicaid 的资格，也无法负担私人医疗保险。

康保险计划项目的总开支为 135 亿美元（CMS，2015）。

## 浪费、欺诈和滥用

在 Medicare 和 Medicaid 中出现的浪费、欺诈和滥用现象是一个严肃的议题，在这些方面，每年将导致数百万美元的损失。《平价医疗法案》为打击欺诈提供了额外的财政资源，新增了联邦量刑指南，要求对医疗服务提供者进行筛选，并加强对新医疗服务提供者的监督。一个跨州和联邦项目共享信息的数据库已经建成。推行《平价医疗法案》并不是政府第一次试图解决这个问题。《HIPAA 法案》赋予了政府更大的权力来调查和惩罚欺诈行为。美国卫生与公众服务部和美国司法部联合组建了反欺诈打击部门，已对 500 多个个人和组织提起诉讼，指控他们涉嫌 10 亿多美元的账单欺诈。民事处罚包括巨额罚款；刑事处罚包括监禁。实际上，最重要的惩罚是违规者被排除在 Medicare 或 Medicaid 之外。

欺诈的发生有多种方式。比如，欺诈行为可能是蓄意获取医疗服务提供者无权收取的款项。例如，医疗提供者可能为从未提供的服务提交索付，或者提交与实际服务不同的另一项代码以获得更高的偿付 [ 称为"高编"（upcoding）]。欺诈有时是出于善意的结果。例如，当有同情心的医生知道患者需要的服务不包括在保险范围内时，医生可能会试图改写服务代码，以便将服务由保险覆盖。即使出发点是好的，这仍然是欺诈。综合监察办公室将 Medicare D 部分处方药、Medicare 家庭健康福利、Medicaid 个人护理服务、持久医疗设备、行为健康和救护车服务中的欺诈行为列为潜在欺诈的范畴 [ 综合监察办公室（OIG），2015]。

**自行转诊安排：** 根据联邦法律，医疗保健提供者不得将患者转诊到与其有经济利益关系的实验室或其他医疗服务机构。

**合规计划：** 在商业组织中实施的一项计划，以确保该组织符合现行法律，特别是符合 Medicare 和 Medicaid 的变化。

其他联邦立法禁止赚取回扣和**自行转诊安排**。法案禁止医疗服务提供者根据他们可能获得的经济利益做出医疗决定，其中包括引荐患者而收取的费用。在斯塔克修正案 I 的管理下，如果一个医生或他（她）的直系亲属拥有一家临床实验室，那这个医生就不能转诊患者到那个实验室。斯塔克修正案 II 规定的范围更广，禁止医生出于经济获益的目的把患者转诊到"指定医疗服务"。"指定医疗服务"包含临床实验室、物理和作业治疗、放射、设备和用品以及家庭保健服务等。如果医生进行了被禁止的转诊，Medicaid 不会支付这部分费用。

大多数医疗服务组织选择通过实施**合规计划**来应对这一挑战。

强有力的合规程序确保所有提交付款的索赔都有相应的单据文件。此外，特别重要的是，医疗服务提供者要接受定期培训，保持与 Medicare 和 Medicaid 法规的同步。根据《患者保护和平价医疗法案》，合规项目的实施具有强制性。

## 特殊人群项目

　　除了本章中的上述项目外，联邦政府还为另外两个群体提供了医疗保险项目。一个是政府工作人员，另一个是军事人员。

　　联邦雇员的医疗服务需求由**联邦雇员健康保险计划（FEHBP）**覆盖。由联邦政府的人力资源部门——人事管理局（OPM）负责管理这个项目。FEHBP 是一个由雇主赞助的医疗保险计划。这使得它更类似于第三章中描述的保险选择，而不同于本章中描述的 Medicare 和 Medicaid 等政府项目。

> **联邦雇员健康保险计划（FEHBP）：** 联邦政府雇员享有的，由雇主赞助的医疗保险计划。

　　联邦雇员、家人、退休人员和幸存者都在 FEHBP 的覆盖范围内，这使它成为世界上最大的雇主赞助的医疗保险计划之一。该保险计划的享有者可以有广泛的选择选项，包括按服务收费、定点服务组织或健康维护组织。因为联邦政府是保险的购买者，所以它有能力影响保险项目的类型和保险费水平。20 世纪 70 年代，联邦政府开始探索管理式医疗的选择，引起许多其他雇主赞助的医疗保险计划纷纷效仿。

　　军事人员的医疗保险是另一个政府支付项目。**TRICARE** 是美国国防部为符合资格的军事人员提供的医疗保险计划。TRICARE 项目（以前称为 CHAMPUS）有多种管理式医疗选项，如健康维护组织、优选医疗服务提供者和按服务收费。民间医疗服务提供者可以与 TRICARE 签订合同成为优选医疗服务提供者。在某些情况下，由军队医院提供 TRICARE 覆盖的医疗服务。

> **TRICARE：**美国国防部为军事人员提供的健康保险计划。

　　退役军人也同时可以享受 Medicare，由一些规定来界定哪些服务项目由哪些保险计划来支付服务费。不过，Medicare 和 TRICARE 都不能覆盖长期护理需求，比如养老院。

　　正如您可能在其他地方获知的，在事关退伍军人管理局医院时，联邦政府也充当医疗保健提供者的角色。而联邦政府在 TRICARE 计划中的角色是保险购买者。

## 工伤补偿保险

　　雇员是另一类可以根据政府管理的 **"工伤补偿"** 计划获得医疗

> **工伤补偿：**为在工作中受伤的雇员提供医疗保险的项目。

福利的受众人群。《工伤补偿法》的目的是消除雇员在工作场所因雇主疏忽所致受伤时提起的诉讼。作为放弃索取损害赔偿权利的回报，雇员可以根据预设的水准获得确定的补偿。

这个过程很简单。当雇员受伤时，他或她会向州政府代理机构提出索赔。在大多数州，这个机构被称为工伤补偿委员会或工伤补偿协会。雇员必须证明受伤与工作有关。政府代理机构决定索赔是否合法以及雇员有权得到哪些福利。福利是根据受伤的类型和雇员不能工作的时间预先确定的。如果雇员因某种原因被拒付这项补偿，他或她可以提起上诉。但是，除非能证明雇主故意造成该伤害，否则雇员不能直接起诉雇主。

工伤补偿由雇主付费。根据各州的法律，雇主要么支付工伤补偿保险，要么通过支付应急基金来进行自我保险。为了保证工作场所的安全，这个系统加入了激励机制：如果这个雇主的事故数量少，那么这个雇主的保险费率就会下调。新泽西州、南卡罗来纳州和得克萨斯州已经设计了自愿计划，由雇主决定是否参与该保险计划，或是接受受伤雇员提出的雇主疏忽所致索赔。

像所有的保险计划一样，工伤补偿中很容易出现欺诈和滥用现象。有些员工提出索赔的工伤实际并未发生，或者伤害并非与工作相关。特别是背部受伤，很容易作为诈伤的理由。也发生过雇员在工作中故意伤害自己以获取赔付的案例。

## 政府支付项目的问题

在提供医疗保健服务方面，联邦政府和州政府的角色是颇有争议的。到底谁符合入保资格，应该提供何种医疗服务，以及应该如何对医疗服务提供方进行偿付，这些都是政府必须解决的持续存在的问题。在这个各项成本不断攀升的时代，政府既要当好管家看好纳税人的钱袋子，同时又要尽可能让医疗保健服务更广泛地惠及民众。

### 资格和福利

正如您在本章中看到的，入保资格和福利问题是密切相关的。特别是在州一级，Medicaid 实施过程中，各州采用不同的模式来决定提供哪些服务。放宽获得服务（处方药）或限制获得服务（堕胎）的决定通常是基于政治因素，而不是医学因素。政府项目将继续为老年人和贫困人口提供医疗服务。《平价医疗法案》扩大了医保范围，尤其是针对那些无保人员。

## 支付

作为医疗服务最大的购买方之一，政府实施了成本管理策略。仅通过规模，它就可以迫使医疗服务提供者接受它提供的支付方案。然而，正如在 Medicaid 中所看到的那样，在医疗服务提供者认为经济激励措施不足的领域，他们将选择退出该计划。因此，追求费用的节省可能会导致某些类别患者就医机会的削减。所以，《平价医疗法案》要求针对某些特殊人群设立一些示范项目，并设立了监督委员会来监督成本。

### 职业简介: 政府机构

本章重点描述了提供医疗服务和支付的各种政府项目、服务成本和覆盖范围。但别忘了，这其中每一处都可提供潜在的就业机会。事实上，联邦政府和州政府是整个经济中最大的雇主。

USAJOBS 网站是联邦工作的汇总信息交换中心，可以通过多种方式进行搜索。学生们特别感兴趣的是对与大学专业相关的工作和应届毕业生的工作名称进行搜索。您也可以按机构或地点搜索。

例如，CMS 招聘的职位五花八门，包括秘书、会计师、精算师、护士、程序员、社会科学家和经理等。中心主任办公室的秘书需要为主任、副主任和小组主管等提供行政支持和办公室管理。这种工作需要经验，工资从 47684 美元到 68465 美元不等。医疗保险专家可能会向管理层提供 Medicare Advantage 和 Medicare 健康计划方面的技术支持和报告，以确保这些计划为参保者提供足够的服务；硕士学位和 Medicare 的工作经验是必需的，工资从 57000 美元到 90000 美元不等。从这个职位您有机会晋升到主管的位置。调查及审核小组主任是一个行政级别的职位，负责管理调查及执法活动，需要对方案执行办事处的整体负责，并与执法机构合作跟踪案件。这样的行政职位需要高水平的经验，薪酬水平则为 121000 美元至 183000 美元。

## 总结

许多人的医疗费用是由政府项目支付的。Medicare 原本主要为老年人提供福利。大约有 5500 万人享受 Medicare；该项目耗资 5850

亿美元。Medicare 覆盖住院治疗、定期医疗护理的支付费用，如果可能的话，也会为处方药支付费用。Medicaid 是一项主要针对贫困人口的项目。在接受 Medicaid 的 6800 万人中，几乎一半是儿童。然而，Medicaid 的较大比例开支是用于老年人，尤其是长期护理。其他的政府项目着眼于儿童和政府 / 军队雇员的需求。工伤补偿由雇主出资，由政府管理，用于覆盖工伤。

## 复习思考题

1．列出三种使一个人有资格享受 Medicare 福利的方法。

2．Medicare 的 A 部分和 B 部分有什么不同？D 部分的保障范围是哪些？

3．一个人如何获得 Medicaid 的入保资格？

4．什么是儿童健康保险计划（CHIP）？

5．由谁来支付工伤补偿？

## 讨论思考题

1．您认为在现行的政府医疗保健计划体系下，哪些群体没有得到医疗服务？应该怎样照顾他们？应该提供哪些服务？政府将如何支付服务费？

2．Medicare 应该忽略收入差异而为长期护理付费吗？

3．正如本章前面所讨论的，"甜甜圈洞"的设计目的是使 Medicare D 部分的成本保持在可控范围内。这一目标实现了吗？有没有更好的方法来管理成本？

4．政府是否应该要求医疗服务提供者接受 Medicaid 的患者？

5．审查您所在州的 Medicaid 的资格规定。《平价医疗法案》对未参保人数有影响吗？

6．防止欺诈和滥用的机制是否足够？如何改进它们？

7．雇主能否防止雇员就工伤提出欺诈性索赔？

## 章节参考文献

Centers for Medicare & Medicaid Services. March 2015. *CMS Fast Facts*. _____. 2004. *Program information on Medicaid and State Children's Health Insurance Program (SCHIP)*. Baltimore: Author.

Office of the Inspector General (OIG). June 18, 2015. *National health care fraud take-down*. Washington, DC: U.S. Department of Health and Human Services.

Paradise, J. March 2015. *Medicaid moving forward.* Washington, DC: The Kaiser
 Commission on Medicaid and the Uninsured.
Stop Medicare Fraud (www.stopmedicarefraud.gov).
TRICARE (http://tricare.mil).
U.S. Census Bureau. *Statistical abstract of the United States: 2010.*

## 获取更多信息

Centers for Medicare & Medicaid Services (www.cms.gov).
Healthcare.gov
Medicare, The Official U.S. Government Site for Medicare (www.medicare.gov).

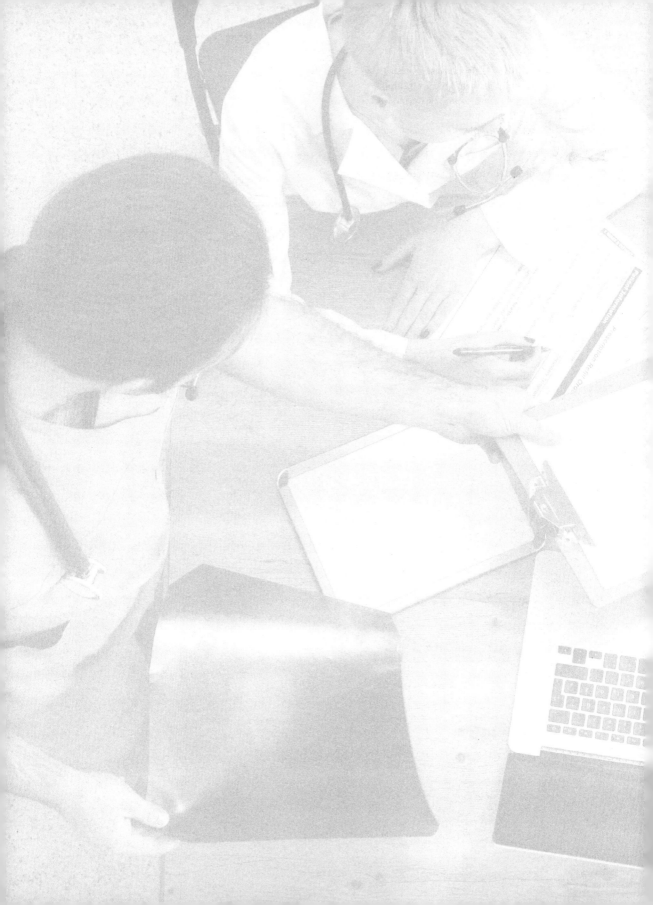

# 第二部分

## 医疗系统的就业

—

## 第五章

## 医疗从业人员：医生和护士

—

**学习目标**

读完本章后，您将能够：

1. 描述医生和护士在医疗服务中的作用。
2. 比较和对比不同类型的医生和护士。
3. 描述医生和护士的人口统计学特征。
4. 概括医生和护士所需的教育及培训的流程。
5. 确定执照的要求，并解释执照和认证之间的区别。
6. 明确医生和护士的执业场所。
7. 描述医生和护士职业所面临的主要问题。

# 家庭医生

医学博士嘉莉·亨特建议，让人们了解家庭医生真实工作情况的最佳方式是跟随家庭医生工作一周。他们将会在医院看到她与患者的互动，并检查住院患者的场景。他们也将会看到她打电话预约检查和设备，例行常规检查，看到她会通过网络和书籍来研究患者的病情。"即使当你不在工作时，你仍然是家庭医生。有时只有你能提供患者的所需。"

亨特是阿肯色州琼斯伯勒由 18 名家庭医生和 4 名内科医生组成的医生团队成员之一。她的工作从每天早上 7 点 30 分或 8 点在医院开始。她在医院里通常只有两三个患者，这是她喜欢的工作方式。"我希望能在门诊给他们做治疗，这样他们就不用住院了。"但是，如果其中一名患者因肺炎住院，她会开具输液治疗和使用抗生素的医嘱。当她去医院的住院部时，会核查血液检查项目和 X 线片的医嘱。"然后我主要靠护士来检查我的患者，"有时她还会在午餐时间或晚上再次检查患者。

到了上午 9 点，她就在诊所工作。她每隔 15 分钟看诊一名患者。比起晚上加班，她更喜欢在早晨和午餐后的时间工作。新患者或需要看诊时间比较长的患者，比如需要做宫颈涂片和伤口清理时，则需要耗时 30 分钟看诊。她在诊所每周出三次的半天急诊。诊所周末也开放，治疗不需预约，甚至不必是她的患者。诊所每天约有 60 名患者，在流感季节可达 100 名患者，"本应由当地儿科负责的感冒和链球菌感染的患者往往导致诊所超负荷运转，甚至还有些是本应去往急诊的。"

"我的工作最棒的部分，是看到自己的工作真正让患者的情况有所改变，"亨特说，"在家庭诊疗过程中，你会诊治常规疾病并对患者进行血压、糖尿病和心脏病的随访。你给

# 引言

在美国，目前有近 1600 万人从事医疗行业。医生和护士占所有医疗从业人员的四分之一。患者的医疗照护工作由包括医生、护士和其他临床工作人员在内的专业团队提供。而医疗团队的工作，由非临床人员和其他业务专业人员等提供支持。医生在提供医疗保健服务上起着至关重要的作用。根据美国国家卫生统计中心的数据，2010 年医生办公室的累计看诊量超过 10 亿人次。在所有医疗专业人员中，护理从业人员人数最多，2012 年总计超过 300 万人（美国劳工统计局，注册护士 2014—2015）。在本章中，您将了解到在医疗保健提供者团队中，医生和护士承担了怎样的角色，他们在哪里工作，如何接受培训以及获得执照，以及随着医疗保健环境的不断变化，他们所面临的问题。

他们看了很长一段时间的病，然后逐渐了解了他们整个家庭。"一位患者甚至为亨特的女儿带来了生日礼物。

"基层医疗中三分之一的工作内容是处理精神疾病。这也需要专业技术知识。"其中一件令人沮丧的事情是与那些不能很好照顾自己的患者打交道。"吸烟和酗酒是一个大问题。有些患者只是希望你来给他们开药，这样他们就可以继续维持不良的习惯。"亨特注意到，有时很难让自己时时刻刻保持愉快和积极的心态，尤其是看到那些不在最佳状态的患者。她感叹道："糟心的事情如此多，该怎么办呢？"

亨特最近参加了考试，通过了家庭医学的认证。她认为这样的复习方式很好，因为她必须每7年重新通过一次资格认证。每年他们都会进行模式化的复习回顾，这样她才会了解最新的有关血压或胆固醇的治疗方法。"每天我都会遇到至少一样没见过的新东西。然后当天就通过查书或在互联网上研究它，并和我的同行们保持讨论。"

亨特面临的一个挑战是，女医生希望可以拥有一种可以同时照顾患者和家人的生活方式。她在医学院遇到的所有女老师都是以职业为导向的，有的从未结过婚，有的离婚了，有的没有孩子，"所有这一切都发生了变化，"亨特指出，"像我这样的女医生，我们生育孩子，我们想要同时拥有生活和事业。如果我们能做到，那么男人们也可以做到两者兼顾。"

亨特说："我很喜欢我的工作。这个工作很有趣，而且薪水挺不错。缺点是无法控制工作时间。"她希望自己下一阶段的工作能聚焦在诊所和女性的健康问题上。"我希望负责诊治更多的18～45岁的女性患者。这样的患者由男医生来施治有时不太方便，而这正是我擅长的。"

后续的章节将会介绍其他临床和非临床工作人员。

## 医生在医疗服务中的角色

医生的角色是负责诊断和治疗患者的疾病。当医生遇到患者受伤或生病时，必须首先确定问题或诊断疾病。诊疗过程一般从医生获得患者的**病史**和进行身体检查开始。医生可以自己给患者做个检查或是安排一个检查项目，然后再根据检查结果来诊断。一旦医生完成了医学诊断，就会开立处方或予以治疗。此外，医生会为患者提供有关预防保健的建议，并提出相应的饮食和个人卫生方面的建议以保证患者更健康地生活（美国劳工统计局，医生2014—2015）。

**病史：**关于患者健康状况、医生就诊情况、临床症状、治疗处方、长期用药情况以及家族史的一系列记录。

# 医生和医疗专业的类型

医生有医学博士（如名字后的缩写 MD 所示），也有骨伤科医学博士（如缩写 DO 所示）。医学博士开展**对抗疗法**，这意味着他们通过使用标准治疗方法来治疗疾病，包括手术和药物。虽然骨伤科医学博士可以使用这些相同的治疗方法，但是骨伤科医学博士会进行**整骨疗法**，他们特别注重全面了解身体的肌肉骨骼系统，并提供与患者躯体、精神和情绪之间的预防性和整体性的医疗建议（美国劳工统计局，医生 2014—2015）。

在医学院，医学生会学习许多不同专科的医学知识。在某种程度上，这种广泛学习，是为了帮助他们确定自己今后主要从事哪个专业医学领域的工作。医生通常被视为初级保健提供者或专科医生。

**对抗疗法**：通过标准治疗策略（如手术和药物）治疗疾病的过程。

**整骨疗法**：通过预防和整体照顾来治疗疾病的过程。

## 初级保健

超过一半的骨伤科医学博士和三分之一的医学博士是**初级保健医生**。初级保健医生定期对同一患者进行预防性保健并治疗各种常见的健康问题。初级保健的主要领域是内科、全科和家庭医学以及儿科（美国劳工统计局，医生 2014—2015）。

**内科医学**专注于与机体器官相关的问题。内科医生通过培训后诊断和治疗心脏、血液、眼、耳、皮肤、肾脏、消化系统、呼吸系统和血管系统的常见问题和疾病。内科医生接诊的通常是成年患者，但也经常治疗患有糖尿病或慢性胃肠疾病的儿童。

**全科医生和家庭医生**诊断和治疗各年龄段患者的各种疾病。这需要一系列的培训，包括内科、妇产科和儿科。其工作强调把一个家庭作为整体对象提供医疗保健服务。

**儿科医生**的工作集中在一个特定的患者群体——儿童。儿科医生通常会对儿童做定期的检查和免疫接种，以达到预防保健的效果。同时，他们还会根据患者的情况进行诊断，处理感染、外伤和治疗其他严重疾病等。

**初级保健医生**：对患者进行常规定期检查和预防性治疗的医生。

**内科医学**：关注机体某器官的医学，如心脏、眼、耳、肾脏、消化系统、呼吸系统和血管系统。

**全科医生和家庭医生**：对所有年龄段患者提供全面健康保健的医生。

**儿科医生**：为儿童提供医疗保健的医生。

## 专科医疗

医疗保险通常要求患者先在初级保健医生那里进行诊断和治疗。如果需要，初级保健医生会把患者转诊给专科医生，专科医生是指特定医学领域的专家。表 5-1 列出了一些典型的医疗专业及其定义。

| 表5-1 | 医疗专业 |
| --- | --- |
| 过敏及免疫学 | 对特定物质的异常反应或高敏感性 |
| 麻醉学 | 给予特定药物使感觉丧失 |
| 心血管病学 | 诊治心脏和血管疾病 |
| 皮肤病学 | 诊治皮肤病 |
| 急诊医学 | 诊治急性疾病或损伤 |
| 胃肠病学 | 诊治胃及肠道紊乱或疾病 |
| 神经病学 | 诊治大脑及神经系统的病变 |
| 妇产科学 | 诊治妊娠、分娩以及女性生殖系统疾病 |
| 病理学 | 通过观察器官、组织及细胞的病变诊断疾病 |
| 精神病学 | 诊治精神疾病 |
| 肺病学 | 诊治肺部疾病 |
| 影像诊断学 | 通过 X 射线和放射去诊断、治疗疾病 |
| 泌尿医学 | 诊治肾脏、膀胱等泌尿系统疾病 |

　　如果患者因为外伤或疾病需要手术来治疗，就会将患者转诊给**外科医生**。大多数外科医生擅长于特定类型的手术；这些手术包括骨科（骨骼系统和相关器官）、眼科（眼睛）、神经科（大脑和神经系统）以及整形和整形外科（美国劳工统计局，医生 2014—2015）。在手术时，患者还需要麻醉师提供服务。

**外科医生：** 开展手术的医生。

## 美国医生的特点

　　根据美国劳工部的统计，2012 年有 691400 名医生在实际执业（美国劳工统计局，医生 2014—2015）。人口统计数据表明，专业人员的组成已逐渐从只有白人男性能从事医生的局面，转为女性和少数族裔医生也能获得更多机会的现状。例如，1980 年，不到 12% 的医生是女性；2014 年，超过 35% 的医生是女性。亚裔是最大的少数族裔（约占 12%），其次是西班牙裔（约 5%）和非裔美国人（约占 4%）[ 美国医学院协会（AAMC），2014]。

　　由于美国人口变得更加多样化，因此医生群体也必须继续保持多样性。一些研究表明，接受种族和性别与自己相同的医生看诊，患者会感觉到更大舒适性和满意度（AAMC，2014）。多样化的医生群体也可以增大患者就医的机会。少数族裔医生和女性医生更乐于为弱势群体提供初级保健医疗服务。

## 医生的就业和收入

我们印象中的医生多以个人独立工作的形象出现，这更多是文艺作品和电视造成的观念，而并非现实状况。只有 21% 的医生是独立执业者，17% 的医生以共用股权的形式开诊行医，大约 14% 的人受雇于私人诊所；约 21% 的人受雇于医院（美国劳工统计局，医生2014—2015）。还有一些为政府工作，例如退伍军人管理局（VA）医院或美国卫生与公众服务部（HHS）的公共卫生服务部。没有实际执业的医生可能会从事教师、管理或科研等工作。很少一部分人则从事与医学无关的其他工作。

**住院医生：**为住院患者提供治疗的医生。

就业时选择当**住院医生**，这成了一种逐渐增长趋势。传统的模式中，初级保健医生会让患者到他或她有职员特权的医院住院，在这个模式中，医生并非医院的雇员。在住院医生模式中，住院医生向住院患者提供服务，住院医生被医院所雇用。目前有接近 44000 名住院医生，雇用住院医生的医院比例从 2003 年的 29% 增长到了如今的 72%。住院医生数量的增长，一部分是由与执业医生相关的因素造成的，例如收入的下降、工作与生活平衡的愿望等，另一部分则是基于医院方面的因素，如初级保健医生短缺、急诊科的覆盖范围和居民就诊时间的限制 [ 医院医学会（SHM），2014]。

大多数医生通常会超时工作，并且会不定期加班。2014 年，有 49% 的医生反映他们每周工作超过 50 个小时；13% 的人每周工作 60 ～ 70 个小时（AMA，2014）。在医疗团队工作的一个优点，是有更多的医生可以分担繁重的工作量。

由于预计医疗行业将继续扩大规模，美国劳工部预测，到 2022 年，医生需求将增长 18% 以上（美国劳工统计局，医生 2014—2015）。有一些专业会供大于求；而由于美国人口老龄化，心血管病学或影像诊断学等专业领域的就业前景则更好。如果愿意到没有充足医生的农村地区执业，那就业前景也会相当不错。一些州试图通过提供偿还学生贷款来吸引那些将毕业的医学生到农村地区工作。

虽然医生的高负荷工作被认为是这个职业的缺点，但高薪则是一个优势。医生属于高收入行业。根据 2012 年医疗集团管理协会的医生报酬和产出调查，基层医生的年净收入中位数为 220942 美元。对于许多医生来说，实际收入比这个中位数要高得多。医生收入水平因工作年限、地理区域、工作时间和专业而异。例如，专科领域的医生净收入中位数为 396233 美元。

## 医生的教育和培训

成为医生需要正规教育和培训这两个部分。正规教育部分包括大学或学院的本科学位教育，然后是医学院的研究生医学教育。培训部分是在工作中进行的。

成为医生的第一步是获取本科学位，通常是医学预科或科学专业。医生正规教育的第二部分在医学院进行。医学院之所以有如今的面貌，要归功于美国医学会（AMA）的不断努力，将医生培训从学徒式训练，逐渐转变为科学化的大学教育。在 1910 年的 Flexner 报告中，推荐了目前现行的医学教育模式：4 年制课程，包括 2 年基础科学和 2 年临床实习（Beck，2004）。随着医学领域的变化，医学院的课程不断变化。更多的学生接触到各种医学必修课和选修课。医学院还教导学生关注具有文化多样化的不同人群。如今，美国有 171 所医学院——141 所教授对抗疗法并授予医学博士学位；30 所教授整骨疗法并授予骨伤科医学博士学位。医学院入学竞争非常激烈，只有不到一半的申请人被录取。其中，约 47% 为女性，7.1% 为非裔美国人，19% 为亚裔，5.8% 为西班牙裔。其中 96% 的人能顺利毕业（AAMC，2014）。

成为一名医生的最后阶段是**住院医师规范化培训**，现在称为研究生医学教育（以前称为住院医师实习）。这属于一种在职培训。根据专业的不同，住院医师规范化培训的时间需要 1 年至 7 年不等。

医学院的学费和花费持续上涨，2015 年的学费成本中位数在 227000 美元至 298000 美元之间。由于医学院的学费是如此昂贵，84% 的学生需要借钱上学。根据美国医学院协会（AAMC）的数据，2014 年毕业生的平均债务为 176348 美元；79% 的毕业生承担超过 10 万美元的债务，43% 的毕业生负债超过 20 万美元（AAMC，2014）。

医学院学习成本的增加带来了一些问题。首先是医生不良行为的增加，例如兼职和抑郁高发。第二个问题是学费门槛明显歧化和限制少数族裔学生，使得医生群体的多样性下降。最后，有人担心学生的高负债，可能会导致他们拒绝低收入的初级保健工作，或拒绝去欠发达地区工作。

## 医生的执照和认证

要成为医生，最后一步是获得执照。每个州都设定有自己的行医执照要求。然而，执照要求一般包含三项标准条件：从医学院毕

**住院医师规范化培训：**为医生培训的最后阶段。在结束医学院的教育后，学生完成所选专业的工作培训。

**《医疗执业法案》**: 由州立法来规定该州医生执照的要求。

**互惠协议**: 两州之间的协议，一个州接受另一个州的行医执照专业许可要求。

**继续医学教育（CME）**: 州要求医生接受一定数量的额外培训和教育以保持执照的注册有效。

**委员会认证**: 一名医生一旦完成相应专业一定年限的额外住院医师培训，并通过考试，就可以获得专业医学会认证。

业，完成 1～7 年的住院医师培训，并通过执业医师考试。获得美国医师执照需要通过美国执业医师执照考试（USMLE），该考试有三个阶段。只有少数几个州要求对申请人进行犯罪背景调查或指纹采集。各州对执照的具体要求在其**《医疗执业法案》**中有所规定，执照由州医学考试委员会授予。医生只能在颁发执照的州内执业。要在另一个州执业，医生就必须获得该州的执照。各个州之间可能有**互惠协议**，这意味着这个州认可另一个州的执照要求。

为了维持执照的有效性，医生必须每年付费更新。各州还要求医生通过完成额外的教育，即**继续医学教育（CME）**来保持注册状态。虽然每个州的要求可能有所不同，但标准要求是每 3 年完成 75 个小时的继续医学教育学习。不符合这些要求的医生可能会失去执照和医院特权。

州政府的《医疗执业法案》规定了州政府可以暂停或吊销医生执照的条款。这些条件通常包括违反职业准则行为、犯罪行为或个人无法胜任职务等。执照委员会在决定吊销执照之前，会向医生发出通知并进行调查。如果确信会出现某些危险状况，委员会可以选择在此期间暂停该医生执照。

与执照不同的是，获得**委员会认证**是自愿性，医生可依此表明他或她在特定医学领域进行了额外的培训来提升技能。要想获得 24 个专科领域的任何一个委员会认证，医生必须完成该专业所需的住院医师工作年限，然后通过相应考试。当满足以上条件后，医生就可以称自己是"委员会认证的"。其他人可将该医生称为该特定委员会的"外交官"。负责委员会认证的有两大组织，它们是美国医学专业委员会和美国骨科协会。

## 护士在医疗服务中的角色

从表 5-2 中可以看出，护理有很多定义：但是，所有这些定义都包含了把患者作为一个整体来护理的这一理念。护士角色的简要定义是"照顾他人"。

"照顾他人"可以包括在患者首次寻求医疗保健服务时，对患者进行访视、检查和评估；当患者需要医疗保健服务时，护士会提供治疗和护理。它可能还包括与其他医疗服务专业人员共事，或将患者转诊到别处以获得其他医疗服务。其中还包含做好患者代言人的角色。护士的具体实际日常工作通常由工作场所来确定。除了传统的

**第五章** ▶ 医疗从业人员：医生和护士　**69**

护理患者这个角色外，护士的工作已经扩展到疾病预防和健康促进等方面。

| 表 5-2 | 护理的定义 |
|---|---|

"护理实践"是指协助个人或团体维持或达到最佳健康状态，实施护理策略以达到既定目标，同时评估对护理和治疗的反应
资料来源：Model Practice Act, National Council of State Boards of Nursing, 1994

一级护士要负责规划、提供和评价各种护理措施，以促进健康、预防疾病、护理疾患和恢复机能，并作为卫生团队的一员发挥作用
资料来源：International Council of Nurses, 1973

护理是指针对现有或潜在的健康问题，对人体反应的诊断和处理
资料来源：American Nurses Association Social Policy Statement, 1995

专业护理的基本组成部分是护理、治疗和协调
资料来源：American Nurses Association, First Position Paper on Education, Committee on Nursing Education, 1965

对某人的个人健康负责……以及护理必须做的事情……是让患者处于最佳状态
资料来源：Florence Nightingale, Notes on Nursing：What It Is and What It Is Not（London：Harrison and Sons, 1859）

　　**护理程序**是一个组织框架，它提供了一种系统的方法来为患者护理服务（Harrington 和 Terry，2012）。护理程序的五个阶段是评估、诊断、计划、实施和结果评价。该程序从评估或收集信息开始。信息可以直接来自患者或来自朋友、家人和其他医疗服务提供者。下一步是护理诊断：回顾已收集的信息，确定问题，并进行护理诊断。北美护理诊断协会（NANDA）开发了一种用于护理诊断的格式化分类系统。

> **护理程序：**为患者服务时，提供系统性护理方法的组织框架。

　　根据护理诊断，制定护理计划。护理计划实际上涉及两个步骤：制定护理目标和规划护理所需的干预措施以实现目标。对应护理行为共计有 490 种确定的结果，这些结果构成**护理结果分类表（NOC）**（Moorhead、Johnson、Mass 和 Swanson，2012）。在**护理措施分类表（NIC）**中，规定了 554 种干预措施。这些是护理诊断后可选的护理项目（Bulechek、Butcher、Dochteman 和 Wagner，2012）。然后就是计划的具体实施。最后，评价结果。实际上，评价是在整个过程中持续进行的，以便随时可对护理计划做相应调整。

> **护理结果分类表（NOC）：**490 种已确认的对护理有反应的结果清单。

> **护理措施分类表（NIC）：**554 种干预措施的清单，是每种护理诊断的首选护理治疗方法。

## 美国护士的特点

　　人们心中的大多数护士形象来自媒体，然而这些印象未必真实

准确。媒体通常将护士描绘成年轻女性。在从事护理工作的 300 多万护士中，据估计有 90% 是女性；然而，越来越多的男性也选择将护理作为职业。年龄在 25 岁以下的护士占比不到 5%；注册护士的平均年龄为 45 岁 [ 美国卫生资源和服务管理局（HRSA），2013]。

护理仍然是一项主要由白人从事的工作。超过 75% 的注册护士是白人，但与其他医疗职业一样，少数族裔的护士数量也在增加。非裔美国人约占注册护士的 10%，亚裔约占 8%，西班牙裔占 5%。

## 护士的类型

对于普通大众来说，护士不过就是护士罢了。与这种误解相反，护士的类型存在显著差异。其中的差异包括：任务 / 职责上的不同，培训教育程度不同，以及对获得专业执照的要求不同。

### 护士助理和助手

**护士助手**：负责诸如喂食、卫生等最基础护理工作的医疗卫生工作者。

护理助理或助手实际上不是护士。在有些医疗机构中，**护士助手**和家庭健康助手指的是护士助理（NAs）和认证护士助理（CNAs），具体取决于是否已获得认证。2012 年，美国大约有 150 万名护士助手（美国劳工统计局，护理助理 2014—2015）。

在注册护士（RN）的监督下，护士助理提供最基础的患者护理。基础护理包括对患者的身体护理，如喂养和个人卫生。护理助理会来应答患者进食和整理床铺的呼叫。护士助理也会协助患者起床和散步，还会护送患者到医院或护理机构。护士助理还负责架设设备和移动辅助器材。在养老院，护士助理通常是主要的照顾者。在家庭护理中，如果护理助理受过高级培训，还会负责管理患者口服药物（Sorrentino 和 Remmert，3013）。

**认证护士助理（CNA）**：已获得 CNA 证书的护士助手。

护士助理一般是在工作中接受培训，或完成由医院、养老院或社区 / 技术学院提供的短期课程。护士助理可以获得**认证护士助理（CNA）**的证书；但并非所有州都要求认证。护士助理不需要获得州执照，但有些州要求进行注册。联邦准则规定，如果雇主参保了 Medicare 计划且需要报销费用，那么其家庭护理助理需要通过相应的能力测试（美国劳工统计局，护理助理 2014—2015）。

**持证执业护士（LPN）**：已完成州批准的学习课程并通过国家考试的护士。通常，在提供患者护理时，由注册护士来监督指导持证执业护士。

### 持证执业护士或认证职业护士

更高级别的护理由**持证执业护士（LPN）**或认证职业护士

（LVN）提供。2012 年有超过 738000 持证执业护士在册（美国劳工统计局，持证执业护士 2014—2015）。执业护士的实际工作包括负责患者基础的床旁护理。除了协助患者进食和个人卫生的护理外，持证执业护士还会负责测量生命体征、给药、注射以及一些静脉给药的护理工作。

持证执业护士的教育课程大约需要 1 年。这类课程 90% 是由技术／职业学校或社区大学开设的。培训包括课堂授课和临床实习两部分。完成正规教育计划后，持证执业护士必须通过国家执照考试才能工作。

## 注册护士

大多数（2012 年为 270 万）护士是**注册护士（RN）**。注册护士提供更高水平的护理。注册护士给患者提供直接护理服务时，他们会观察、评估并记录症状、反应和病情变化。他们可以进行静脉输液和输血。注册护士负责执行患者的评估和护理计划。由注册护士来制订和管理护理计划时，他们还必须对患者和患者家属都进行正确护理方法的相应指导（美国劳工统计局，注册护士 2014—2015）。

**注册护士（RN）：** 为患者制定和管理护理计划的护士。

持证执业护士和注册护士之间的一些差异，主要在于监管职权、法律责任和静脉用药治疗方面。持证执业护士和注册护士的角色在沟通、评估和患者教导时，所需的技能水平也有所不同（Harrington 和 Terry，2012）。持证执业护士培训计划侧重于"如何"为患者提供护理，而注册护士教育中则要强调理解"为什么"（Hill 和 Howlett，2012）。

注册护士的教育计划比持证执业护士更复杂。注册护士需完成额外的课程，其中包括额外的临床学时，以获得副学士学位。许多社区大学专为希望成为注册护士的持证执业护士提供进修课程。国家鼓励注册护士继续进修，获得**护理学理学学士学位（BSN）**。像持证执业护士一样，注册护士也必须通过对应的国家执照考试才能工作。

**护理学理学学士学位（BSN）：** 学士学位课程通常需要 4 年才能完成。

其他提升，往往来自于就职单位的职级提升和管理职责方面的提升。拥有学士或硕士学位的注册护士可以选择从事护理教育工作。

## 高级实践护士

**高级实践护士**则为患者提供更高水平的护理。要成为高级执业

**高级实践护士：** 获得临床专业硕士学位的护士。

**实践护士（NP）**：提供基本初级卫生保健的高级实践护士。

**临床护理专家（CNS）**：专门从事肿瘤学、新生儿护理或心理健康等领域的高级实践护士。

**注册助产护士（CNM）**：提供产前和产后护理并协助分娩的高级实践护士。

**注册护理麻醉师（CRNA）**：专门从事麻醉的高级实践护士。

护士，注册护士必须拥有临床专业的硕士学位。然后可以选择成为一名**实践护士（NP）**、一名**临床护理专家（CNS）**、一名**注册助产护士（CNM）**，或一名**注册护理麻醉师（CRNA）**（Blais 和 Hayes，2015）。

目前，美国有超过 205000 名实践护士（AANP，2015）。实践护士在没有充足医生的偏远社区和贫民区发挥着重要作用。他们还是学龄儿童和老年人医疗保健的主要提供者。在这些情况下，实践护士提供基本的初级卫生保健服务，包括常见急性疾病的诊断和治疗。他们可以解读 X 片和其他实验室检查的结果。实践护士可以在所有的 50 个州开具处方（包括 49 种管控药品）。

据美国实践护士学会（AANP）的报道，97% 的实践护士会开具处方药物，平均每天开具 19 份处方。想要成为急症、成人、家庭、老年学或儿科护理专家的实践护士需要获得认证（Blais 和 Hayes，2015）。

除了做初级保健，实践护士也可以选择成为临床护理专家（CNS）。临床护理专家包括心脏、肿瘤、新生儿、妇产科、儿科、神经护理和精神 / 心理健康护理这几类。

注册助产护士（CNM）和注册护理麻醉师（CRNA）是另外两个专业领域。超过 11018 名注册助产护士在临床实践中为健康女性提供产前护理、分娩和产后护理。生殖保健和初级保健是其工作的主要内容。由于其年龄、社会经济地位、种族、教育或居住地点的特点，注册助产护士的服务对象多被视为是"脆弱、易受攻击的"。自 2010 年以来，从事助产士工作需要具备研究生学历。

美国有超过 48000 名注册护理麻醉师，他们在临床麻醉工作中发挥着核心作用。根据美国护士麻醉师协会的数据，在 2013 年，注册护理麻醉师大约使用了 3400 万支的麻醉药品。在几乎 100% 的美国农村医院中，注册护理麻醉师是唯一的麻醉者。与其他护理领域不同，这不是一个女性主导的专业；超过 40% 的注册护理麻醉师是男性。

**受监管的临床经历**：护理学生通过与患者接触获得临床经验，作为他们所受教育的一部分。

## 护士的教育和培训

所有不同层次的护理工作，其教育都由两个部分组成：课堂教学以及**受监管的临床经历**。随着护理专业化的发展，教育和培训的主要形式已经从以前的在职培训转变为正规的大学教育。尽管医院仍然提供一些**文凭课程**，但大多数注册护士课程都是在**护理学副学士学位（ADN）**和 BSN 水平上提供的（美国劳工统计局，注册护士 2014—2015）。获得以上两个学历资格的其中之一，即可满足注册护士的入职条件。但是，进入管理职位的晋升机会可能需要学士学位。

　　职业发展上，鼓励护士完成护理学学士、硕士，甚至博士学位。目前约有 55% 的护士拥有学士学位或更高学历。BSN 项目的入学率和毕业率持续上升，但由于缺少师资和临床场所，这种增长受到了一定的抑制。2007 ～ 2011 年，研究生课程的入学人数增加了 67%。教学和科研职位有更高的学历学位要求。护理管理的职位和高级实践护士需要通过研究生培训。

## 护士的执照

　　每个州开展护理工作所需的教育、临床经验和许可证要求均由**州护理委员会**（或其同等机构）来确定。本州对护理实践的要求，在《护士执业法案》中有所规定。虽然各个州的规定在细节上有所不同，但执业法案通常都做以下界定：护理执业的范围，谁可以使用护理的职称，指定教育的要求，以及明确各种违规行为（Harrington 和 Terry，2012）。

　　50 个州全部都要求护士拥有在有效期内的护理执照才能进行执业。当护士达到了教育方面的各项要求，下一步就是参加国家注册考试（NCLEX）。针对每个级别的护理执业，都有单独的执照考试。如果考试通过，则由州授予执照，然后才能以持证执业护士或注册护士的身份开始执业。

　　对护士继续教育方面的要求各不相同。一般而言，执业越专业化，就越有可能需要继续教育来维持执照或认证的有效性。与医生一样，护士也会受到违规行为的处分。他们必须保持良好的信誉，否则执照不会予以更新甚至会被吊销。

## 护士的就业选择

　　在任何医疗保健服务场所，您都能看到护士的身影。后续内容介绍了护士在医院、医疗办公室、长期护理机构、家庭护理机构、公共卫生机构和其他医疗场所中的工作情况。关于持证执业护士和

**文凭课程：** 医院过去常常为护士提供在职培训项目，并在培训完成后颁发文凭。现在这种文凭课程很少有了。

**护理学副学士学位（ADN）：** 通常需要 2 年才能完成，常由社区大学提供。

**州护理委员会：** 每个州都有的一个监督护理专业和认证教育项目的机构。

**《护士执业法案》：** 予以规定州内护士执照要求的州立法。

注册护士的薪酬，以及在不同医疗保健机构中工作的每种护士的比例，详见表 5-3。

### 表 5-3　护士的执业场所和工资

| 执业场所 | 持证执业护士 | | 注册护士 | |
| --- | --- | --- | --- | --- |
| | 雇用占比 /% | 平均工资 / 美元 | 雇用占比 /% | 平均工资 / 美元 |
| 医院 | 20 | 42330 | 61 | 67210 |
| 医疗办公室 | 12 | 39930 | 7 | 58420 |
| 长期护理机构 | 38 | 44500 | 7 | 58830 |
| 家庭护理机构 | 11 | 45370 | 6 | 62090 |

资料来源：Bureau of Labor Statistics, U.S. Department of Labor. 2014–15. *Occupational outlook handbook, Licensed practical nurses and Registered nurses*。

### 医院

**职员护士：** 护士的入门级职位。

**护士主管：** 一种护理职级，与职员护士相比，责任更大，需要更多经验。

注册护士的入门级职位是**职员护士**。职员护士提供床旁护理和执行医疗方案。他们还负责指导和监督持证执业护士和护士助理。通常职员护士会被分配到某一科室，如手术室、产科、儿科、急诊科或重症监护室进行工作。

随着工作经验的增加，注册护士可以被提升为**护士主管**。护士主管会制定排班表为其所在病区分配工作职责。他们还为其他护士提供培训。他们访视患者以观察患者的护理。记录和订购用品是护士主管的额外职责。

### 医疗办公室

医疗办公室包含患者能接受门诊初级保健服务的所有的医生办公室和诊所。在这些办公室，在健康检查前，护士协助患者做好准备；在诊断检查过程中，护士则提供协助。他们负责保存和管理患者的就诊记录。医生完成看诊后，许多诊断检查由护士完成。护士还为慢性病患者提供临床护理与监测服务。

一些过去仅在医院住院部提供的临床服务，现在也由医疗办公室提供。一些更复杂的精密医疗操作，尤其是门诊手术，现在也会在医疗办公室和日间手术中心实施。在这里，护士也会协助进行外科手术并进行给药和注射。

### 长期护理机构和家庭护理机构

长期护理机构和家庭护理机构都为护士提供了更多的工作机会。由于人口老龄化，人们对长期护理服务的需求增加，特别是患有阿尔茨海默病或卒中或头部受伤的患者的护理需求。技术进步使得许多复杂程序可以在家中进行，这增加了这种执业场所中的工作机会。

在长期护理机构中，注册护士通常肩负管理或监督职责，由持证执业护士具体执行患者的护理工作（美国劳工统计局，注册护士和持证执业护士 2014—2015）。而家庭护理机构则提供独立工作的机会。两种工作场所预计都会增加对护士助手的需求。部分原因与这些工作场所下护理需求的增长有关，另外的原因在于护士助手的高流失率。护士助手的薪水很低，几乎没有晋升机会，而且这份工作对身体素质和情感陪护的要求都很高。

### 公共卫生机构

随着医疗行业从强调治疗疾病向强调预防疾病的转型，该行业更加关注公共卫生。在此类场所，护士面向社区提供初级保健服务，包括免疫接种、疾病筛查和儿童保健。他们同时也扮演了教育者的重要角色，负责对社区居民进行保健、疾病预防和营养等方面的指导。公共卫生护士必须至少拥有学士学位。

### 其他机会

如果不直接向患者提供护理服务，护士也可以在其他医疗行业找到工作。许多提供家庭护理和慢性病护理服务的公司，可为护士提供管理职位。在这些职位上，护士履行管理职责，负责规划和发展、营销或质量管理。他们的护理经验可为其工作的公司提供有价值的建议。想做这方面工作的护士通常会返回学校进修研究生水平的管理学课程。

另一个就业方向是从事教育相关领域。对于护理的师资需求是很大的。有硕士学位或博士学位的护士不仅可以一线执教，还可以从事教学管理工作。

## 医疗服务中的问题

正如前文所讨论到的，医疗行业面临着各项挑战，例如提高可及性、维持质量和控制成本等。这些都是医疗行业从业者最关心的事情。与整体经济情况一样，供需问题也存在于医疗行业中。

需要注意的是，目前面临着各种医疗保健人员整体短缺的情况。部分问题在于如何能吸引申请人，但如本章所述，医学院和护理学院的申请人数已经超出了他们的录取规模。增加受教育机会需要付出多年的努力，这要求建造和配备昂贵的教学设施，并让更多的专业人员愿意成为教师，但是目前教师的薪酬其实低于他们作为执业者所能获得的薪酬。对正规教育和执照的严格要求可以提高质量，但同时也会抑制人们进入该职业领域。

为了增加医生的供应，一些州制定了奖励计划，如果医生承诺在欠发达地区进行执业行医，州政府将支付其医学院的学费。在呼吁医学院控制成本的同时，美国医学会还支持对医学院校的贷款进行减息减税。各州都在向为了增加护士数量的各种行动提供资金。

**职业倦怠：** 一种心理状态，一个人失去了关心他人的能力和变得精神萎靡的状态。压力和过度劳累，被认为会导致职业倦怠。

问题的另一方面，是怎样留住行业内的医疗专业人员。**职业倦怠**，在那些需要从业者付出大量同情心的行业中，是一种普遍现象。职业倦怠通常是由压力和过度劳累引起的，这两种情况在人手不足的医疗场所中都很常见。其他严重问题包括背部受伤、**针刺伤、乳胶过敏**和身体或言语虐待。不同临床工作人员之间的薪酬差距显著，可能会导致人们心生不满，进而选择改变职业。

**针刺伤：** 如果医疗从业者无意中被针刺伤，他们可能会受伤并且会暴露在疾病面前。

临床工作人员的供应量与对他们的服务需求的匹配性方面，也存在很大问题。特别是成本压力的升高，会导致倾向配备薪资较低的专业人员。更昂贵的注册护士被更廉价的持证执业护士或护士助手取代，或者由实践护士而不是初级保健医生来为患者看诊。视乎执业场所，这些做法都可能会影响患者获得服务的质量。

**乳胶过敏：** 许多医生和患者对乳胶过敏，乳胶是医疗手术中使用的手套的最常见制造材料。

对服务进行计费和报销的方式也会影响需求。护理并不单独计费（例如，在医院，它属于日常费用的一部分）。保险的覆盖范围决定了客户会到某一种类型的医疗机构就诊，而不会去光顾其他的。对护理质量的担忧，导致立法者和认证机构会在从业者层面保持密切监管，从而也会改变对某些临床工作人员的需求。

## 总结

本章描述了医生和护士向患者提供医疗服务的各种方式。无论是医学博士还是骨伤科医学博士，医生都会为患者诊断和治疗伤病。医生可以是初级保健医生，也可以是偏向专业领域的专科医生。大多数医生在某种形式的办公室执业行医。除了必要的教育和培训外，医生还必须获得州政府的执照才能执业。如果医生通过了住院医师规范化培训和美国医学专业委员会的考试，他们可自称为通过"委员会认证的"医生。

护士在医疗团队中的角色是"照顾他人"。实际的日常工作内容由护士的执业场所和护士执照来界定。护士助手、持证执业护士（LPNs）、注册护士（RNs）和高级实践护士可提供不同水平的护理服务。州护理委员会规定了在该州获得执照所需的教育程度和临床经验的要求；护士执业必须获得执照。护士可在医院、医疗办公室以及长期护理机构和家庭护理机构等场所提供护理工作。

医生和护士都受到医疗从业者供需关系的影响。控制成本的同时要兼顾医疗服务的可及性和医疗质量，是医生和护士所面临的重要问题。

## 复习思考题

1. 医生在提供医疗服务时，其任务是什么？
2. 分别描述家庭医生、儿科医生和外科医生。
3. 解释执照和认证之间的区别。
4. 持证执业护士（LPNs）和注册护士（RNs）之间有什么区别？
5. 描述某一种类型的高级实践护士。
6. 什么是《护士执业法案》？

## 讨论思考题

1. 作为患者，医疗保健人员的人口统计特征（性别、种族、年龄）是否会对您产生影响？医疗教育是否应包括更多的族群多样性方面的培训？

2. 许多人认为，如果医生报酬不是这么高的话，医疗服务不会那么昂贵，您对医生的收入和薪酬有何看法？

3. 提出一些策略，使护士可以改变公众关于护士能够提供医疗服务范围的认知。

4. 颇有争议的观点是，之所以允许实践护士承担更多独立的责任，是因为他们是成本更低的医疗保健人员。您觉得这是一个提高医疗服务可及性的好策略吗？高级实践护士能否在没有监督的情况下进行执业？

5．采访您认识的医生。他或她是否面临着与亨特博士（在章节简介中）相似的问题？

## 章节参考文献

American Association of Nurse Anesthetists (www.aana.com).

American Association of Nurse Practitioners (www.aanp.org).

American Medical Association Insurance. 2014. *2014 Work/life profiles of today's U.S. physician.* Chicago, IL: Author.

Association of American Medical Colleges (AAMC). 2014. *AAMC Facts: Applicants, matriculants, enrollment, graduates, MD/PhD, and residency applicants data.* Table 8.

_____. October 2014. *Medical student education: Debt, costs, and loan repayment fact card.*

_____. 2014. *Diversity in the physician workforce: Facts and figures 2014.*

_____. May 2014. *Graduation rates and attrition factors for U.S. medical school students. Analysis in brief.*

Beck, A. 2004. The Flexner report and the standardization of American medical education. *Journal of the American Medical Association* 291: 2139–40.

Blais, K., and J. Hayes. 2015. *Professional nursing practice.* 7th ed. Hoboken, NJ: Prentice Hall.

Bulechek, G., H. Butcher, J. Dochteman, and C. Wagner. 2012. *Nursing interventions classification (NIC).* 6th ed. St. Louis, MO: C. V. Mosby.

Bureau of Labor Statistics, Department of Labor. 2014–15. *Occupational outlook handbook.* Licensed practical and licensed vocational nurses. Available at www.bls.gov/ooh.

_____. Nursing assistants and orderlies.

_____. Physicians and surgeons.

_____. Registered nurses.

Harrington, N., and C. Terry. 2012. *LPN to RN transitions.* 4th ed. Philadelphia: Lippincott, Williams & Wilkins.

Health Resources and Services Administration (HRSA), U.S. Department of Health and Human Services. 2013. *The U.S. nursing workforce: Trends in supply and education.* Available at http://bhpr.hrsa.gov/healthworkforce/supplydemand/nursing/nursingworkforce/nursingworkforcefullreport.pdf.

Hill, S., and H. Howlett. 2012. *Success in practical/vocational nursing: From student to leader.* 7th ed. Philadelphia: W. B. Saunders.

Joel, L., and L. Kelly. 2001. *The nursing experience: Trends, challenges, and transitions.* 4th ed. New York: McGraw-Hill.

Moorhead, S., M. Johnson, M. Maas, and E. Swanson. 2012. *Nursing outcomes classification (NOC).* 5th ed. St. Louis, MO: C. V. Mosby.

National Board of Medical Examiners (www.nbme.org).

Society for Hospital Medicine (SHM). 2014. *State of hospital medicine report.* Philadelphia: Author.

Sorrentino, S., and L. Remmert. 2013. *Mosby's essentials for nursing assistants.* 5th ed. St. Louis, MO: C. V. Mosby.

## 获取更多信息

Accreditation Council for Graduate Medical Education (www.acgme.org).

American Association of Colleges of Nursing (www.aacn.nche.edu).
American Board of Medical Specialties (www.abms.org).
American Nurses Association (www.nursingworld.org).
National Council of State Boards of Nursing (www.ncsbn.org).
National League for Nursing (www.nln.org).

# 第六章
# 其他临床和非临床
# 医疗从业者

## 学习目标

读完本章后，您将能够：

1. 明确医生助理、医疗助理和外科技师在医生办公室（诊室）和医院看诊中的作用。
2. 列出诊断检查从业人员。
3. 明确治疗服务的提供者。
4. 描述医疗服务专业人员在急诊情况下的作用。
5. 明确医疗保健系统中牙医、验光师、脊柱推拿师、足病医生和营养师 / 营养学家各自的角色。
6. 定义医疗管理。
7. 明确健康信息管理员和技术人员的作用。
8. 描述专业计费和编码在提供医疗服务过程中的作用。

# 语言病理学家

朱莉·皮尔斯上大学时本想当一名护士，但她很快发现护理不是她适合的领域。一位学习语言病理学的朋友劝她与该系的教授谈谈。她确实这么做了，然后参加了入门课程，并爱上了语言病理学领域。她获得了沟通障碍学学士学位和语言病理学硕士学位。在一位持证的语言病理学家的指导下进行了一年的临床实践后，朱莉获得了执照，其余的，正如他们所说，已成过往。

朱莉供职于阿肯色州的一个乡村学区，担任语言病理学家。她每天接诊20～25个孩子，通常是3～4个患者一组。患者的年龄从学龄前到高中不等。早上，她和年幼的孩子待在一块。她做的主要是发音治疗，就是做出具体的准确语言发声。她从音节开始教，接下来是单词、短语、句子，然后是对话。当孩子在所有这些情境中都能做到准确地发音时，就能毕业。年幼的孩子由老师鉴定，然后由朱莉检查，看是否需要她的治疗。她每天还会在资料室花大约一个小时来做整体课程。朱莉还会做一些语言治疗，主要关注沟通的过程。她可能还会研究演讲或短语，或者研究具有更广泛背景的社会行为。朱莉的服务对学生是免费的；她的工资由学区支付。她为每个学生准备一份个人教育计划（IEP），并且定期与家长举行座谈会，告知他

# 引言

如果说，医生的角色侧重于诊断，护士的角色侧重于护理，那么200多个其他医疗服务职业起的是什么作用？本章不能囊括所有医疗职业，但它涉及一些基于医疗办公室的分工，例如诊断和实验室服务以及治疗服务。在完整的患者治疗护理过程中，医疗保健团队还包含许多其他临床和非临床医疗服务提供者。患者一般不会遇到这些其他的医疗保健专业人员，只有当他们去看自己的初级保健医生、住进了医院或遇到了医疗紧急情况时才会遇到。患者会在全面医疗保健中遇到许多其他医疗保健专业人员。本章还介绍了医疗保健机构中的许多非临床职业。非临床职员使用他们的技能和所接受的培训来保持业务运营，以便于临床员工能够提供患者医疗服务。在其他行业中，这样的就业形式也普遍存在，但有些职位，例如健康信息管理员或编码专家，则只能在医疗服务行业中找到。图6-1列出了本章涵盖的其他临床专业人员。

们孩子的进展情况。

语言病理学家的工作对象一般是儿童或者成人。在研究生培训期间，学生会与两组患者一起工作。他们甚至亲自体验许多患者才会做的检查。例如，为了测试患者的吞咽能力，需要拍摄患者吞咽钡溶液的移动视频。"它很难喝，"朱莉说，"但是现在会知道患者的感受了。"一般来说，与儿童一起工作的成就感更多。"他们身体的恢复能力实在惊人。"朱莉说。成年患者多半是因为外源性脑损伤或痴呆而需要治疗。虽然偶尔会有所收获，但这个过程可能会令人沮丧，因为患者的整体状况可能会逐渐恶化。

朱莉说她喜欢和孩子们在一起，因为"我宁愿被孩子抛弃而不是成年人！"她提醒道，从事语言病理学工作不能靠"一时冲动。你需要苦口婆心的去坚持。我被当面吐过，被唾过，甚至会窒息。"然而，她喜欢的是帮助人们进行沟通。"当发现他们领会了你的意图时，感觉特别棒。你就会觉得未来可期。"

像许多医疗服务专业人士一样，朱莉认为各项文书工作和官僚主义是她工作中遇到的最困难障碍，"当你看到一个孩子因为缺乏资金而滑落深渊，你会感觉很难过。"她指出，成年患者也面临着一些相同的资金困境。Medicare 将语言治疗和物理治疗归为一类，没有足够的资金来兼顾两者。"养老院的卒中患者必须在恢复行走或说话之间做出选择。这太令人感到难过了。"

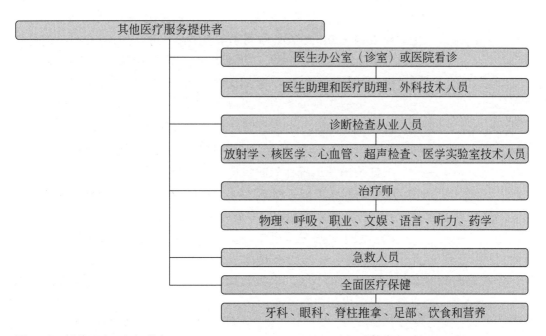

图6-1　其他医疗服务提供者

## 医生办公室（诊室）或医院看诊

在医生办公室（诊室）或医院就诊时，除了医生和护士之外，患者还会与其他医疗保健从业人员接触。这些人员包括医生办公室（诊室）的医生助理和医疗助理以及外科手术中的外科技师。

### 医生助理

截至 2012 年全美有大约 86700 名执业医生助理（PA）（美国劳工统计局，医生助理 2014—2015）。医生助理在医生的监督下工作，为患者提供医疗保健服务。根据美国医生助理协会的资料，医生助理的工作内容包括记录病史、给患者做身体检查、预约检查、诊断和开具处方药物。2012 年，23% 的医生助理在医院工作，另有 58% 与执业医师团队共事；大多数人都是全职工作。

在全部的 50 个州，哥伦比亚特区、关岛和北马里亚纳群岛联邦，医生助理都可以开具药物处方。在农村和内陆城市，因为很难吸引医生，这些地方特别需要医生助理。在这些区域，医生助理可能是主要的医疗服务提供者，仅在每周医生到场当班的那一两天时向当班医生报告。

根据各州法律，医生助理必须完成经认证的正规教育课程；2012 年，全国有 170 个教育计划提供了医生助理课程（美国劳工统计局，医生助理 2014—2015）。尽管取得副学士学位也可以做医生助理，但是大多数医生助理持有学士学位。大多数教育计划也提供硕士学位的课程。经过相应临床专科的培训，医生助理可以专攻儿科、整形外科或外科。

除了需要正规的教育，所有州还要求医生助理通过国家医生助理认证考试（PANCE）。每两年，医生助理必须完成 100 小时的继续医学教育，从 2014 年开始，必须每隔 10 年重新认证一次。

根据美国劳工统计局的数据，2012 年医生助理的收入中位数约为 93930 美元（美国劳动统计局，医生助理 2014—2015）。与其他医疗行业一样，收入因地点、专业和经验而有很大差异。

由于医生助理是提供常规医疗服务的一种高性价比的方式，因此预计 2012 年至 2022 年期间需求将增长至少 38%，因为限制住院医师工作时数的举措，以及教学医院里住院医师数量的减少，都将会增加对医生助理的需求。

### 医疗助理

尽管医疗助理的名字听起来与医生助理非常相似，但医疗助理

（MA）的工作却与医生助理截然不同。医疗助理为医生提供行政和文书服务。其工作内容包括处理患者的病历、安排预约（包括入院和实验室服务）、处理保险表格和账单。医疗助理还可以为患者提供有限的临床服务。根据州法律的规定和医疗机构的规模和类型，医疗助理的临床职责可以包括记录病史和生命体征，并在对患者身体检查时为医生提供协助。他们还可以收集和准备实验室样本并进行实验室检查。

大多数医疗助理会完成一年或两年的大学学习，分别获得认证或副学士学位，虽然对医疗助理没有执照的要求，但雇主更青睐通过了国家认证考试的申请人。

据美国劳工统计局统计，2012 年约有 569800 名医疗助理，其收入中位数为 29370 美元（美国劳工统计局，医疗助理 2014—2015）。据美国医疗助理协会（2014 年）称，94% 的医疗助理在医生办公室（诊室）工作，其中一半以上是专科医生办公室。由于越来越多的医疗服务机构需要大量的辅助人员，医疗助理是增长最快的职业之一。

## 外科技师

需要手术的患者，无论是在医院还是在医生办公室（诊室）门诊进行手术，都会遇到外科技师。他们协助整个手术团队做患者的术前准备、手术器械和设备准备，在手术期间传递器械和用品，在手术后将患者送出手术室以及清洁和重新整备手术室。2012 年雇用的 98500 名外科技师，大多数在手术室和产房工作。根据美国劳工部（美国劳工统计局，外科技师 2014—2015）的数据，外科技师的年收入中位数为 41790 美元。

要想成为外科技师需要经过 9 ～ 24 个月的正规教育。根据培训的时间长短，外科技师会获得认证或副学士学位。虽然不需要执照，但大多数雇主更喜欢经过专业认证的技术人员。根据认证机构的不同，认证可以通过继续教育或再次考取来更新。

## 诊断检查从业人员

医生经常会下各种**诊断检查**的医嘱，以获得数据从而进行诊断。由**技师**和**技术员**提供这些服务。两个职位的不同之处在于所受教育和培训数量的差异。最常见的是 2 年制的副学士学位培训形式，但有些领域需要学士学位。许多医疗专业人员会通过为期 1 年的多项目交

**诊断检查：**医生为提供有助于诊断的信息而安排的检查。

**技师：**提供检查服务的专业人员。技师通常比技术员受过更多的培训。

**技术员：**在实验室场所中完成日常任务的工作者。

又培训来获取证书。由于人口老龄化引起的医疗保健需求，对诊断检查领域的职位需求预计将有所增加。技师和技术员通常在医院、医生办公室（诊室）和影像诊断中心工作。有关此职业领域的数据见表6-1。

| 表6-1 | 2012 年诊断检查职业 | | | |
|---|---|---|---|---|
| 职位 | 在职人数 | 年收入 / 美元 | 学历要求 | 执照要求 |
| 放射学 | 229300 | 55910 | 大专 | 需要（38 个州） |
| 核医学 | 20900 | 70180 | 大专 | 需要（25 个州） |
| 心脏病学 | 51600 | 52070 | 大专 | 不需要 |
| 超声 | 58800 | 65860 | 大专 | 不需要 |
| 临床实验室 | 164300 | 57580 | 本科 | 不定 |

资料来源：Bureau of Labor Statistics, U.S. Department of Labor, *Occupational Outlook Handbook*, 2014–2015。

### 医学影像技师和技术员

**成像技术：** 一个广义的术语，泛指可以生成病患身体影像的多项技术形式。

放射学，是利用 X 射线和其他**成像技术**诊断医学问题的医学领域。该领域的技师和技术员（通常称为诊断成像技师或放射技师员）与医生一起进行 X 线或其他检查。CT 技师使用断层扫描仪扫描患者身体的横断面图像。磁共振成像（MRI）技师使用磁铁和无线电波代替辐射来产生图像。超过一半的工作都在医院。自 1981 年国会通过《消费者 - 患者辐射健康和安全法案》以来，联邦政府执行了相关标准来保护患者和从业者免受过度辐射。

### 核医学技师

核医学使用放射性药物诊断和治疗疾病。核医学技师管理放射性药物并操作成像设备，在患者体内追踪药物。几乎 65% 的核医学技师在医院工作（美国劳工统计局，核医学技师 2014—2015），所有核医学技师必须遵守有关放射性药物管理和辐射检测设备操作的联邦标准。

### 心血管技师和技术员

正如心血管这个名称所表示的那样，心血管技师和技术员的专业领域是心脏及其外周血管。他们中的大部分人供职于医院的心血管科。心血管技师的专业包括侵入性心脏病学、超声心动图或血管技术（美国劳工统计局，超声诊断师及心血管技师和技术员 2014—2015）。

心血管技师专门从事侵入性心脏病学，在心导管和球囊血管成形术中提供协助工作。他们还在体外循环的心脏手术期间监测患者。无创检查涉及使用超声仪器。心血管技师或超声诊断师通过动脉听诊来诊断循环障碍。超声心动图仪或心脏超声仪使用超声波来检查心脏的腔室、瓣膜和血管。

心血管技术员要接受 8 ～ 16 周的在职培训以掌握基本的心电图技术（EKGs）。接受过高级培训的人员可以进行动态心电图监测和心脏负荷试验。

## 超声诊断师

超声检查，通过使用声波生成图像来评估和诊断各种医疗问题。最为著名的应用是在产科，用超声波来检查胎儿的生长和健康状况。此外，许多其他医学专科也使用超声技术。腹部超声诊断师负责扫描腹腔以评估胆囊、胆管、肾脏、肝脏、胰腺和脾脏。神经超声诊断师专注于神经系统，包括大脑。眼科超声诊断师研究眼睛。大约60% 的超声诊断师供职于医院（美国劳工统计局，超声诊断师及心血管技员和技术员 2014—2015）。

## 医学实验室专家

由实验室提供的患者体液、组织和细胞的检测结果，在疾病的诊断和治疗中起着不可或缺的作用。医学实验室专家（以前称为临床实验室技师或医学技师）负责对他们收到的样本做各种复杂的检查。如果在更大规模的实验室中工作，他们可能会细化分工负责特定类型的检测。临床化学技师，负责分析体液的化学成分和激素含量；微生物学技师，负责检查细菌和其他微生物；血液学技师，负责检查血液；免疫学技师，专注于人体免疫系统；细胞学技师，检查细胞是否有癌症迹象；分子生物学技师，负责进行基因检查（美国劳工统计局，医学和临床实验室技师和技术员 2014—2015）。

医学技术员或临床实验室技术员执行检查的复杂程度比技师低。因此，161500 名技术员的年薪中位数要低一些，2012 年约为 37240美元。技术员的教育程度也较低，通常是副学士学位。技术员分为两个专业领域，一个是为病理学家准备组织样本的**组织学**技术员，另一个是收集血液样本的**抽血员**。

有些州要求实验室人员取得执照或注册。指导或管理医学实验室需要更高学历。专业认证虽不是强制性的，但属于基本工作要求。

**组织学：** 关于身体组织的研究。

**抽血员：** 收集血液样本的医疗服务专业人员。

# 治疗师

**治疗师**：对失调提供康复性治疗的人。

医生治病时，一部分可能需要安排**治疗师**介入。根据患者的病症，患者可能需要物理、呼吸、职业或文娱治疗师的服务。他们可能还需要与语言病理学家或听力学家合作。治疗师可能会与助理和助手一起工作。助理和助手必须受到适当的监督，并且只能将一套特定的职责委托给他们。表 6-2 列出了关于这些领域的数据。

| 表 6-2 | 2012 年治疗师职位 | | | |
|---|---|---|---|---|
| 职位 | 在职人数 | 年收入 / 美元 | 学历要求 | 执照要求 |
| 物理治疗师 | 204200 | 79860 | 博士学位 | 需要 |
| 物理治疗师助理 | 71400 | 52160 | 大专 | 需要 |
| 物理治疗师助手 | 50000 | 23880 | 在职培训 | 不需要 |
| 呼吸治疗师 | 119300 | 55870 | 大专 | 需要（49 个州） |
| 作业治疗师 | 113200 | 75400 | 硕士 | 需要 |
| 作业治疗师助理 | 30300 | 53240 | 大专 | 不需要 |
| 作业治疗师助手 | 8400 | 26850 | 在职培训 | 不需要 |
| 文娱治疗师 | 19800 | 42280 | 本科 | 不需要 |
| 语言病理学家 | 134100 | 69870 | 硕士 | 需要（47 个州） |
| 听力学家 | 13000 | 69720 | 博士学位 | 需要 |

资料来源：Bureau of Labor Statistics, U.S. Department of Labor, *Occupational Outlook Handbook*, 2014–2015。

## 物理治疗师

物理治疗师（PTs）通过运用锻炼、按摩和其他治疗方法开展治疗计划，帮助患者恢复活动能力及应对疼痛。大约三分之二的物理治疗师由医院或专门的物理治疗机构雇用。大约 25% 的人做的是兼职工作。养老院、康复中心和家庭护理机构也会雇用物理治疗师。

在物理治疗师的监督下，物理治疗师助理执行治疗计划并将结果汇报给物理治疗师。物理治疗师助手在物理治疗师的监督下，负责常规的支持性工作。

## 呼吸治疗师

呼吸治疗师负责治疗呼吸障碍患者。超过 80% 的呼吸治疗师在呼吸科、麻醉科或肺科工作。入门级职位通常需要获得治疗师认证

（认证呼吸治疗师）。重症监护室的治疗师和管理岗位通常是需要注册的（注册呼吸治疗师）。认证和注册虽然是自愿的，但是考试通常是执照的必要组成部分。

## 作业治疗师

作业治疗师（OTs）专注于提高患者的日常生活能力和工作能力。作业治疗师一般在医院、学校、精神卫生中心或康复中心工作。

作业治疗师助理在作业治疗师制定的治疗计划中协助患者活动和练习。作业治疗师助手则提供治疗的支持性服务并负责文书类工作。

## 文娱治疗师

文娱疗法通过艺术和手工艺、游戏、舞蹈、戏剧和音乐等手段，来改善患者的情绪和身体健康。文娱治疗师一般在医院和长期护理机构工作。许多雇主更愿意雇用经过认证的文娱治疗师（CTRSs）。该认证需要学士学位，通过相关考试和完成 560 个小时的实习（美国劳工统计局，文娱治疗师 2014—2015）。有四个州需要执照。

## 语言病理学家和听力学家

语言病理学家和听力学家也属于治疗师。语言病理学家诊断和治疗一系列的问题：语音、语言、认知、沟通、声音和吞咽。听力学家治疗患有听力、平衡和相关方面问题的患者。超过一半的语言病理学家和听力学家在学校（教育机构）中工作，他们会供职的医疗服务机构包括医院、康复机构和精神病院。少数人独立执业，他们自己做诊断工作，或治疗由初级保健医生转诊的患者。

听力学家还必须获得博士学位。获取执照除了必备的学历要求外，有督导性的临床经验、专业性的临床经验和通过国家考试都是必需的。更新执照通常需要完成相应的继续教育学习。

## 药学服务人员

如果不拿着药品的处方走出医生办公室（诊室），患者通常认为这次看医生的过程是不完整的。美国食品和药品管理局负责对制药行业进行监管，并规定哪些药物需要处方、哪些药物是消费者可以直接购买的非处方药。没有正确的处方，药剂师分发任何药物都是被禁止的。根据州法律，只有医生、医生助理和实践护士才能开处方。表 6-3 列出了药学服务相关的职业阶梯。

| 表6-3 | 药学服务相关的职业阶梯 | | | | |
|---|---|---|---|---|---|
| 职位 | 在职人数 | 收入 | | 学历要求 | 执照要求 |
| 药剂师 | 269900 | 106410 美元 / 年 | | 药学博士 | 需要 |
| 技术员 | 326300 | 13.32 美元 / 小时 | | 高中 / 在职培训 | 不需要 |

资料来源：Bureau of Labor Statistics, U.S. Department of Labor, *Occupational Outlook Handbook*, 2014–2015。

药剂师负责分发医生开出的药物。他们还向患者提供有关药物的信息。大多数药剂师在零售药店（43%）和医院（23%）工作（美国劳工统计局，药剂师 2014—2015）。

药剂师持有高级学位（药学博士）并且必须符合所在州获取执照的要求，但药房技术员通常只需要高中教育和在职培训。在许多州，药房技术员也需要认证。药房技术员的工作包括计算药片、给药瓶贴标签和其他日常任务，还要验证信息、准备保险表格和库存清单。有关处方的问题会交由药剂师处理。四分之三的药房技术员在零售业场所工作，如药店、综合商店或杂货店（美国劳工统计局，药房技术员 2014—2015）。

## 急救人员

到目前为止，我们已经知道患者首先会就诊于初级保健医生，然后再转诊给专业的医疗人员。然而，在紧急情况下，患者往往先通过急救专业人员的救治，经此获得医疗体系的相应服务。紧急医疗服务依区域设计，旨在为所辖社区提供最佳医疗照护。

在紧急情况下，急救技术员（EMTs）和急救医士被派往现场。他们在现场提供适当的医疗处置，并将患者送往医院接受进一步治疗。现场处置的正确性取决于急救技术员的培训水平。

美国国家紧急医疗技术人员注册处（NREMT）有三种级别的服务提供者：初级急救技术员、中级急救技术员和急救医士。初级急救技术员负责服务处置事故现场的患者或通过急救车转运的患者。中级急救技术员可以进行静脉输液、使用除颤器，并使用高级导气管技术和相应器械。急救医士则还可以负责给药、分析心电图，并使用其他复杂的医疗设备。

美国劳工部的数据显示，急救技术员和急救医士在 2012 年共计拥有约 239100 个工作岗位（美国劳工统计局，急救技术员和急救医士 2014—2015）。虽然收入会因培训目的和所属区域而有很大不同，但年收入中位数约为 31020 美元。大多数人在救护车服务机构工作。

消防员通常也会接受面向急救技术员或急救医士的培训，但他们受雇于市政当局。

接受培训并通过认证才能成为急救技术员和急救医士。培训内容是大学课程与临床及外勤经验的结合。急救医士通常需要获得副学士学位。每个州都有一个负责签发执照的急救服务机构。大多数州要求急救技术员符合国家紧急医疗技术人员注册处的认证要求。

## 全面医疗保健

有些类别的医护人员，患者只有在需要特定的治疗时才会遇到他们。这种情况下，不需要通过初级保健医师进行转诊。

### 牙科保健

作为全面医疗保健的一部分，由患者选择由谁以及怎样护理他们的牙齿。表 6-4 列出了牙科保健专业人员的数据。

| 表6-4 | 牙科保健专业人员 | | | |
| --- | --- | --- | --- | --- |
| 职位 | 在职人数 | 年收入/美元 | 学历要求 | 执照要求 |
| 牙医 | 146800 | 149310 | 口腔外科 | 需要 |
| 牙科保健员 | 192800 | 70210 | 大专 | 需要 |
| 牙科助理 | 303200 | 34500 | 在职培训/学院 | 需要（部分地区） |
| 实验室技术员 | 82900[①] | 36090 | 在职培训/学院 | 不需要 |

资料来源：Bureau of Labor Statistics, U.S. Department of Labor, *Occupational Outlook Handbook*, 2014–2015。

①牙科和眼科实验室总数。

牙医是负责提供口腔治疗的医生。像其他医生一样，牙医是由州政府颁发执照，他们可以为患者开处方药。牙医可以是全科医生或专科医生。常见的专业领域包括：畸齿矫正，负责矫正牙齿；儿科，对儿童口腔进行保健；牙周病学，治疗牙龈组织和骨骼；口腔外科，包括口腔和牙齿手术；牙髓病学，进行根管治疗。牙科越来越专注于预防性护理，因此牙医把时间花在教患者如何正确刷牙和正确使用牙线上（美国劳工统计局，牙医 2014—2015）。

不过，牙医还雇用了许多其他专业人员来提供治疗服务，主要是牙科保健员。他们做大量的健康评估、X 线检查以及牙齿清洁。在某些州，允许牙科保健员执行一些其他操作，这些工作通常与补牙和手术相关。由于许多以前由牙医执行的常规治疗操作现在由牙科保健员完成，因此预计该领域的职位需求将迅速增长（美国劳工统计局，牙科保健员 2014—2015）。

牙医办公室还会雇用牙科助理，他们承担患者护理、办公室和实验室工作等多项任务。通常，牙科助理负责办公室的感染控制环节。如果牙科助理要进行放射操作，则必须先通过牙科助理国家委员会举行的考试。

大型牙医办公室可能拥有自己的实验室，但牙科实验室技术员更多在商业化的牙科实验室工作。技术员依照牙医开具的处方，制造所有的牙科修复体，如牙冠、牙桥和假牙。

美国牙医协会（ADA）提出了另外两种牙科护理职业。为了向服务欠缺的社区提供护理，ADA 正在试行推广社区性的牙科保健协调员。在牙医办公室，口腔预防助理为患者提供口腔保健教育和牙病预防服务。

### 眼科保健

作为全面医疗保健的一部分，由患者选择由谁以及如何护理他们的眼睛。超过一半的美国人需要佩戴矫正性的眼镜。而如糖尿病或经常性头痛等疾病可能会需要针对性的视力治疗。表 6-5 列出了有关眼科保健专业人员的数据。

| **表6-5** | **眼科保健专业人员** | | | |
| --- | --- | --- | --- | --- |
| **职位** | **在职人数** | **年收入 / 美元** | **学历要求** | **执照要求** |
| 验光师 | 33110 | 97820 | 本科＋验光博士 | 需要 |
| 配镜师 | 67600 | 33330 | 专科 | 需要（22 个州） |
| 实验室技术员 | 89900[①] | 28590 | 在职培训 / 学院 | 不需要 |

资料来源：Bureau of Labor Statistics, U.S. Department of Labor, *Occupational Outlook Handbook*, 2014–2015。

①牙科和眼科实验室总数。

眼科医生是治疗眼部疾病和进行眼科手术的医生（见第五章）。他们也会负责开具矫正镜片的处方。

验光师提供初级眼科服务。该服务包含开具矫正镜片处方，还包括检查和管理视觉系统的一些疾病，如白内障和黄斑变性。他们持有验光博士学位（ODs）。为了获得这个学位，验光师需要在获得学士学位或至少 3 年的验光预科培训后，再完成 4 年的验光课程。通过国家委员会主持的笔试和临床考试后验光师才获准执业。更新执照时需要完成继续教育的学习。大约三分之二的验光师在单独的办公室工作，但只有 11% 是个体独立执业者（美国劳工统计局，验光师 2014—2015）。

配镜师根据眼科医生和验光师为患者开具的矫正镜片的处方配镜。大约 40% 的配镜师直接为验光师工作，另有 32% 在零售眼镜店工作（美国劳工统计局，配镜师 2014—2015）。

眼科实验室技术员负责具体制作依处方配制的眼镜。隐形眼镜则通常由机器生产（美国劳动统计局，牙科和眼科实验室技术员 2014—2015）。

## 脊柱推拿疗法

脊柱推拿疗法作为一种医疗服务形式越来越被接受，已被纳入医疗保险报销范畴。推拿疗法的治疗是整体的，但重点是脊柱。因此，主要的治疗形式是对脊柱进行推拿。

脊柱推拿师，也称为脊柱推拿疗法医生或脊柱推拿治疗师（DCs）。通常需要有学士学位，并完成 4 年制的脊柱推拿疗法学院课程才能获得脊柱推拿疗法博士学位。所有州都要求有执照，这需要通过国家脊柱推拿师考试委员会的正规教育和考试。要保持执照的有效性，需要完成相应继续教育。关于脊柱推拿师可以执业的医疗服务范围，各个州的规定各不相同。但是，所有州都禁止脊柱推拿师开具药物和操作大手术。

大多数脊柱推拿师都是独立执业的。据美国劳工部称，2012 年，44400 名脊柱推拿师的年收入中位数为 66160 美元（美国劳工统计局，脊柱推拿师 2014—2015）。

## 足部保健

足病医生为足部提供专业化治疗。足病医生数量相对较少——共计约 12200 人，超过一半是独立执业。平均年收入为 113560 美元。从事足部医学工作需要执照。足病医生必须从九个经认证的足病医学院之一毕业。学习课程类似于医学院，学生在第三和第四学年进行临床轮转，获得足病医学博士学位（DPM）后要完成医院的住院医师培训。足病医生也可以在骨科、外科或基础医学方面获得专业委员会的认证（美国劳工统计局，足病医生 2014—2015）。

## 饮食与营养

营养师是食品和营养方面的专家。医疗从业者意识到饮食、健

**医学营养治疗：** 利用营养为患者的医疗保健提供支持。

身和健康之间相互关联。作为医疗保健团队的一员，营养师为患者提供**医学营养治疗**。除直接参与患者的治疗外，营养师还供职于健康项目和公共卫生机构。他们往往可以获得教学或研究或餐饮服务的工作，其职位通常分布在医疗行业和食品行业。

在医疗行业中，营养师主要就职于医院、长期护理机构或个体医生诊所。美国劳工部报告称，2012 年有 67400 人被雇用为营养师，年收入中位数为 55240 美元（美国劳工统计局，营养师 2014—2015）。

大多数营养师和营养学家至少拥有学士学位，许多人获得该领域的硕士学位。营养技术员要拥有副学士学位。执照和注册方面的要求，依各州法律各不相同。

## 非临床工作人员

为了整个医疗系统顺利运转，除了直接对患者提供治疗的大量临床工作人员，还需要非临床工作人员予以支持。他们包括医疗行政管理人员和管理者、健康信息人员和其他支持性人员等。

### 医疗行政管理人员和管理者

医疗行业的管理者除了要关注患者的治疗外，还需要关注机构的营利能力和其他业务问题。这个行业的专业管理人士，可能被称为医疗行政管理人员、医疗经理或医疗主管等各种头衔。2012 年，这个行业约有 315500 个职位，平均薪资为 88580 美元（美国劳工统计局，医疗卫生服务管理者 2014—2015）。一个行政管理人员必须了解管理、营销、会计和财务的基础知识，才能有效管理医疗服务业务（Friedman 和 Kovner，2012）。这些功能已在第二章中有过描述。

近十几年，医疗行政管理人员变得更加专业。他们通常在商业学校或医疗管理课程中接受培训，学习商业概念。一些人起初的职业是临床工作人员，而后进入管理岗位。另外一些人有商业背景，但对医疗行业的兴趣将他们引入了该行业。

虽然学士学位足以获得入门级职位，但大多数管理者都获得了硕士学位。传统上有三种方式：工商管理硕士（MBA）、公共管理硕士（MPA）和卫生管理硕士（MHA）。MBA 和 MPA 课程会包含与医疗相关的课程，而 MHA 则完全专注于医疗行业。由美国医疗保健管理学院提供的职业资格认证正在成为行业标准。有些行政管理人员会去获取博士学位，尤其是当他们想在大学教书或管理一家研究型临床机构时。持有医学博士学位的从业者与持有博士学位的从业者间，存在着某种职业上的竞争关系。

## 健康信息人员

通过巧妙地应用信息技术，可以帮助医疗行业实现更高水平的人员和财务绩效。各种专业人员负责满足医疗办公室的信息技术需求。这些领域包括医疗病案管理、隐私专员、风险管理、医疗编码、企业合规性以及数据分析和报告。医疗首席信息官这个职位，需要培养一位医生，使之具备高级技术技能以制定战略和政策，达到满足组织信息技术需求的目的。

由于商业与技术的相互作用，社交媒体也成了就业增长的一个领域。网站、Facebook、RSS 订阅、播客、博客和 Twitter 等不仅是沟通的方式，也提供了就业机会（Thielst，2013）。大公司可以负担得起雇用 IT 员工的成本，而许多小型公司则将这些职能外包。

**编码专家** 加快编码专家人数增长的有两个因素：医疗记录存档的日益计算机化，《HIPAA 法案》对电子数据交换（EDI）的要求。美国劳工统计局预测，未来几年该领域的人数增长速度将超过平均水平（美国劳工统计局，医疗记录和健康信息技术员 2014—2015）。

根据患者病例提供的文档，编码专家为诊断、服务和程序分配相应的代码或编号。数据可被用于报销和统计学研究。编码专家也可称为健康信息专家或健康保险专家。编码员要具备医学术语、解剖学和生理学方面的强大专业背景。他们还得有良好的沟通能力和计算机技能（互联网和软件）。编码员必须能够准确地录入数据并能够做好细节管理。当然，编码员必须完全熟悉**现行程序术语（CPT）**和 **ICD-10-CM** 代码。2015 年 10 月 1 日之后，ICD-10-CM 取代了 ICD-9-CM。代码版本的更新，为那些能快速学习新代码并可以从旧版本进行转换翻译的人提供了机会。

在一个小诊所里，编码员需要完成多类型的工作任务。在大型诊所或机构中，编码员的工作会做更专业的分工。例如，由一个编码员可以负责处理某一付款方的所有赔付，如 Medicare。除了基于医疗服务的从业机会外，编码员在其他机构中也有机会入职。编码员可以为保险公司、政府机构、私立财务公司或培训医疗办公室职员的私立教育机构工作（Green 和 Rowell，2014）。2012 年，医疗记录及健康信息技术员的工作岗位共有 186300 个，平均工资约为 34160

**现行程序术语（CPT）:** HCPCS 的一部分，用于对医疗服务提供者所执行的医疗程序和服务进行编码。

**ICD-10-CM :**《国际疾病分类，第十次临床修订》的缩写。此分类用于对医生办公室问诊进行编码，以应对处理保险索赔。

美元（美国劳工统计局，医疗记录和健康信息技术员 2014—2015）。

编码员可以通过两个专业组织获得职业资格：美国健康信息管理协会（AHIMA）和美国专业编码员协会（AAPC）。美国健康信息管理协会提供入门级编码的认证，即认证编码助理（CCA）。如果在熟练应用 ICD-10-CM 和 CPT 手术编码，并在处理患者文档、数据完整性 / 质量控制、解剖学和生理学（A & P）以及药理学等方面，学生能显示出足够胜任的能力，他或她就可以获得认证编码专家（CCS）的称号。最后，当对 CPT、ICD-10-CM 和**医疗通用程序编码系统（HCPCS）**国家（Ⅱ级）编码表现出熟练的多项专业技能时，编码员可以成为经认证的具有专业医学基础的编码专家（CCS-P）。

**医疗通用程序编码系统（HCPCS）：** 一种用于对保险索赔进行编码和处理的分类系统。

针对不同的病患照护机构的情况，美国专业编码员协会提供了不同的认证。对于为执业医生和门诊服务的编码员，协会进行专业编码员的认证（CPC）；对在门诊供职的编码员，协会进行门诊编码员的认证（COC）。美国专业编码员协会还提供超过 20 种的专业编码认证。

### 其他支持性人员

医疗接线员和秘书是保持医疗行业运行所必需的支持性人员。2012 年，医疗接线员大约有 84100 个工作岗位，平均每小时工资为 16.36 美元（美国劳工统计局，医疗接线员 2014—2015）。大约 34% 的医疗接线员在医院工作，另外有 24% 在医生办公室工作，有时也会兼职前台接待员的工作。有一些接线员是在家工作的。对接线员的技能要求随着技术的变化而发展。随着全球从任何地方都可以以电子方式发送文件的能力的增强，外包的海外接线服务的使用也在增加，通常是为了降低服务成本。

随着电子病历（EHR）系统变得越来越普遍，对医疗秘书的要求也发生了变化。秘书不再是仅为一个人工作，更常见的情况是转而为整个办公室或科室提供支持工作，从而扩大了行政工作的覆盖范围。2012 年有 516050 人担任医疗秘书，平均年收入为 33530 美元（美国劳工统计局，医疗秘书 2014—2015）。

### 问题

正如您在本章中所看到的，除了医生和护士之外，还有其他种类的从业者在医疗行业从事专业工作。在某些领域，存在着职业阶梯，所以个人可以通过某些教育和培训，进入相应的领域内工作，然后再接受更多的专业培训和教育，再晋升到更高的职位。这种做法虽然为个人提供了更多机会，但是会让人担心如何面对成本效益和服务质量之间的平衡问题。使用较低级别的专业人员更具成本效益，因为他们不需要太多的报酬。成为初级人员需要接受培训或教育的时间相对较短，所以这种培养成本也相对低廉。助理或助手必须是在监管下开展工作的，但有些人仍担心医疗服务质量可能会受到影响。专业协会也担心，业内使用更多助理和助手的倾向，会削弱专业人员的专业性和基于其专业技能的收入潜力。

与成本效益有关的问题是对报销的关注。一些特定的医疗服务和医疗机构产生的费用可以直接报销，而有些则不行。保险报销方面的变化，尤其是 Medicare，会对其他保险公司产生一系列连锁反应，最后会影响到相应的专业人员的录用率。

## 总结

除了医生和护士外，医疗保健服务还需要由大量的其他专业人员来提供。事实上，出于患者需求和新的技术等原因，行业内新的职业领域发展迅速。在医生办公室（诊室）时，患者会遇到医生助理和医疗助理。在医院或门诊手术时，患者会遇到外科技师。医生可能会开出各种诊断检查，如 X 线、MRI 和超声检查，或者体液、组织和细胞的检查。医生还可以安排患者接受各项治疗（如物理治疗或呼吸治疗），或开立处方。在急救情况下，患者会遇到急救技术员和急救医士。作为全面医疗保健的一部分，患者可以寻求牙科、眼科、脊柱、足部和营养等方面的医疗服务。

除了医疗专业人员，医生办公室（诊室）、诊所和医院也会聘请许多商务专业人士。由健康信息管理员来确保健康信息记录的完整性和准确性，其中包含患者的个人信息、社会、财务和医疗数据等。计费和编码专家确保报销流程的及时性。医疗行政管理人员要负责例如战略规划、营销和财务方面的业务功能。

## 复习思考题

1. 医生助理和医疗助理有什么区别？
2. 列出可以提供诊断检查的三类技师和技术人员。
3. 物理治疗师、作业治疗师和呼吸治疗师分别提供哪些类型的服务？

4．哪些专业人员在急诊情况下可以提供医疗护理？

5．牙医、验光师、脊柱推拿师、足病医生和营养师／营养学家提供哪些服务？

6．健康信息管理员开展哪些工作？

7．列出由计费和编码专家开展的三项工作。

8．定义医疗管理。

## 讨论思考题

1．区分全科医生、实践护士和医生助理。是什么原因导致了他们的薪酬差异？

2．您是否对这些专业人员的培训水平和薪酬感到惊讶？为什么？

3．您是否认为使用助理和助手会影响医疗质量？

4．您认为是什么因素促使某些专业人士的医疗服务费用获得直接报销？

5．章节简介中的语言病理学家指出，Medicare 不会支付一个人恢复生理功能可能需要的所有服务。这样的决定可能是基于什么原理？您能提出其他方法来实现医疗保健系统的相同目标吗？

6．区分 MBA、MPA 和 MHA。是什么因素导致了这些学位的差异？

7．临床和非临床专业人员应该接受交叉培训吗？这会提高患者的医疗水平或提高企业的效率吗？

8．您是否对本章未讨论的某个职业感兴趣？如果是，请搜索相关的信息。这个职业对所需教育和培训的要求是什么？您希望做什么？

## 章节参考文献

Academy of Nutrition and Dietetics (www.eatright.org)
Alliance of Cardiovascular Professionals (http://acp-online.org/)
American Academy of Audiology (www.audiology.org)
American Academy of Medical Administrators (www.aama.socious.com)
American Academy of Physician Assistants (www.aapa.org)
American Academy of Professional Coders (www.aapc.com)
American Association for Respiratory Care (www.aarc.org)
American Association of Colleges of Pharmacy (www.aacp.org)

American Association of Medical Assistants (www.aama-ntl.org)

American Association of Pharmacy Technicians (www.pharmacytechnician.com)

American Chiropractic Association (www.acatoday.com)

American College of Healthcare Executives (www.ache.org)

American Dental Assistants Association (www.dentalassistant.org)

American Dental Association (www.ada.org)

American Dental Hygienists' Association (www.adha.org)

American Health Information Management Association (www.ahima.org)

American Occupational Therapy Association (www.aota.org)

American Optometric Association (www.aoa.org)

American Pharmacists Association (www.pharmacist.com)

American Physical Therapy Association (www.apta.org)

American Podiatric Medical Association (www.apma.org)

American Registry of Diagnostic Medical Sonographers (www.ardms.org)

American Society of Echocardiography (www.asecho.org)

American Society of Radiologic Technologists (www.asrt.org)

American Speech-Language-Hearing Association (www.asha.org)

American Therapeutic Recreation Association (www.atra-online.com)

Association for Healthcare Documentation Integrity (www.ahdionline.org)

Association of Surgical Technologists (www.ast.org)

Bureau of Labor Statistics, U.S. Department of Labor. 2014–15. *Occupational Outlook Handbook.* Available at www.bls.gov/ooh/. See sections on Physician Assistant; Medical Assistant; Surgical Technologist; Radiologic and MRI Technologists; Nuclear Medicine Technologists; Diagnostic Medical Sonographer and Cardiovascular Technologists and Technicians; Medical and Clinical Laboratory Technologists and Technicians; Physical Therapists; Physical Therapy Assistants and Aides; Respiratory Therapists; Occupational Therapists; Occupational Therapy Assistants and Aides; Recreational Therapists; Speech-Language Pathologists; Audiologists; Pharmacists; Pharmacy Technicians; Emergency Medical Technicians and Paramedics; Dentist; Dental Hygienists; Dental Assistants; Dental and Ophthalmic Laboratory Technicians; Optometrists; Dispensing Opticians; Chiropractors; Podiatrists; Dietitians; Medical and Health Services Managers; Medical Records and Health Information Technicians; and Medical Transcriptionists.

Friedman, L., and A. Kovner (Eds). 2012. *101 careers in healthcare management.* New York: Springer Publishing Co.

Green, M., and J. Rowell. 2014. *Understanding health insurance: A guide to billing and reimbursement.* 12th ed. New York: Delmar Cengage Learning.

International Chiropractors Association (www.chiropractic.org)

National Association of Chain Drug Stores (www.nacds.org)

National Association of Dental Laboratories (www.nadl.org)

National Association of Emergency Medical Technicians (www.naemt.org)

National Registry of Emergency Medical Technicians (www.nremt.org)

Opticians Association of America (www.oaa.org)

Society for Vascular Ultrasound (www.svunet.org)

Society of Diagnostic Medical Sonography (www.sdms.org)

Thielst, C. 2013. *Social media in healthcare: Connect, communicate, collaborate.* 2nd ed. Chicago, IL: Health Administration Press.

World Chiropractic Alliance (www.worldchiropracticalliance.org)

## 获取更多信息

Reference any of the websites just listed for additional information about these professions.

Hos

NEXT

# 第三部分

# 医疗服务系统

## 第七章

## 医生办公室（诊室）、诊所和医院

**学习目标**

读完本章后，您将能够：

1. 描述医疗服务系统的分类方式。
2. 描述健康信息记录的内容。
3. 区分医疗执业的类型。
4. 列出医生收入的来源。
5. 描述法律问题和客户关系对医疗管理的影响。
6. 对不同类型的医院进行分类。
7. 列出董事会、医务人员和医院管理人员的角色和职能。
8. 讨论医院管理者必须履行的管理、营销和财务的职能。
9. 列出医院管理者用于评估绩效的方法。
10. 列出评价医疗质量的方法。

# 电子病历系统的推进

关于医生潦草笔迹的笑话即将终结。电子病历（EHR）正在全国范围内逐渐取代医生办公室（诊室）和医院使用的纸质记录。2013年四分之三的医生办公室（诊室）在使用各种类型的电子病历；近50%医生办公室（诊室）的病历系统达到了联邦的基本系统标准。基本电子病历系统可实现以下功能：患者病史和流行病学史、患者问题列表、医生临床记录、患者所用药物和过敏药物的综合列表、医嘱处方的电脑化开立，以及能够以电子化方式查看实验室检查和影像结果。

电子病历系统有巨大的优势。大多数医疗从业者表示，电子病历系统改善了患者的健康状况。电子病历可以大大减少由于误读潦草的书写或药物的配伍禁忌而导致的医疗差错，从而拯救生命并节约了金钱。它还加强了与患者的沟通；医生可以在看诊患者的同时直接链接到临床信息。患者可以在线上输入自己的健康信息并与医生分享这些记录。使用电子病历系统既可以提高员工的工作效率，也能提高患者的流转效率。因为不需要翻查纸质图表，这样甚至可以通过每天看诊更多的患者来增加医疗收入。

虽然电子病历系统的优点获得了广泛认可，但运行一个新系统需要人力和金钱的投入。一个高效的电子病历系统的运行整合了硬件、软件、技术支持和培训各个方面，实现的目标就是：所有患者信息都可在诊疗现场获取。当医疗从业者面临病历系统的更替时，他们需要仔细评估医疗实践中的各项流程，以确定哪个系统能够最好地满足他们的需求。关键性的工作流程包括：计费和应收账款、日程安排、内部消息传递、患者互动记录、处理重复需求、审查和处理实验室结果，以及管理患者的外部通信。一个系统可能无法达成所有的操作，就需要与其他程序相兼容。必须预留足够的时间进行培训。预算必须包括年度维护费用和未来软件和硬件升级的资金。

一旦电子病历系统开始运行，行政办公室必须意识到加强这些记录安全性的必要性。与任何电子存储数据一样，医疗记录容易受到黑客攻击。患者通过私人供应商创建的记录，不在医生及患者隐私规则的保护范围内。

医疗从业者使用电子病历系统时要遵循联邦法律的规定。根据2009年《健康信息技术促进经济和临床健康法案》（HITECH法案），使用电子病历系统的医生可能会因"有意义的使用"获得激励金。2013年，69%的医生表示他们打算参加激励计划，但是据报道，只有13%的系统符合所有规范。从2010年到2013年，电子处方发送到药房的能力和提供药物相互作用或禁忌证警告的能力显著提高。

资料来源：Glandon, G., D. Smaltz, and D.Slovensky. 2013. Information systems for healthcare management. 8th ed. Chicago, IL: Health Administration Press; Hsiao, C.-J., and E. Hing. 2014. Use and characteristics of electronic health record systems among office-based physician practices: United States, 2001–2013. NCHS data brief, no. 143. Hyattsville, MD: National Center for Health Statistics.

# 引言

在前面的章节中您已经了解到，为患者提供医疗服务的，既有临床专业人员也有其他非临床工作人员。在后续章节中，您将了解有关医疗服务系统的更多信息。本章将重点介绍医生办公室（诊室）、诊所和医院。

对医疗服务系统和患者所接受服务的分类方法有很多，并且这些分类经常有所重叠。可以根据服务的实际地点，对医疗服务系统进行分类：医生办公室（诊室）、诊所和医院等。本章中主要使用的就是这种分类。正如您将看到的，医院和医生办公室（诊室）之间提供医疗服务的差别，不再像 10 年前那么明显。

医疗服务系统的分类，也可以根据患者接受治疗时的病情程度来进行。**门诊治疗**意味着患者是行动方便的——他们可以自行到医生办公室（诊室）或诊所就诊。另一方面，**急症治疗**则意味着一定程度的紧迫性，患者需要立即获得医疗服务。根据疾病的严重程度，可能会需要住院治疗，这就属于**住院治疗**范畴。大多数基础治疗甚至一些常规手术都是在门诊进行的，这意味着无需住院过夜。第三种分类方法，是将诊疗地点与诊疗级别相结合，因此就有了初级、二级和三级这些术语。**初级治疗**被定义为可由医疗提供者在医生办公室（诊室）或诊所提供的基础和常规治疗。**二级治疗**涉及常规住院治疗和手术。**三级治疗**是在特定的医疗机构中提供复杂的专业性治疗。初级治疗是其中唯一常态化使用的术语。

通过查阅数据可以了解到每种类型的医疗服务系统所服务的患者数量。据美国国家卫生统计中心的统计，2010 年医生办公室（诊室）的就诊量超过 10 亿。由初级治疗医生提供了近 55% 的预防性诊疗。大多数就诊于医生办公室（诊室）的患者（85.6%）是常客，31% 的人在过去的 12 个月中至少已经去就诊过一次。超过一半的诊疗进行了普通体检，75% 的患者接受了药物治疗（美国国家卫生统计中心，2010）。这些就诊对于初级和预防性诊疗至关重要——而未参保者的就诊率要低得多，这使他们面临更严重的健康问题。

2011 年，医院门诊就诊人次达到 1.267 亿次，医院急诊就诊人次达到 1.36 亿次。约 23% 的急诊患者与外伤和中毒有关，约 11.9% 的急诊患者最终住院治疗（美国国家卫生统计中心，2011）。对于住院量的测算可以参考出院人数。2010 年，有 3510 万人次出院，共计做了超过 5140 万例手术，平均住院日为 4.8 天。

**门诊治疗：** 在医生办公室（诊室）中为行动方便的患者提供医疗服务。

**急症治疗：** 为需要立即治疗的患者提供短期医疗服务。

**住院治疗：** 需要患者住院予以治疗。

**初级治疗：** 由医疗提供者在医生办公室（诊室）或诊所提供的基础和常规治疗。

**二级治疗：** 通常涉及常规住院治疗和短期手术。

**三级治疗：** 在特定的医疗机构中提供复杂的专业性治疗，如烧伤的治疗。

美国人口普查局每 5 年收集一次各行各业的数据；最新数据来自 2012 年。有关门诊医疗业务方面的数据比较见表 7-1。与医疗行业的其他部分一样，门诊医疗这一部分的市场正在增长。与 2007 年的数据相比，收入、员工人数和工资在近 5 年内都有所增加。

| 表 7-1 | 门诊医疗保健服务 | | |
| --- | --- | --- | --- |
| | 所有门诊机构 | 医生办公室（诊室） | 门诊中心 |
| 机构（以千为单位） | 582.7 | 221.5 | 34.4 |
| 收入（以百万美元为单位） | 825.7 | 4057 | 98.9 |
| 员工人数（以千为单位） | 6,562 | 2,269 | 788.7 |
| 年薪（以百万美元为单位） | 341.4 | 178.7 | 36.3 |

资料来源：U.S. Census Bureau. *2012 Economic Census. Preliminary summary statistics for U.S. Sector 62 : Health care and social assistance*. Released 11/25/2014.

## 医生办公室（诊室）和诊所

当患者就诊于医生办公室（诊室）或诊所时，他或她会与许多医疗服务专业人员进行接触，这些医务人员的角色和任务在前面的章节中已经描述。患者会接受医生、护士或医生助理的看诊。患者还会获得内部实验室或影像中心的相应服务。

医生办公室（诊室）或诊所，不仅是提供医疗服务的地方，也属于经营场所。因此，患者还会接触到非临床人员或行政人员。医生办公室（诊室）的经理，会负责专业医疗所需的运营事务。根据医疗服务规模的大小，医生办公室（诊室）或诊所可能会聘请前台接待员、档案管理 / 记录员、健康信息管理专家、计费和编码专家、收账职员和工资管理职员等。

必须事先安排好预约，然后进行患者登记，准备好他们的医疗档案，增加当前的就诊信息，妥善保存记录，以及安排进一步的预约。所有这些流程必须符合《HIPAA 法案》中制定的隐私准则。

除了处理患者所需的医疗任务外，医生办公室（诊室）或诊所还有像其他任何企业一样的运营工作，有相应的设备需要支付费用和维护。医生办公室（诊室）和患者所需的用品和设备，都要购置并予以维护。运营时需要使用适当的信息技术，并做及时升级。要雇用员工并予以培训。账单、工资单和税金需要及时支付。医生办公室（诊室）经理还要负责与所有销售代表沟通，涉及药品销售、新技术或其他相关新产品等。医疗机构必须遵守许多适用于所有企业的州和联邦的法律，而不仅仅是医疗行业的法律规定。

## 健康信息记录

如本章概要所述，记录的存档是医疗行业的重要组成部分。在本书前几章介绍支付流程时，我们了解了计费和编码对报销流程的重要性。然而，健康信息记录的目的不仅仅是支付，它还有更广泛的用途。

无论是纸质还是电子形式，**健康信息记录**都包含两种类型的患者数据。首先，它包含患者的个人、财务和社会数据。其次，它还包含患者的医疗数据，包括对患者病史、健康状况、诊断和治疗，以及治疗结果的描述（Glandon，Smaltz 和 Slovensky，2013）。根据《HIPAA 法案》的规定，需要对信息记录做整体性隐私保护，而第二类数据是最敏感的，并受到更严密的监管。

由医生办公室（诊室）的健康信息管理员来负责确保医生办公室（诊室）的记录符合州和联邦的法规要求（Glandon，Smaltz 和 Slovensky，2013）。医生办公室（诊室）中的很多职员都负责保持记录的准确性和更新的及时性。

健康信息记录，具有临床和非临床用途。在临床方面，健康信息记录为患者的治疗提供信息。它还为研究活动和公共卫生监测提供数据，并可用于医生办公室（诊室）内的质量改进。健康信息记录也是患者接受治疗的法律文件。最后，正如您之前了解的医疗服务支付流程，健康信息记录提供了计费和理赔所需的信息（Green 和 Rowell，2014）。

> **健康信息记录：** 包含患者的个人、财务和社会数据以及医疗数据。健康信息记录取代了医疗记录这一术语。

## 医疗执业的类型

在第二章中，您了解了美国法定允许的本行业的执业形式。医生办公室（诊室）和诊所的运作可以通过多种方式：**独立执业**、团体执业或医院雇员。虽然独立执业对于医生来说已经不那么常见了，但对于牙科医生和眼科医生以及一些专科医生来说，这还是非常典型的。独立执业的医疗服务提供者，在法律上通常属于独资企业。

**团体执业**允许单个医疗服务提供者共享设施、设备和职员。从个人角度来看，它还能让医疗服务提供者分担诊疗的工作负荷。**合伙**是医疗行业组团执业的传统法律形式。医生／合作人可以通过签署

> **独立执业：** 一个独自执业的自雇医生。
>
> **团体执业：** 一个由几个医生组成的医疗团队。
>
> **合伙：** 一种涉及至少两个实体的企业合法组织形式。

合伙协议，以此来约定他们希望如何处理执业中的所有细节。不过，每个合伙人对合伙企业的债务都负有法律责任。与任何企业一样，这些属于普通的商业债务。在医疗实践中，他们也可能需要承担医生/合作人的医疗事故责任。

**有限责任合伙（LLP）：**
特定类型的合伙安排，其中合伙人的责任按其出资额确定。

目前在许多州都允许医疗专业人员建立一种称为**有限责任合伙（LLP）**的特殊合作关系。优点是每个合伙人的责任大小取决于其出资占比。但是，州政府要求有限责任合伙的执业，必须购买责任保险（至少价值 100 万美元），以防范合伙人或有限责任合伙公司的员工有不当行为和其他不法行为。

医疗机构也可以组建公司，或者医生可以由公司雇用。许多州允许组建专业公司（PCs），特别是对医生等专业人员来说；专业公司通常必须购买个人医疗事故保险。公司雇用医生，医生提供医疗服务以获得薪水。这就是健康维护组织（HMOs）的工作方式。合伙开业的医生，也可以把他们的服务承包给专业公司来收取费用，这属于一些管理式医疗机构（MCOs）采用的形式。在任何一种情况下，由医生对自己的医疗事故负责，雇主不承担法律责任。

接受这种工作方式的话，医生和其他医疗从业者根据雇佣合同开展工作。该合同规定了其供职的所有细节，包括报酬、工作义务和终止。通常情况下，合同还包括非竞争和非招揽条款，这两个条款都对医生予以限制，防止他们离职并带走患者或在同一地理区域另建自己的医疗机构。

### 医疗机构管理中的问题

医生和其他医疗服务提供者受专业培训，是为了提供医疗服务。他们没有受过经营业务的培训。然而，了解成功经营企业的相关动态，是整个初级医疗服务体系的客观要求。医疗执业相关的财务管理、法律合规性和客户服务都是重要的组成部分。

### 医疗财务

保持医疗机构的财务健康，取决于几个方面。一个是收入最大化，另一个是成本最小化，将这两个组成部分结合在一起就可以实现盈利。

第一步是了解一个医疗机构的财务收支流。正如表 7-2 中所示，医生办公室（诊室）的大部分收入来自对患者的诊疗，由私人保险和 Medicare 共同分担予以支付。同时，医生办公室（诊室）或诊所的支出包括人员费用、物资和设备，以及软件、公用设施、租赁和责任保险的服务支出。

如果已经明确了收入的来源，那么医疗服务提供者就可以采取几种策略来实现收入的最大化。一种策略是增加患者就诊数量。这种策略会给执业者带来道德困境，他们会觉得患者数量的增加会影响治疗的水平，尽管这样会提高盈亏底线。而另一个策略，是从每位患者身上赚取更多收入。医疗机构可能会因编码和计费方法不当而损失金钱。他们也可能因为他们的医疗计划报销费用低或者因为医疗费用表没有及时更新而亏钱。

与此同时，医疗机构除了致力于增加收入，同时也要注意控制并降低其成本。医疗机构应该制定相应预算，并将其费用水平与国家统计数据进行比较，如表 7-2 所示。

| 表 7-2 | 医生办公室（诊室）和医院的收入和支出（以百万美元计） | |
| --- | --- | --- |
| | **医生办公室（诊室）** | **医院** |
| 总收入 | 409.8 | 947.7 |
|   患者诊疗 | | |
|     政府 | 107.8 | 357.8 |
|     私人保险 | 185.7 | 307.6 |
|     患者自费 | 35.1 | 40.2 |
|     其他 | 57.1 | 66.4 |
|   非患者诊疗 | 21.6 | 42.8 |
| 总支出 | 375.6 | 884.2 |
|   人员 | 188.5 | 355.4 |
|   物资和设备 | 39.9 | 154.8 |
|   服务 | 24.9 | 67.8 |
|   其他 | 41.3 | 107.8 |

资料来源：U.S. Census Bureau, *2013 Annual Services Report*, Tables 4 and 5. Released 11-19-2014。

## 法律合规性

所有商业组织都要在一个由法律限制的环境中开展运营。除了普通的法律要求外，提供初级医疗服务的机构还面临着针对医疗行业的监管。**反垄断法**是影响所有商业组织的最重要的法律之一。联邦反垄断法是一项旨在禁止减少市场竞争活动的法律。每当收购或

**反垄断法：** 联邦法律的一个领域，禁止垄断和其他减少市场竞争的活动。

合并医疗机构时，医疗机构都会受到这些法律的影响（Showalter，2014）。如果两个医疗机构合并，无论从业务或患者诊疗的角度来看意义有多大，事实上仍然是减少了客户的选择余地。一个地理区域的医疗机构越少，竞争就越弱，然后就是朝着垄断的方向发展，而这是联邦法律所禁止的。医疗服务提供者为服务定价时，也可能受到反垄断法的影响。法律禁止同行业商业组织协同一致来设定价格，也不允许将一项服务与另一项服务捆绑销售。然而，管理式医疗合同中的一些谈判协议，已经很接近于此种被禁止的串通行为了。

《1996 年医疗保险可携性与责任法案》（HIPAA 法案）：一项联邦法律，规定了保险的可携带性，并建立了电子数据交换程序。

另一个值得关注的是遵守**《1996 年医疗保险可携性与责任法案》（HIPAA 法案）**等法规的合规性问题。根据《HIPAA 法案》，患者有权访问和掌握自己的医疗记录。为了保证患者健康信息（或患者个人身份信息）的安全，医疗服务提供者必须限制对健康信息的访问，并仅在征得患者同意的情况下才可以公布。在患者第一次就诊时，医疗人员就必须向患者提供"隐私条例告知"。签署的告知书要保存在患者的档案中。患者还需要签署授权 / 同意书，以便除了治疗、付款和医疗服务之外的其他原因共享他们的健康信息。无论是存储还是传输健康信息，医疗服务提供者都需要负责电子健康信息的安全。事实上，《HIPAA 法案》的这一规定会影响到每个拥有计算机、互联网和电子邮件的医生办公室（诊室）。《平价医疗法案》则包含有关针对电子病历安全性的其他规定。

治疗失当：提供的医疗服务行为低于该专业领域的质量标准。

最后一个对医务人员具有财务和法律影响的是治疗失当。**治疗失当**是指提供低于质量标准的医疗服务的行为。医疗专业人员购买医疗事故保险，以防止他们在受到治疗失当诉讼时遭受经济损失。医疗事故保险费的上涨是所有医疗服务专业人员关注的问题。

### 客户服务

在所有商业组织中，客户服务的改进有助于留住客户。通常，客户服务不是指实际提供的服务，而是在于客户对于服务的体验，而这至关重要。应该对客户，这里指的是患者，进行相应调查，以便医疗服务提供者了解患者的诉求。在收集此类数据后，就可以制定策略、改进服务以满足患者的期望（Capko，2010）。

有效地使用新技术，也可用于改善服务。越来越多的执业者为客户提供了一个专用网络入口（受密码保护），从而患者可以在线访问自己的病例信息。即时通信和博客等可以随时通知患者。预约提醒可以通过短信予以发送。

## 医院

与医生办公室（诊室）和诊所一样，医院既是患者接受治疗的场所，也是需要妥善管理的商业组织，唯有如此才能确保高质量诊疗和良好收益。

虽然早在 1752 年美国就建立了医院，但我们所熟悉的现代医院的形态是 20 世纪 20 年代才出现的（Grinney，1991）。在这之前，最好的医疗服务是在家中施行的。甚至一些外科手术都是在家中进行的。

最早期的医院是为穷人创建的慈善机构。医院最多只提供食物、休息和住所。患者也需要协助进行护理和清洁等工作，并且被要求言行符合道德规范。而那些能负担得起家庭护理的人从不进医院。

1846 年人们发现乙醚可用做麻醉剂，这使得外科手术量大增，但医院环境极不卫生，以至于四分之一的患者死亡。直到 1865 年，现代无菌手术才发展起来，开始使用石炭酸灭菌和通过加热来消毒器械（Grinney，1991）。现代外科技术的进步和医学新技术的广泛使用，也改变了医生的诊疗方式。现在更合理的情况，是患者前来看医生而不是相反。

到了 20 世纪 20 年代时，手术成了美国医院的核心工作内容。除了公益慈善机构外，还出现了许多营利性的私立机构。他们大打广告并提供更舒适的就医环境，例如半私人房间等。从内部来看，医院开始配备医疗服务专业人员，包括越来越专业的护士和管理人员（Grinney，1991）。

时至今日，由于再次受到技术进步的推动，当前的趋势又开始朝着相反的方向推演。无论是在医院、诊所还是医生办公室（诊室），许多过去需要住院治疗的操作现在都是在门诊进行。一些需要专业护理的诊疗服务，现在可以通过技术和家庭照护来完成。但是，某些类型的医疗服务仍然是医院的专属领域。如前所述，门诊患者可能直接到医院就诊，或者由他们的医生转诊到医院就诊。

### 医院的类型

根据政府对医院行业的最新分析，目前在美国开有超过 6500 家医院（美国人口普查局，2014）。基本运营数据见表 7-3。

| 表7-3 | 医院基本运营数据 | | | |
|---|---|---|---|---|
| | 机构/个 | 收入/百万美元 | 年薪/百万美元 | 员工/千人 |
| 全部医院 | 6552 | 860.0 | 315.6 | 5772 |
| 综合医院/外科医院 | 5106 | 806.3 | 291.8 | 5285 |
| 精神病医院/戒瘾医院 | 571 | 19.9 | 10.2 | 220 |
| 其他专科医院 | 869 | 38.6 | 15.1 | 267 |

资料来源：U.S. Census Bureau. 2014. *2012 Economic Census. Sector 62：Health care and social assistance*。

虽然它们有一些共同点，但医院并不完全相同，无论是其业务类型，还是其所提供的服务。对医院进行分类的主要方法是按所有权的类型或提供的服务的类型。然而，对医院分类，也可以依照规模大小、地理位置、住院时间或任何其他有意义的方式。

**公立医院**：联邦、州或地方政府拥有的医院。

**所有权**　医院的所有权，是对医院进行分类的一种方式。医院可以是公有的或私人拥有的。**公立医院**实际上归联邦或州/地方政府所有。联邦所属医院通常为某些特定的患者群体提供服务。退伍军人管理局医院就是一个例子。州立医院通常是专科医院。例如，许多州开立精神病医院。城市和郡县通常开立综合性医院，以广泛覆盖当地居民的医疗需求。位于城区地段的公立医院的急诊部门，经常为贫困和无保险人员提供初级诊疗。

**私立医院**：非政府机构所有的医院。

**非营利性医院**：主要目的不是营利的医院。

**私立医院**可以基于非营利或营利的目的进行运营。私立的非营利性医院以前称为"福利/慈善"医院，由社区协会或非政府组织拥有。**非营利性医院**受益于州和联邦税收法规的规定，这些规定使他们免于支付所得税和财产税。

以营利为目的的私立医院有时被称为自营医院。与任何公司一样，持股股东拥有该组织。客户付费和成本控制对于私立医院的财务成功至关重要。与非营利性医院不同，它必须缴纳所得税和财产税。它们还通过贷款进行融资扩张，而不像非营利性医院可享受免税债券的待遇。

**综合性医院**：提供多种医疗服务的医院。

**服务提供**　医院也可以根据其为患者提供的服务的类型进行分类。大多数医院都是**综合性医院**——它们提供一系列非专门化的医疗服务。专门化服务可见于前面提到的一些联邦医院，这些医院只向某些类别的患者提供服务，例如退伍军人。专门化服务也指治疗某种特定疾病的医院（如精神病医院）或治疗药物/酒精成瘾的医院。

**其他类别** 医院分类的其他方式包括规模大小、住院时间和地点。虽然对于医院规模大小没有标准的衡量指标，但病床的数量是体现医院规模的一种方式。小型医院的床位少于 100 张，而大型医院的床位可能超过 650 张。短期医院是指患者的平均住院时间少于 30 天；**长期护理**的住院时间则大于 60 天。医院按地点分类的话，通常关注的是服务于农村还是城市。在这两种不同的区域，都面临着为不同人群服务的具体挑战。根据《1997 年平衡预算法案》的联邦保险农村医院灵活性计划，一些农村医院能够转型为偏远地区资源医院（CAH）。这可以为其提供额外的资助，使农村医院能够升级设施、设备和人员，以更好地为社区服务。

**长期护理：** 联邦医疗保健对长期护理的定义是超过 60 天。

最后来描述一下**社区医院**。如果这个医疗机构可供公众使用，则该术语包括所有非联邦的短期医院，无论是综合医疗还是专科医疗。

**社区医院：** 向公众提供医疗服务的非联邦医疗机构。

## 医院的组织架构

无论医院属于哪种分类类型，医院都是以相同的结构构成的。从图 7-1 中可以看出，典型的医院架构分为三个主要部分：董事会、医务人员和管理人员。

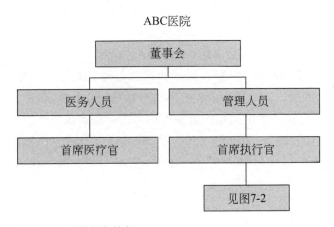

图 7-1 医院组织构架

**董事会** **董事会**的职能是制定机构的政策和目标。董事会要负责医院的财务运营。典型的董事会决策，会涉及购买、转让或出售医院资产、更改医院章程以及任命新的董事会成员。对一家医院的成功来说，关键性的决策是首席执行官（CEO）的聘任和评估。

**董事会：** 为一个集团或企业制定总体规划的团体。

董事会的成员人选，往往取决于它是什么类型的医院。在社区医院，董事会成员是所属社区中活跃的商人。这有助于他们制定满足社区需求的政策。他们通常是志愿服务的。

董事会每月或每季度开会。在会议上，他们审查医院的财务表现，听取各委员会的报告，并对经营策略的变化进行投票。董事会通过各个专业委员会来完成大部分工作。执行委员会负责与医务人员对接。可能还会有财务委员会、基础建筑建设（屋宇及地政事务）委员会，或公共关系委员会。

**医务人员：** 对患者获得高质量诊疗负有责任的医院医护人员。

**医务人员**　**医务人员**接受董事会的委托为患者诊疗负责，他们的工作是确保患者获得优质的诊疗。医生向医院申请工作人员会员资格和临床职权。这种情况下医生不是医院的雇员；他或她通常在医院外私人执业。会员资格和临床职权只允许这个医生将患者收治入院。在过去的二十年中，使用住院医生的趋势有所增加。住院医生与医院存在雇佣关系，他们来接收以前会由初级保健医生收治住院的患者。

首席医疗官负责领导所有医务人员。通常，首席医疗官由其他医务人员根据医务人员章程选出。工作中，首席医疗官与董事会和管理团队互相合作。医务人员按医疗专业领域进行组织；每个专科都有一名负责人。例如，心脏病学科的负责人被称为心脏病科主任。

医务人员的行政工作由各个委员会决定。主要的委员会是执行委员会和资格委员会。执行委员会负责管理医务人员的活动。资格委员会专注于授予员工成员资格的相应标准，并将这些标准应用于新申请人。其他委员会专注于特定的医院部门，如医疗记录；或特定事务，如质量改进或实施。

**管理人员**　医院被作为商业组织来运营，董事会将管理权授权给医院的管理者。与私人企业一样，这个人通常被称为首席执行官（CEO）。如图7-2所示，许多部门需向首席执行官报告。首席执行官将必要的权力委派给这些领域的相应管理人员，以供他们履行职责。与医务人员有所不同，行政方面的工作人员都是医院的雇员或独立的承包商（代理商）。从低技能职位到高级专业职位，所需的工作技能、教育和培训的跨度会相当大，而相应薪酬也因此而异。

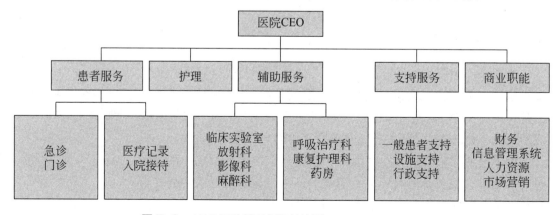

**图7-2**　ABC 医院管理组织结构图

**患者服务** 患者到医院寻求住院、门诊或急诊诊疗。无论在哪种情况下，患者首先接触到的都是入院接待部门。与在医生办公室（诊室）或诊所的过程类似，开始先要创建健康信息记录。入院接待部门将患者的个人信息和保险信息输入医院的计算机系统。一旦患者接受了医疗服务，就会在此信息中添加医疗记录。全程必须遵守《HIPAA 法案》关于健康信息记录隐私的规定。入院接待人员必须具备良好的客户关系技巧和快速准确的键盘录入技能。

**护理** 护士在患者护理中发挥着至关重要的作用。护理主任或副主任负责执掌所有护理领域，这个职位有时也会被称为患者服务副院长。除进行护理教育外，护理部门还负责患者护理的各个领域，如外科、门诊、急诊和住院治疗。每个区域由护理主管予以管理。有关护理人员专业培训和工作职责的更多信息，请参阅第五章。

**辅助服务** 主要的辅助服务部门包括临床实验室、放射科、影像科和麻醉科。其他服务部门可能包括药房、呼吸治疗科或康复护理科。医院管理的困难之一是双重责任。一方面，辅助服务部门向医院行政管理者汇报工作。但与此同时，医生也对非医院雇员的医务人员负有专业责任。为患者和医务人员提供辅助服务的专业人员，很多是作为独立承包商来工作的。例如，影像中心可以设立于医院里或者在医院附近，它雇用并支付自己的用工成本。该机构与医院签订合同以完成医院所需的所有影像任务。

**支持服务** 维持医院运行需要许多非医疗专业人员的服务。支持服务分为三类：一般患者支持、设施支持和行政支持。

一般患者支持：当医疗人员照顾患者的医疗需求时，其他团队则负责提供愉悦的环境。家政服务员负责清洁房间并更换床单。餐饮部门针对患者的特殊需求设计膳食，并为医院员工和访客做供餐服务。社会服务者、牧师和**患者代言人**则关注患者及其家属的其他需求。

**患者代言人：** 在一切讨论和纠纷中，负责持患者立场的医院雇员。

设施支持：为保证医疗设备保持清洁、安全的工作状态，需要付出很多努力。洗衣房负责清洗所有床单、毛巾和制服。场地清洁员负责医院外围区域的保洁。维保部门负责修理所有机械系统，如管道、电气、供暖和空调。如果医院有自己的停车设施，这些也必须有人维保和提供安保。安全性是所有企业日益关注的问题。医院必须有安保人员巡逻地面并对某些人工巡检点进行打卡检查，以防止未经授权的人进入。此外，还应制定合理的应急计划，以便在发生火灾或其他危机时进行疏散撤离。

行政支持：这个领域有时被称为物资管理。当医院需要某些东西时，由采购部门联系供应商并授权购买，无论该物品是小到卫生纸还是大至核磁共振设备都是如此。由接收部门签字确认该物品已送达就位，并将单据提交到商务办公室，以便供应商领取货款。医院的所有耗材用料在领用前，都必须先入库。

**外包：** 向其他供应商购买产品或服务的过程，产品或服务不由本组织提供。

支持服务的发展趋势是转向**外包**。这意味着医院不再由自己的员工来履行这些职能。相反，它与私营公司签订合同来处理这些工作职责。洗衣服务和医学相关文字录入是两个经常外包的领域。医院能由此节省大量成本，特别是因为它不需为这些员工支付工资。但是，做出这样的决定必须谨慎，因为在某种程度上医院会失去对相应服务质量的控制，而且服务可能出现中止。

**商业职能**　商业职能是指那些负责医院经营性业务的部门。商业职能主要包括财务、信息服务、人力资源和市场营销等。

### 影响医院管理的问题

医院管理者既关注患者的诊疗，但同时也关注营利能力和其他业务问题。此外，医院管理者必须确保医院保持执照和认证的有效性和在有关法律方面的合规性。最后，所有的医院员工都必须关注本院所提供的医疗服务质量。

**绩效评估**　标准被用于测量绩效。医院可以制定自己的标准，许多医院以美国联合委员会（TJC）制定的标准作为基准。许多机构采取主动措施，如 TQM（全面质量管理）或六西格玛管理法，来提高组织的绩效（Hope 和 Lovejoy，2012）。

如表 7-2 所示，对资金流保持密切关注，是提高商业组织绩效的另一种方法。许多医院遭受经济损失，是因为所获的报销金额不足以覆盖提供医疗服务所需的实际成本。根据美国医院协会的数据，2012 年医疗保险未报销的费用达 459 亿美元。医院在寻找新的方式来创造收入，如在门诊服务里增设健身中心等。医院也越来越关注对成本的管理。

**利用率指标：** 衡量一个组织是否被充分利用的指标。

除了监控总体费用和利润外，管理人员还使用一系列标准的**利用率指标**来跟踪和比较医院的绩效。利用率指标，包括日均人数调查、床位使用率、容量、人均住院时间、住院日和出院人数。日均人数调查是指平均每天占用的床位数。当该数量除以床的平均数量时，就是床位使用率。容量是该机构可供使用的平均床位数。人均住院时间的计算方法是将总住院天数除以出院人数。住院日是指患者在医院过夜的天数，而出院人数则是指住院患者的出院数量。

医院的医疗质量可以通过多维度的方式予以衡量。传统上，医疗质量是通过观察患者的治疗结果来确定的，即通过死亡率和长期存活率来予以衡量。死亡率需要按手术类型来进一步细分。另外的质量指标还包括：手术数量、人员配备水平、感染率、出错率、手术并发症和感染数。患者满意度调查也属于医疗质量衡量手段的一种：根据《平价医疗法案》的规定，Medicare 和 Medicaid 对医院的补偿水平，目前要部分基于 Press Ganey 的调查结果。表现最佳的医院的数据可以当作衡量绩效水平的基准线。消费者可以访问 Medicare 官方网站来获取医院医疗质量的相关信息，这样他们就可以对各家医院加以比较了。

**执照、认证和评审**　每家医院都必须获得执照才能在其所在的州经营。通常是由医疗部门制定医院执照的标准。执照的标准可以确保医疗机构的设施满足建筑规范以及防火和卫生的要求。大多数州还规定了人员和设备方面的最低要求。

医院也可以通过认证。如果医院想要加入 Medicare 和 Medicaid 计划，这是必要条件。要获得认证，该机构须由州立卫生部门进行检查。如果该机构符合美国卫生与公众服务部制定的"参与条件"，就可以获得认证。

除了执照和认证外，医院还会自愿参与美国联合委员会（TJC）（以前称为 JCAHO）的评审。通过现场调查访问，以确定该医院是否符合美国联合委员会的标准。美国联合委员会认可的机构也有资格获得 Medicare 的报销。

**联邦和州法律**　除了遵守本章中提到的法律外，医院还必须遵守针对其业务运营的法律规定。

为了改善农村地区医疗服务的普及性，立法规定了在哪些地方可以建设新的医疗机构。《紧急医疗和劳动法案》（EMTALA）则规定了医院急诊室的相关政策。

## 职业简介：机构发展专员

您走进医院的时候是否注意到某些地方会标有人名，例如 Anne Austin 影像中心或 Wetle 女性健康中心？这样的人名标牌，表明相应的医院或部门是由捐助者捐建的。机构发展专员，是专注于捐助活动以促使这类捐赠发生的专业人员。机构发展的相应工作包括：公开活动、大额捐助计划、基金会拨款、资本项目和活动，以及捐款。总之，是一系列能为医院或组织带来更多资金和关注的活动。在入门职级时，机构发展助理需要做感谢捐赠者捐款的各种文书工作或向募捐者募捐的工作。助理也可能组织捐赠者见面会活动，并在社交媒体上发布。大多数入门级职位需要市场营销、公共关系或相关领域的学士学位。而具备筹款经验是必需的。为了在该领域进阶，大多数人会进修获得硕士学位，并通过认证成为筹款执行官（CRFE）。机构发展专员，通常供职于医院和所有非营利性医疗相关组织（如美国癌症协会）。

## 总结

患者的诊疗可以通过多种维度的方式来描述。初级治疗，是由初级保健提供者在医生办公室（诊室）或诊所提供的基础和常规治疗。医生可以通过多种方式开展他们的医疗活动，独立执业、团体执业和医院雇员是最常见的几种方式。医生收入的主要来源是患者的诊疗，主要是由私人保险、Medicare 和患者自己支付。常见法律问题包括反垄断法、《HIPAA 法案》和治疗失当。医生办公室（诊室）管理需要关注财务和客户服务。

医院通常根据所有权类型或所提供的服务种类进行分类。医院可以是公立或私立的，可以基于非营利或营利的目的进行运营。医院组织架构里包含董事会、医务人员和管理人员。董事会负责制定机构的政策和目标。医务人员负责患者诊疗。管理人员会关注评估众多绩效指标，以确保医院在商业层面上进行有效运营。执照由州当局授予。认证则是美国卫生与公众服务部工作流程的一部分，医院从而获得资格接受 Medicare 和 Medicaid 的报销付款。协会评审由医院自愿参加，属于质量评估的一种方法。医院也会采用其他方法来确保医疗质量。

## 复习思考题

1. 描述患者医疗服务的分类方式。
2. 独立执业和团体执业有何不同？
3. 医生收入的主要来源是什么？这与医院雇用的医生有何不同？
4. 医生办公室（诊室）、诊所和医院会面临哪些法律问题？
5. 描述一种对医院进行分类的方法。
6. 比较和对比医院里的医务人员、董事会和管理人员的作用。

## 讨论思考题

1. 您对就诊过的医生办公室（诊室）的主要意见是什么？您会提出什么建议来改善这种情况？
2. 医生通过看诊更多患者来增加医疗服务收入是否合乎道德？
3. 研究您所在地区的一家医院。其所有权归属于何处？该医院有多少床位和多少员工？该医院的财务状况与国家统计数据相比，处于怎样的水平？

4．研究当地医生办公室（诊室）和诊所使用电子病历的情况。它们的使用者如何评价电子病历系统的优缺点？这些与章节简介中所述的相符吗？

5．您所在地区的医院如何比对本章列举到的各项质量指标？您认为这些指标能反映实际情况吗？或者您会改用其他指标吗？

## 章节参考文献

Capko, J. 2010. *Secrets of the best-run practices.* 2nd ed. Phoenix, MD: Greenbranch Publishing.

Glandon, G., D. Smaltz, and D. Slovensky. 2013. *Information systems for healthcare management.* 8th ed. Chicago, IL: Health Administration Press.

Green, M., and J. Rowell. 2014. *Understanding health insurance: A guide to billing and reimbursement.* 12th ed. New York: Cengage Learning.

Grinney, E. 1991. *The hospital.* New York: Chelsea House.

Hopp, W., and W. Lovejoy. 2012. *Hospital operations: Principles of high efficiency health care.* New York: Pearson.

The Joint Commission (www.jointcommission.org)

National Center for Health Statistics. *National Ambulatory Medical Care Survey: 2011 Emergency Department Summary Tables.* Hyattsville, MD: Author.

National Center for Health Statistics. *National Ambulatory Medical Care Survey: 2011 Outpatient Department Summary Tables.* Hyattsville, MD: Author.

National Center for Health Statistics. *National Ambulatory Medical Care Survey: 2010 Summary Tables.* Hyattsville, MD: Author.

Showalter, J. 2014. *The law of healthcare administration.* 7th ed. Chicago, IL: AUPHA/ HAP Book.

U.S. Census Bureau. *2013 Annual Services Report*, Tables 4 and 5. Released 11-19-2014.

U.S. Census Bureau. *2012 Economic Census. Preliminary summary statistics for U.S. Sector 62: Health care and social assistance.* Released 11-25-2014.

### 获取更多信息

American Academy of Medical Administrators (www.aama.socious.com)

American College of Healthcare Executives (www.ache.org)

Department of Justice, Health Care Antitrust Division (www.justice.gov/atr/health-care)

Lee, F. 2004. *If Disney ran your hospital.* 6th ed. Bozeman, MT: Second River Healthcare

Medical Group Management Association (www.mgma.com)

Salamon, J. 2009. *Hospital.* New York: Penguin.

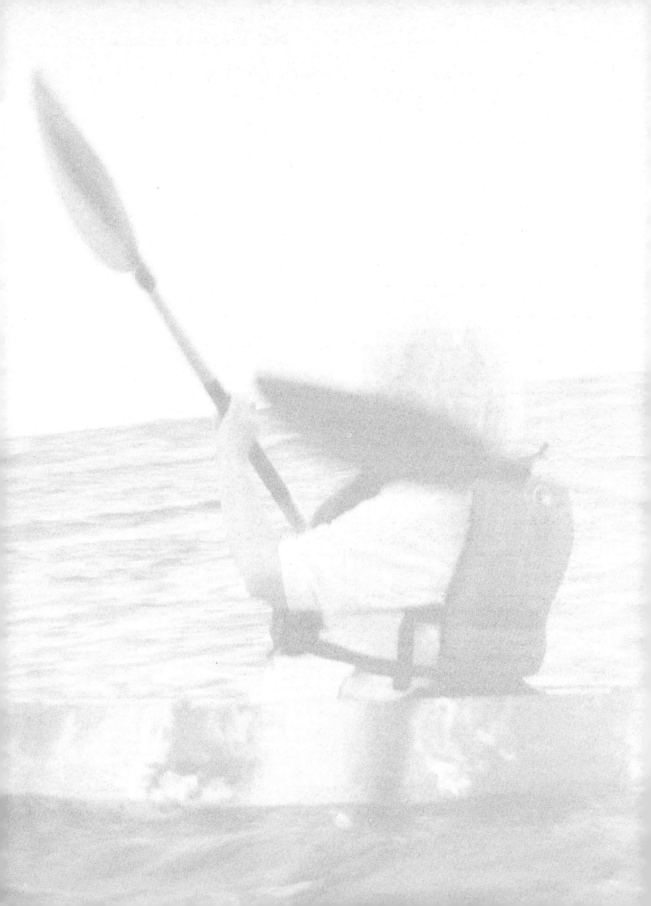

# 第八章
# 美国的老龄化问题

**学习目标**

读完本章后，您将能够：

1. 描述美国老年人群的医疗护理需求。
2. 描述 65 岁及以上老年人的连续性医疗。
3. 解释提供给老年人长期护理服务的各种方式。
4. 描述美国老年人是如何负担长期护理费用的。
5. 讨论人口老龄化所带来的伦理和政治问题。

# 新型养老院模式

Eola 退休中心是一个多功能的退休中心，它的特色是拥有独立生活公寓、辅助生活单元、阿尔茨海默病病房、长期护理病房、过渡护理病房和专业护理病房等，并提供家庭护理和临终关怀服务。它专为希望能够在合适的地方养老的居民而设计。它毗邻一个中等大小的城市，占地 100 英亩（译者注：约 404685 平方米），拥有 100 个独立的生活单元和一个 200 个床位规模的护理中心。其所有权归属于一个宗教组织，并作为护理中心已经运营了 50 年。该中心由注册护士提供 24 小时的护理服务，护患比例为 1.5 : 1。

一年前，玛姬·塞古拉在丈夫去世后搬进了 Eola 的独立生活公寓。她今年 78 岁，非常活跃，积极参与社区活动。她的公寓有一个大小适中的厨房和一个备用卧室，供来看望她的子女和孙辈居住。公寓还配备了大量的辅助设备，以应对她因越发严重的心脏病和关节炎所带来的不便。所有门和柜子的把手都是超大的，只需要下压就可打开，无需扭转。她有一个紧急呼叫系统，以防突然跌倒。浴室设有带内置椅子的步入式淋浴间，坐便器比常规的高，并配有髋关节置换术后患者的专用座椅。当光线不足时，夜灯会自动亮起，所有的灯光开关都是内置运动传感器的，这样她晚上起床时就不用摸索着找灯的开关。

根据她签署的合同，玛姬可以每天在餐厅吃一顿主餐。餐厅供应餐点，设有一间完整的酒吧。她可以邀请一名客人吃晚餐，也可以选择在现场付费来享用更多餐点。如果她不能够去餐厅，还可以选择送餐服务。该养老机构还有一个健身俱乐部，配备有一个健身教室和一名专门从事老年学的教练、一个游泳池和一个带顶棚的步道。这里经常举办讲座和音乐会。如果以后她需要辅助完成日常生活活动（ADLs）或工具性日常生活活动（IADLs），可以安排在家里。如果她需要专业的护理，也可以提供现场服务。玛姬每月为所有服务支付约 3000 美元，她可以在这个机构中安享晚年。

与过去的养老院相比真是天壤之别！这些综合服务机构像小城镇一样大，有购物中心、医疗服务人员、银行和水疗中心，以及全方位的康复和预防服务。

## 引言

对医疗行业和整个经济来说，美国老年人的医疗护理已经成为并且仍将保持为增长最快的部分。自 2010 年以来，美国每年为 65 岁以上人口的支出总额已经超过 3000 亿美元。2012 年，该行业创造的工作岗位达到 150 万。这一现象的出现，有以下几个原因。首先是婴儿潮一代人口的老龄化。到 2050 年，估计将有 8800 万 65 岁以上的人口，几乎是 2000 年这一年龄组人口的两倍。其次，在同一时期，由于目前老年人口的预期寿命增加，85 岁以上的人口数量也将增加一倍。最后，一些疾病在几年前可能导致所有年龄段死亡，而对这些疾病的治疗能力的提高，也将大大增加需要医疗服务的人口数量。这些服务包括传统的基于医生办公室（诊室）的诊疗、家庭护理、社区护理、补充／替代护理、长期护理（在或不在家中），以及越来越多的保健性医疗。目前，美国 65 岁以上的个人医疗保健支出约占 GDP 的 9%，即每年 8000 亿美元，这一数字包括私人或自付费用。随着婴儿潮的最后一代才刚刚进入这个年龄段，医疗行业将成为美国未来多年的最佳就业领域之一（Harris-Kojetin，Sengupta，Park-Lee 和 Valverde，2013）。

## 长期护理（LTC）

长期护理（LTC）是一个涵盖性术语，用于描述各种各样的服务。在老年人群的医疗花费和政府支出中，它占了所有支出的很大一部分（65%），因此本章将对此进行详细探讨。从历史上看，"长期护理"一词，系指在机构内帮助体弱的老年人和较年轻的残疾人维持日常生活的相应支持与服务。如今人们更喜欢用"长期服务和支持"这一表述，这个概念包含了医疗相关性的服务和非医疗相关性的服务。本章中，我们将继续使用长期护理（LTC）作为这些服务的简称。

长期护理一词意味着为个人提供超过 90 天的医疗保健服务。长期护理涉及广泛的护理机构和专业人员。接受长期护理的患者大多数（80%）在社区中接受护理。养老院属于长期护理的一部分，只占一小部分比例（3.4%）。长期护理还包括医院、辅助生活和社区居家护理机构、成人日间护理机构、临时护理机构、临终关怀机构、康复中心、心理健康机构（见第九章）、成年寄养家庭、儿童慢性病护理机构以及家人和朋友提供的护理。

### 谁需要长期护理？

简单的答案是患**慢性病**需要护理超过 90 天的任何人，包括儿童与成人。美国公共卫生服务部的定义是用于确定该服务是否属于长期护理的标准。一个人接受长期护理的时间可能从手术、事故或化疗后的短时间（90 ～ 100 天）到在某个机构环境中的很多年。

是否需要长期护理是通过评估一个人进行**日常生活活动（ADLs）**

**慢性病：**持续超过 90 天的疾病或外伤；非急性疾病，例如哮喘。

**日常生活活动（ADLs）：**基本活动，如移动、进食、上厕所、穿衣和洗澡。

**工具性日常生活活动（IADLs）：** 管理金钱、打电话、商店购物、个人购物、使用交通工具、做家务和管理药物等活动。

和**工具性日常生活活动（IADLs）**的能力来确定的。根据以下四个等级评估执行这些活动的能力：①完全独立；②仅需要机械辅助，例如手杖、助听器或特殊餐具；③需要其他人的帮助；④根本无法进行活动。无论疾病或病情如何，如果患者可单独或通过机械辅助完成大部分日常生活活动和工具性日常生活活动，则他或她不需要长期护理。例如，患有多发性硬化的人可能能够使用辅助装置自己穿衣，使用电动轮椅移动，使用液压升降机从椅子上转移到床上，再从床上回到椅子上，并且拥有适用的沐浴间、坐便器和烹饪设施。这个人具备独立能力，可能就不需要长期护理服务，即使他有一定程度的残疾。

日常生活活动（ADLs）包括洗澡、穿衣、上厕所、移动（例如从床到椅子）、大小便控制（肛肠和膀胱控制）和进食。在社区接受长期护理服务的人中，大约80%的人在其中3～6个活动中表现出严重的障碍。最常导致人们转向住院护理形式的活动障碍是大小便控制和移动。

工具性日常生活活动（IADLs）包括管理金钱、打电话、商店购物、个人购物、使用交通工具、做家务和管理药物等。住在社区里的患者，常常由家人和朋友免费提供此类照顾。留在家中的体弱老人往往有一个非常好的支持系统，也就是由朋友或社区机构志愿者来帮他们做家务、打扫房子和花园、购物并带老人按照预约时间就诊。只有当这个系统出现问题时，人们才必须向社区支付护理费用，或者是搬到提供相应服务的机构居住。

**连续性医疗：** 一种医疗护理的系统性理念，目的是促进个人的医疗护理从完全自立时到不能自立时。

在理想化的情况下，长期护理服务将由一个系统来负责提供，以满足任何需要日常生活活动或工具性日常生活活动辅助的人的需求。这样的系统，不仅能满足人的生理需求，而且还能提供社会、心理健康和经济上的支持，这被视为一种**连续性医疗**的理念。这种理想模式更加强调的是健康状态和整体性，而不仅仅是目前使用的疾病模式或医疗模式。当前，如果个人或家庭需要这种连续性医疗的服务，他们可能需要涉及与多达80个不同的机构联系。当人身体健康时，完成这些联系工作都已经足够困难了，而生病或体弱时则更难做到。

## 谁使用长期护理？

所有年龄段的人都会由于各种原因使用长期护理服务。如果某个人正处于衰老、残疾，或患有癌症、艾滋病、多发性硬化或糖尿病等慢性疾病的情况下，那么就需要长期护理。那些从创伤或健康事件（如卒中或意外事故）中恢复的人也可能会需要长期护理服务。有特殊需要的儿童或退伍军人等群体也可能使用长期护理服务。使用长期护理最多的是 65 岁及以上的人群。该部分人群占所有长期护理使用量的 80% 左右。不过，儿童、年轻人和成年人都会用到长期护理的一系列护理服务。

## 美国老年人

关于美国老年人的实际数据很少与媒体中提出的刻板印象相符。65 岁以上的美国人占人口的 14%，平均收入超过 35000 美元，其典型的代表形象是一名独自生活的白人老年女性。老年女性人口比老年男性人口多 20%。老年男性比老年女性的结婚率更高；35% 的老年妇女是寡妇。

老年人口的财务状况比较复杂。尽管在媒体报道中退休的美国人都在高尔夫球场上享受生活，但是在 65 岁以上年龄组中，有 28% 的人仍须继续工作。主要收入来源是社会保障。女性收入的中位数是同一年龄组男性的一半，这反映出女性在劳动力市场的工作时间比男性短，工资也比男性低。年长的美国人继续承担家庭责任：2013 年，536000 名祖父母对一个或多个孙子女负有抚养责任。

由于医疗水平的提高，以及其他因素，如果一个人能活到 65 岁，就很有可能活到 85 岁。85 岁以上年龄组的人口预计从 2013 年到 2040 年将增至三倍。但是目前，这个年龄段的老年人超过 10% 生活于贫困线之下（美国老龄化管理局，2014）。

对这一群体造成主要影响并导致其日常生活活动（ADLs）和工具性日常生活活动（IADLs）需要协助的主要疾病有：关节炎、高血压并发症（如卒中、心脏病）、糖尿病、肺部疾病、癌症、骨折和阿尔茨海默病或其他痴呆引起的认知障碍。

随着上述人口统计分布上的变化，出现了两个问题。首先，由谁来照顾老龄化人口？目前，大约 31% 的不居住在养老机构内的老年人独居生活；75 岁及以上的女性中有一半独居。这并不一定意味着他们无法获得家人和朋友的帮助，但这是一个很弱势的社会群体。

第二个问题是我们将如何为这种护理提供资金？对于三分之

一年龄在 65 岁以上的美国人来说，社会保障福利占他们收入的 87%。2013 年，老年人收入中位数为 21225 美元，而 2008 年为 25503 美元。在这 5 年里，收入中位数下降了 4000 多美元，而实际生活费用和自付医疗费用却增加了。2013 年，约有 420 万 65 岁以上人口处于贫困线以下，而 2008 年贫困线以下的老年人为 370 万，贫困老年人的统计人数显著增加。另有 250 万，或 5.6% 的老年人被列为"近乎贫困"（收入水平介于贫困线与贫困线的 125% 之间）。

2014 年老年人的主要收入来源是：社会保障（86%）、资产收入（51%）、私人养老金（28%）、收入 / 工作（28%）和政府雇员养老金（15%）。从这些统计数据可以清楚地看出，大多数老年人的收入是固定的，或者收入仅能负担生活成本适度的增加。随着老龄人口的不断增加，无法负担护理费用的人数也将增加（美国老龄化管理局，2014）。

### 儿童

据估计，美国 17% 的儿童患有慢性病，需要一些长期护理服务。学龄儿童使用这些服务的人数比幼儿更多。

具体情况因年龄组而异。需要这些服务的学龄前儿童，往往患有先天性畸形和产伤。需要长期护理服务的其他年龄组中最常见的慢性病依次为哮喘、伴有或不伴有多动症的注意力缺陷障碍（ADD/ADHD）、严重精神障碍（如孤独症或抑郁症）、先天性畸形、发育障碍以及糖尿病、脑瘫和艾滋病等。许多需要帮助的孩子患有多种疾病。照顾这些孩子的家庭面临着从多方的诊疗合作到经济问题和家庭互动的诸多问题。

### 残疾人

没有居住在护理机构的残疾人占美国人口的 19% 左右。残疾是一个非常广泛的术语，涵盖了许多方面的身体病症。这些病症包括神经障碍、失明、瘫痪、截肢、慢性疾病、精神疾病、听力和言语障碍以及发育障碍。一个残疾人可能患有几种病症，需要更广泛多样的护理服务才能继续独立生活。

### 退伍军人

退伍军人事务部（DVA）是全球规模最大的综合医疗保健系统，

运营预算高达 1.6 亿美元。它根据因服役所致的伤残程度，为军队和武装部队中的非现役军人提供全面的医疗护理服务。65 岁以上的男性中有 50% 是退伍军人。自 1930 年以来，设立有专门组织负责监督这些服务的提供。退伍军人事务部有三个主要任务：医疗、教育培训以及医学研究。在战争或国家紧急状态下，它还有责任作为国防部的后备力量，负责护理受伤的军事人员。在最近的国外战争和联合国维和行动中，有 430000 名军事人员接受了这种后备服务。退伍军人事务部还为约 50000 名无家可归的退伍军人提供庇护住所，提供了438398 笔住房贷款。DVA 在 2014 年共计为 1088000 名退伍军人发放了教育津贴。

2014 年，退伍军人事务部治疗了 660 万人，为此提供了超过800000 人次的住院和 830 万人次门诊就诊。退伍军人事务部设立了老年人研究教育和临床中心，提供老年学和老年患者临床护理的相关教育和培训。每个中心都有自己侧重的专业方向，如痴呆症、跌倒损伤、糖尿病和医疗保健服务。退伍军人事务部拥有 139 个医疗及康复机构，直接雇员超过 325000 人。

退伍军人事务部除了自行运营或管理长期护理机构外，还会与长期护理机构签约合作，每年通过上述不同方式交由长期护理机构护理的退伍军人超过 100000 名。退伍军人事务部还与长期护理机构签订合同，委托了多个医疗护理项目：社区家庭护理、成人日托服务、住院和门诊患者的临终关怀、家政/居家护理、社区护理和痴呆症/阿尔茨海默病特殊治疗等。在退伍军人事务部系统中所有的长期护理项目都展现出连续性长期护理的部分特点。退伍军人事务部也是在慢性病和老年护理领域占据领先地位的教育和研究组织之一。

## 谁提供长期护理服务？

长期护理有许多不同的提供者。最大的群体是无偿看护人。大多数生活在社区中的成年人依靠家人和朋友或志愿组织，如送餐服务，来协助日常生活活动（ADLs）和工具性日常生活活动（IADLs）。其他社区服务提供者包括家庭医生、成人日托中心、医院、长期护理机构、临终关怀机构、病例管理员、基层医疗护理人员、某些专业化的组织（如美国肺脏协会）、居所提供者、预防团体和康复服务提供者。

### 无偿看护人

在日常生活活动和工具性日常生活活动中需要帮助的成年人，无论其需要的是一项还是多项帮助，他们大多是通过家庭成员、朋友、教会组织和志愿组织共同构建的网络来获得帮助。这种帮助主要由女性提供：女儿、儿媳、邻居和妇女组织。这对美国医疗系统的贡献价值相当于每年超过 4500 亿美元（美国退休人员协会公共政策研究所，2012）。

年龄在 18 岁至 64 岁之间需要长期护理的成年人中，超过 80% 的人由无偿看护人照顾；另有 11% 的人由无偿和有偿看护人共同照顾；还有大约 9% 完全依赖于有偿看护人。

年龄大于 65 岁的人更依赖于有偿看护与无偿看护相结合的模式。他们所需要的看护，有 41% 来自于有偿看护和无偿看护相结合的模式。

无偿看护人提供了所有长期护理服务中 91% 的份额。最大的一组无偿看护人是成年子女，主要是女儿。配偶占总数的 24%，其他亲属约占 26%。家庭承担了约 91% 的无偿看护，其余 9% 是由朋友承担。这些看护人平均每周提供 20 小时的照顾。其中大约四分之三的看护人在家庭以外另有工作。美国每三个家庭中就有一个家庭（6570 万人）中有需要特殊帮助的家庭成员（美国退休人员协会，2009）。

随着婴儿潮时期出生的人群步入老年，这些比例将会发生变化，因为能提供照顾的成年子女的数量将会减少。这将成为未来的长期护理资金政策的讨论热点，因为长期护理基本依赖于来自家庭的自愿行为。虽然在养老院和其他机构中也有志愿者和家庭协助，但这些协助并未计算于这些数据内。这些数据只反映了社区护理的情况。

### 居家医疗护理

居家医疗护理是长期护理增长最快的部分，共有 2200 个注册机构，每年约有近 500 万次就诊量（Harris-Kojetin，Sengupta，Park-Lee 和 Valverde，2013）。尽管因为 Medicare 报销的限制和其他因素导致实际的医疗机构数量减少，但患者总数仍持续快速增长。由于人口压力，这种增长在整个 21 世纪 20 年代将持续进行。居家医疗护理行业大致分为两类：经 Medicare 认证的和私人的。居家医疗护理范围还包括临终关怀。

自 19 世纪 80 年代以来，居家医疗护理的常态就是护士上门到无法负担私人护理费用的患者家中进行访视。从那时起，居家医疗护理就一直是连续性长期护理的一部分。因为在医院长期住院患者量的增加，居家医疗护理有所下降。但随着 20 世纪 80 年代开始的长期住院治疗的减量，这一比例开始急剧增加。由高科技实现的居家治疗增加、人口老龄化的增加，加上之前的住院量减少，共同推动了这一增长。自 20 世纪 80 年代以来，居家医疗护理已经成为一种可行选项，即使是体弱的老年人也可以留在家中而不需要送到养老院。

居家医疗护理的资金可由联邦、州和个人进行组合付费。Medicare 对家庭访视的报销有相应要求：该患者必须参保了 Medicare，由医生证明可以回家并且需要专业的护理或物理治疗，同时该患者所需护理只能是间歇性的，而不是持续性护理。上述要求导致这种类型的居家医疗护理的使用者主要限制于 65 岁以上的人群。

第二类居家医疗护理由未经 Medicare 认证的机构提供，通过患者自费或个人/家庭的自购保险予以支付。它适用的客户群更为广泛。

一份居家医疗护理客户的概况显示，使用居家医疗护理的大多数是 65 岁以上的白人已婚女性。需要居家医疗护理的客户所患的疾病，最多的是心血管系统疾病，其次是癌症和外伤。

一些高科技治疗的手段，曾经只能在医院施行，如今也能够居家使用。这使得居家医疗护理成为治疗慢性病的重要组成部分。最常用的治疗方法包括静脉注射（IV）抗生素治疗、化疗、镇痛给药、**肠外营养和肠内营养**、肾透析和呼吸治疗/机械通气治疗。

居家医疗护理机构的人员配置包括医生、注册护士、营养师、临床药剂师、社会工作者、家庭医疗助手、语言病理学家、物理治疗师等。此外还有管理人员、编码员和财务人员，以及其他办公室工作人员。居家医疗护理机构也可以提供临终关怀护理，那么在服务团队成员中就需要添加悲伤咨询师和家人支持专员等。

**肠外营养：**任何不经过口腔获取营养的方法，例如通过静脉注射或对肠/胃直接插管。

**肠内营养：**通过喂养管输送营养到肠道，例如鼻饲。

## 成人日间护理和临时护理

在成人日托的老年人中心或其他中心，可以让客户在每天的部分时间段接受长期护理服务。在 2012 年，有 4800 个成人日托中心注册，每天为 273000 名美国老年人提供服务（Harris-Kojetin，Sengupta，Park-Lee 和 Valverde，2013）。超过一半的客户有严重的认知障碍，超过 40% 的客户需要三种或更多的日常生活活动（ADLs）

帮助。这些客户住在家里，可能每周几天或每天来到中心。中心可提供往返的交通服务，并提供护理、社会服务、康复服务、膳食、咨询和舒适的社交环境。根据城市研究所的报告，客户的平均年龄是 76 岁，大多数客户是女性。

替无偿看护人完成代班性质的临时护理，是成人日托中心的一个重要功能。这项服务，为家庭亲友这样的看护人提供了喘息机会，能够在预约的时间段进行购物，照顾自己的健康，或与健康的朋友和亲戚进行社交。养老院也可以代替配偶和家人提供更长时间的临时照护。这可能包括照顾配偶生病的人，或者全天候去照顾一个认知障碍的人因其家属需要休假。

成人日托中心可以是独立的中心，也可以与老年中心、养老院、医院或家庭护理机构开展合作。这些日托中心的资金，主要来自于 Medicaid 基金和家庭自付费用。其他来源包括社会保障、退伍军人事务部、Title Ⅲ 基金、州资助、慈善组织和私人捐赠基金。

对这一领域的长期护理的需求正在不断增加，这主要源于美国的老龄化、患有致残性慢性病的青年人数的增加、非机构化护理的偏好以及这种社区护理模式所带来的成本节约。

## 医院

越来越多的医院提供不同类型的长期护理。医院可以通过家庭护理机构提供出院后服务。现在，许多医院在门诊服务中经营家庭护理机构。医院可以将床位指定为经过认证的专业护理床位。因此当患者出院时，患者可以立即进入专业照护病房进行康复服务、造口管理或化疗。许多医院根据与家庭护理机构签订的单独合同，为患者提供临床药物或呼吸治疗服务。医院社会服务部门可以为一些客户进行病案管理，特别是退伍军人或加入了特别资金资助项目的患者。老年病和老年精神病患者的评估和护理服务，主要由医院提供。

越来越多的医院选择在其经营范围内提供特定的长期护理服务，例如成人日托服务、临终关怀、中级和专业护理、生活辅助和退休住房。从某种意义上说，大型的多能级医院可以提供从摇篮到坟墓的一系列服务。

## 养老院

**养老院：** 一个表示长期护理机构的老式词汇。

美国国家卫生统计中心将**养老院**定义为拥有三张或更多床位的、被所在州颁发养老院执照的、提供护理或医疗服务的机构。养老院需要获得 Medicare 认证，或者成为由退休中心指定的护理单位。养老院是在长期护理领域里经历了快速变化的一个分支。在过去，养老院通常是一个小型的家庭化运营的、为老年人和智力迟滞患者全天候提供护理服务的机构。如今的养老院是一个合作型的具备多种设施的多层次现代化照护系统，甚至会拥有超过 1000 张的床位。

美国有近 150 万人住在养老院。居民主要是 75 岁及以上的人（70%），其中 15% 的人年龄在 65 ～ 75 岁之间，15% 的人年龄小于65 岁。女性占居住人数的 68%，大部分族裔是白种人（80%），其中有 5% 的西班牙裔和 14% 的非西班牙裔黑人。入住养老院的首要原因是患者在洗澡、上厕所、穿衣和行动等方面存在障碍。超过45% 的养老院居民被诊断患有痴呆症或抑郁症，或是两者兼而有之（Harris-Kojetin，Sengupta，Park-Lee 和 Valverde，2013）。

养老院可根据所有权特征进行分类。**自营的**养老院是营利性组织，可能由个人或公司拥有，也可能是连锁企业的一部分。非营利性养老院通常由慈善组织或宗教团体经营。政府所有权的，包括郡、州运营机构和退伍军人事务部所辖的机构。2012 年，美国有 15700家注册养老院。68% 的养老院以营利模式经营，25% 为非营利的，7%归政府经营。

传统的养老院分为四类：扩展护理机构（ECF）、中级护理机构（ICF）、智力障碍人士的中级护理机构（ICF-MR）和专业护理机构（SNF）。每种类型都由其所提供的护理类型和层次来定义。养老院的类型，本质上是一种由在上级督导下的护士为患者提供持续性护理的医疗模式，服务的重点是对患者的身体予以照护。联邦政府既定义了可报销的护理等级，也规定了可由 Medicare /Medicaid 或其他联邦 / 州项目予以认证的护理级别。每个级别都必须满足标准才能获得认证。这些认证标准包括了每个级别的最低护理类型。

在专业护理机构（SNF）中，客户接受从呼吸机护理到药物评估和强化康复计划的各类护理。专业护理机构必须保证一名注册护士每天在岗至少 8 小时。通常，注册护士会保持每天 16 小时在岗，晚上由持证执业护士（LPN）提供护理。由于医院让仍需要专业护理的患者提前出院，因此在过去的十年中，专业护理机构患者的停留时间发生了变化。专业护理机构已成为医院的延伸。中级护理机构（ICF）主要负责维持生理机能水平、评估和监测药物治疗以及治疗慢性病。扩展护理机构（ECF）主要用于协助关键性的日常生活活动（ADLs），例如进食和上厕所。许多护理机构会为认知障碍客户设置

**自营的：** 由个人或个人团体所拥有，以营利性为目的而设置。

特殊套房或特殊康复病房。

**辅助生活机构（ALFs）或寄宿护理社区：** 住宅或类似公寓的居住空间，允许进行独立的活动（如做饭和洗澡）的同时提供所需护理（如药物治疗或提供治疗）。这是一种非医疗模式的生活化的长期护理安排。

与传统型养老院不同，**辅助生活机构（ALFs）或寄宿护理社区** 不采用医疗模式。相反，其强调对居民的社会/认知能力的照护。美国有超过 36000 个辅助生活机构，可容纳 910000 人。所有接受辅助生活照护的住户，平均年龄为 84 岁。辅助生活住所的女性与男性平均比例为 3.5：1。

每个单元都是一个完整的居住单元，必须配有一个厨房（通常配有微波炉、小家电和冰箱）以及与起居室分开的浴室和卧室。每间公寓都有特殊装置来协助完成日常生活活动（ADLs），并且有专门的设计来增加和保持独立生活能力。这些功能包括扶手、方便轮椅或其他移动辅助设备使用的可调节的搁板和水槽、自动照明、对讲系统和专业装置。居民每天在聚集用餐区至少用餐一次。他们可能会获得药物和日常生活的协助，但辅助生活机构的目的是让个人保持功能，做出独立的选择。而不像中级护理机构，为了保持执照的有效性，就必须执行限制性安全规定。

每年的辅助生活照护费用约为 43200 美元。不过，根据住宿水平、地理位置和提供的服务范围，费用差别很大（Genworth，2015）。在某些州，这些机构可以获得联邦政府豁免的 Medicaid 资金。

而独立生活的话，则需要提供一个经过特别改造的公寓，以便居民可以在没有协助的情况下独立生活。但是，想进入这类机构会有一个非常严格的门槛：年龄（通常为 60 岁或 62 岁）。独立生活的单元公寓，通常是更大的多能级机构的一部分。它们实际上可能具有辅助生活所需的所有功能，但是不提供护理或其他照护。通常这些居所是大型园区里的小屋，或是某机构中的独立分区。

**就地养老：** 这种理念允许老年人或老年夫妇随着年龄增长，在自己的日常生活环境中，根据需要获取更多的个人和医疗护理。这是个成年生活社区，范围从单个家庭到专业护理机构。

一种多能级的退休机构，同时具备独立生活单元、辅助生活单元以及所有级别的传统养老院护理，这体现了一种被称为 **就地养老** 的概念。这种组合式服务体系，最开始时让客户及其配偶在独立生活单元中生活。然后，如果夫妇中任何一人出现了需要在日常生活活动（ADLs）或护理方面获得更多帮助的状况，就会由同一机构来提供护理服务。因此，当需要协助的日常生活活动（ADLs）增多或健康状况每况愈下时，无需转到新的机构。多能级的退休机构也提供家庭保健服务和临终关怀服务。

养老院的资金主要来自 Medicaid 和个人及家庭。其他来源是退伍军人事务部和私人保险。Medicare 仅支付专业护理费用和 10% 的养老院账目费用。中级水平的养老院，即中级护理机构（ICF），是客户量最大的养老院。在 ICF 这里，每年花费 80000 美元，具体价格取决于机构的服务水平和地理位置。任何政府项目通常都不会涵盖支付这笔费用，需要由个人和家庭自行负担。

## 如何支付长期护理服务的费用？

正如您在本章中所了解到的，长期护理服务在多种情况下由各种服务方提供给不同人群。因此，很难简单地用一个数字来描述长期护理的成本。与其他类型的医疗保健一样，支付来自 Medicare 和 Medicaid 等政府项目以及个人保险和自费支付等私人资金。相当多的长期护理是家人和朋友的无偿看护。

### 政府项目

除了在特殊的条件下，老年人的主要保险即 Medicare 不会支付长期护理的费用。如果已经住院的符合 Medicare 计划的患者搬到了养老院，Medicare 将支付前 20 天的费用。在 20 到 100 天之间，患者必须每天支付自付部分的费用。100 天后，Medicare 将不覆盖进一步的开销。Medicare 也不会支付非专业护理或长期家庭护理费用。

Medicaid 会支付养老院的费用，但是患者必须符合 Medicaid 对于收入水平的评定。老年人通常必须降低资产才能获得资格，他们这么做时，还必须遵守 Medicaid 的规定，在一定的时间内按规定的方式完成才能获得许可。

### 私人资金

大量的信息和建议旨在帮助美国的老年人投资，以供满足退休后的生活，包括满足他们对长期护理服务的需求。反向抵押贷款等金融手段和生活信托等法律手段的设立，是为了保护资产，从而为长期生活开支提供资金。在这个领域，每个人需要寻求良好的专业协助，因为相关法律经常发生变化。而没有获得充分资讯的草率决定，会带来毁灭性的财务后果（Matthews，2012）。

即使那些享有完整的良好医疗保险的人，也可能无法得到足够的保护来应对需要长期护理的健康问题。因为这个原因，针对长期护理的保险产品已经被开发出来。在购买此类保险之前，个人应仔细检查其覆盖范围、覆盖条件和除外责任。保费的成本和受益金额，需要仔细权衡。

一些雇主提供长期残疾保险作为其福利方案的一部分。如果成为残疾人，这项保险可以补贴您的收入；但长期医疗护理的费用不在保险覆盖范围内。

## 长期护理服务中的伦理和政治问题

正如您在本章和前几章中所看到的，许多机构都参与了长期护理服务。但大多数人正如在章节简介中的玛姬一样，只能享受到政府的 Medicare 和社会保障福利。如果人们需要更多的话，则必须与由多种政府机构和无数私立组织构建的脱节严重的体系进行斗争。未来几十年内，政治上和医疗服务方面最重要的问题之一，将是如何使这一体系易于管理并高效运作，以向人们提供所需的援助。这个问题的挑战在于如何最大限度满足人们身体/社会性的需求，并让人们保持尊严。

一个重要的政策争议将是政府应该在多大程度上介入资助、监管和提供长期护理服务。这个问题将涉及资源分配（包括各年龄组之间的资金竞争）、监护权和医疗授权书以及临终关怀等。

### 资源分配

谁将获得社会福利，这一道德难题将在很大程度上影响长期护理的政策争议。长期护理是非常耗费资源的，这不仅仅是金钱上的，还包括医务人员的付出。长期护理机构的人员配比相对较低，特别是与综合医院相比，在综合医院中每个患者所配备的工作人员可达 100 人。目前急症护理是 Medicare 资助的主要领域。随着需求的增加，是否将为长期护理分配更多资源？

如果老年人要求更多资源，那我们该如何照顾儿童的医疗护理需求？目前，与 65 岁以上年龄组相比，更多的儿童生活在贫困中，但联邦为儿童支出的比例要小得多。老年人这个群体具有相对更强的游说倾向，并且在政治上非常活跃。毕竟他们可以投票支持他们的利益。然而，儿童群体的发言人相对较少，而且由于规则所限，通常他们没有游说或投票的影响力。这使得代际公平问题出现了一边倒的现象。

**夹心层一代：** 目前正在工作，需要同时照顾孩子和父母的一代人，夹在两个受抚养的年龄组之间。

在家庭层面，看护人往往面临与政策制定者相同的困境。许多家庭都同时照顾孩子和祖父母。对于成年子女来说，他们被称为**夹心层一代**，被夹于两代人之间。

## 医疗授权书 / 监护权

许多老年人身体虚弱，无法自己行使工具性日常生活活动（IADLs），比如银行事务和医疗服务决策。在这种情况下，家庭成员可以申请**医疗授权书**，以获得医疗服务的决定权或完整的监护权。在医疗授权书中，由指定的家庭成员或朋友来为老年人做出所有的医疗服务决策。这其中包括急性和慢性疾病的治疗、进入长期护理机构以及临终决定等。

显而易见的是，医疗服务提供者和做医疗决策的亲友，就他们各自想要做的事情上可能会产生一些冲突。在经济学上的考量将影响家庭选择做多大程度上的**"资产降低"**，即老年人有多少资产可以用于支付医疗护理费用，比如一间房产。一个家庭是应该重新分配资产，以此为个人提供医疗费用，还是应该把资产进行保留以作为遗产？对许多家庭来说，这是一个道德困境。在过去几十年中，低等收入和中等收入家庭可继承的资产数额一直在减少。其部分原因就是需要重新分配资产来提供长期护理，进而导致资产减少。

## 临终决定

统计数据一致显示，每个人在生命的最后 6 个月内使用的医疗服务是最多的。该统计数据意味的，不仅指财务花费，还包括专业医院、专业护理或医学技术的使用。此时，通过医生指示和生前预嘱以及医疗授权书来做决定，就变得相当常见。通过这些方式人们可以提前来做决定，对于他或她在临终阶段时是否使用相应医学技术的愿望，例如呼吸机、辅助心血管装置（如起搏器）或喂养管。

目前，有尊严地死亡这一理念在几个州具有法律效力，只有俄勒冈州才有实际的关于协助实施安乐死的法律。理想化的情况下，这些新选择允许家庭在疾病过程的早期就做出非常困难的决定。它还给看护人明确了工作方向。当然，临终决定是有利有弊的。其中可能会有虐待和忽视现象，这就需要医疗服务专业人员严肃认真地对待。但许多调查显示，美国人希望对自己生命终结过程有更多的个人控制，以及在一定程度上由患者来决定医疗技术是否适用于自己。

长期护理中的道德问题很复杂，这与我们对医疗服务的总体看法有关。如何对待慢性病患者，是对美国价值观的一种衡量。

**医疗授权书：**由患者指定委托人，由他决定同意接受医疗照顾，或者拒绝接受医疗照顾。它是一个法律文件，如果患者不能作出决定，授权代理决策者在所有医疗服务中负责做决定。

**资产降低：**对资产重新分配，以使个人符合 Medicaid 的资格。

### 职业简介：老年学从业者

正如您在本章中看到的那样，美国老年人群是整个人口和医疗行业中增长最快的部分。因此衍生出很多种类的职业选择。

老年学是研究衰老的综合领域；老年学家是研究老龄化过程的专家，并且跨了许多学科，如医疗保健、社会学、心理学和许多其他学科等。所以，如果您对从事与老年人群体相关的工作感兴趣，那么在大多数大学都能找到几个与老龄化领域相关的院系，可提供学位和证书。在前面的章节中，您已经了解了临床和非临床专业的职业发展，以及各种与医疗机构有关的工作。而在老龄化的各个领域，拥有硕士学位的人都非常稀缺。这同时也是一个为各个层次的学生提供不可多得的机会的领域。

有一个领域可能是您没想到的，就是老年人旅行——这是一个有趣且快速发展的领域。最近，我亲自去加勒比海地区的多米尼加体验了这个新兴产业。健康已成为旅行界的一个神奇词汇。这个特别的项目保证提供：每天的瑜伽、气功和冥想、与岛屿营养师一起关注健康、与有机农场的农民共进午餐、徒步到原始雨林的瀑布和享用健康的食品。这是一个为期一周的有趣的徒步旅行，包含有当地美食，以及提到的瑜伽和气功、徒步和水上运动。所有参与者都超过 60 岁。

许多水疗中心和瑜伽馆都为这个年龄段的人群提供这样的健康体验服务。这个发展方向很有趣，并且派生出不少工作机会。首先，旅行专家和旅游经营者，需要借助具有老年学知识的人来帮助制订计划和开展针对性的营销。实际的运营商需要了解 60 岁以上旅客的需求和期望。旅游广告正试图吸引 60 岁以上的人群。像维京这样的游轮公司向老年人展示他们将体验到的景点、享受到的美食、学习到的新技能，以此来吸引他们的加入。在船上，项目主管和旅游经营者为迎合不同年龄段和不同行动能力客人的需要，相应安排了合适的活动、船上的医疗专家、专业化饮食、锻炼计划和健康活动等。

这里有更多可能的从业方向供您探索：

- 学术方向
  - 各级水平的教师和研究人员。
- 管理方面
  - 各医疗机构和医疗项目。
  - 各区域的老龄化机构。
  - 政府机构。
  - 人力资源。
  - 志愿者管理：这是一个快速发展的领域。
- 财务和法律
  - 老年法律，包括房地产。

— 财务和法律方面的保护者。

— 预防诈骗。

— 金融计划。

— 代际问题顾问。

— 专业说客。

— 授权书起草专家。

— 财务及法律调解员。

— 监察员。

- 健身和健康

  — 艺术指导员。

  — 健身教练。

  — 营养专家。

  — 健康教练。

  — 游泳和水疗教练。

- 住房和城市设计

  — 居家养老顾问。

  — 室内设计师。

  — 家庭安全顾问。

  — 房地产中介。

  — 社区规划专家。

  — 社区生活专家。

  — 城市规划师。

- 休闲、娱乐和个人强化

  — 活动策划者。

  — 历史学家或系谱学家。

  — 运动教练。

  — 私人服务协调员。

  — 私人购物助理/导购人员、时装搭配师、发型师、交通服务商、房屋和花园维护人员。

- 城市、州、国家和全球组织

  — 各级政府雇用的老龄化专家。

  — 美国退休人员协会（AARP）：一个庞大的组织，是一个雇有各种老龄化专业人才的雇主。

- 私人企业

  — 养老金管理。

  — 医疗和健康类项目、保险管理。

## 总结

连续性长期护理是为需要它的人提供服务的一个网络体系。它可能包括家人、亲友或有偿看护人。长期护理适用于任何需要医疗护理或协助日常生活活动（ADLs）和工具性日常生活活动（IADLs）服务超过90天的年轻人或老年人。在美国，长期护理主要服务于老年人，服务提供者是家庭、社区的日托中心、医院、辅助生活中心、退伍军人中心、专科医院和各式各样的养老院等。家人和朋友提供了大约80%的长期护理照护。政府的职责是为某些方面的长期护理服务提供资金，对长期护理提供方予以监管，并提供政策框架以确保满足需要此项服务人群的需求。

长期护理主要由个人提供资金，可以直接支付给提供者，也可以通过长期护理的第三方保险支付。许多政府机构为长期护理提供基金支持。长期护理的伦理和政治问题围绕着私人和政府资源的分配。

## 复习思考题

1. 在美国有哪些人接受长期护理服务？

2. 家庭、朋友和社区成员在多大程度上参与了长期护理？

3. 日常生活活动（ADLs）和工具性日常生活活动（IADLs）与长期护理需求之间的关系是什么？

4. 除了美国的老年人，还有哪些人使用长期护理服务？为什么？

5. 长期护理涉及哪些伦理问题？

## 讨论思考题

1. 您将如何建议您的国会代表投票通过一项法案，以为所有需要的人提供某种程度的长期护理？

2. 您愿意通过提高税收来支付您父母、祖父母或长期患病孩子的照顾的费用吗？

3. 在您的社区中，有哪些长期护理服务可使用？

4. 在您的社区中，是否有像Eola（如章节简介中所述）这样的机构？其提供什么功能？这种护理的费用是多少？与社区中的其他长期护理服务项目相比，此费用是较高还是较低，例如：

a. 专业护理机构；

b. 中级护理机构——常规的养老院；

    c. 辅助生活机构；

    d. 寄养照护；

    e. 痴呆症等的专业护理机构；

    f. 居家护理。

    5. 评析一份长期护理保险的保险单。它涵盖哪些服务？它的费用是多少？

    6. 回顾您所在的州对医疗授权书的规定。它包括什么？

    7. 对于一个持续性的长期照护社区，您希望自己和 / 或您的家人可以享受哪些功能？

## 章节参考文献

AARP. 2009. *Caregiving in the US 2009*. Available at www.aarp.org/relationships/caregiving/info-12-2009/caregiving_ 09.html.

AARP Public Policy Institute. September 2012. *Insight on the issues*. 69.

Administration on Aging: http://www.aoa.gov.

Administration on Aging. 2014. *A profile of older Americans*. Available at http://www.aoa.acl.gov/Aging_Statistics/Profile/2014/docs/2014-Profile.pdf.

Genworth. 2015. *Cost of care overview*. Available at www.genworth.com.

Harris-Kojetin L., M. Sengupta, E. Park-Lee, and R. Valverde. 2013. *Long-term care services in the United States: 2013 overview*. National Health Care Statistics Reports; no 1. Hyattsville, MD: National Center for Health Statistics. Available at http://www.cdc.gov/nchs/data/nsltcp/long_term_care_services_2013.pdf.

Matthews, J. 2012. *Long-term care: How to plan and pay for it*. 9th ed. Berkeley, CA: NoLo Press.

United States Department of Veterans Affairs. (http://www.va.gov/budget/docs/report/2014-VAparPartII.pdf).

_____. (http://www1.va.gov/health).

## 获取更多信息

Administration on Aging (http://www.aoa.gov/)

American Association of Retired Persons (AARP) (www.aarp.org)

American College of Health Care Administrators (www.achca.org)

American Geriatrics Society (AGS) (www.americangeriatrics.org)

American Geriatrics Society (AGS) Foundation for Health in Aging (www.healthinaging.org)

American Society on Aging (www.asaging.org)

National Association of Area Agencies on Aging (www.n4a.org)

National Council on the Aging (www.ncoa.org)

National Hispanic Council on Aging (www.nhcoa.org)

National Institute on Aging (www.nia.nih.gov)

Older Women's League (www.owl-national.org)

# 第九章
# 心理健康服务：多个系统的组合

## 学习目标

读完本章后，您将能够：

1. 明确在美国的精神疾病的范围。
2. 比较心理健康医疗系统与普通医疗服务系统的资金情况。
3. 确定服务于心理健康医疗系统的主要人力资源组成。
4. 讨论美国心理健康服务发展的四个时期。
5. 描述精神疾病的主要分类和易感人群。
6. 讨论心理健康服务提供过程中的道德伦理问题。

# 一个患有精神疾病的年轻人

在因精神疾病休学 5 年后，塔德重返了大学。在他 18 岁时，开始出现幻听，头脑中的声音开始淹没周围人的声音。他没有告诉任何人发生在他身上的事情。原因有两个：第一，他觉得自己是被选中的所以能听见这些指示，对此他很高兴。第二，更重要的是，对于这些声音，从没有人问起过他。

虽然之前的他热衷于积极参加社交生活，甚至在青少年时期还参加过乐队演出，但是塔德变得越来越孤僻。他的父母一开始以为这些变化只是因为"青春期"而已。但当塔德 19 岁从大学退学后，他们开始担心了。在父母的坚持下，塔德去看了他的初级保健医生。他的医生详细记录了他的各种病情，包括塔德自己报告的服用娱乐性兴奋剂和饮酒的情况。医生把问题归因于他的吸毒和酗酒。然而，在接下来的一年，他的症状变得更糟了。塔德经常会和警察起冲突；他无家可归，失业又性格孤僻。最后，塔德因流浪街头和殴打他人被捕入狱。

由于他在监狱中的古怪行为，法院要求对塔德进行精神病学检查。塔德被诊断出患有精神分裂症并被送往紧急治疗中心，在那里他开始服用精神治疗药物。在他出院后，塔德接受了门诊治疗。他的保险对他接受的药物治疗予以报销，并通过县级的心理健康部门为他提供后续护理。

虽然塔德已部分恢复了正常，但这属于需要他终身治疗的慢性疾病。即便如此，他也还算幸运。由于大多数州的相关资源极为稀缺，因此很多像塔德这样的人根本无法获得治疗。因此，更不幸的患者往往不得不住在收容所或露宿街头。

**生物化学：**关于存在于生物体内的化学物质，比如多巴胺。

**住院护理：**一种居住安排，一个人长时间居住或生活在特定的机构里。

**躯体治疗：**直接作用于身体上，而不是精神上。例如，温水浴是一种使身体平静下来的身体疗法。

**谈话治疗：**由西格蒙德·弗洛伊德发明的心理疗法，主要采用谈话而不是躯体上的或药物性的治疗。

## 引言

在美国，心理健康医疗系统是不同于普通医疗服务系统的一个服务体系。它成为独立系统的原因之一是精神疾病本身所附带的污名化标签。这也使得直到 19 世纪，心理健康的主要诊疗场所都是在家庭和专门机构内，要远离公众视线之外。其他的原因还在于，直到 20 世纪末，在科学家开始为几种主要精神疾病（如抑郁症和精神分裂症）找到**生物化学**基础之前，人们并不把精神疾病当作身体疾病（比如阑尾炎）。从那时起，对精神疾病的治疗，从**住院护理**和**躯体治疗**转变为依靠药物和门诊**谈话治疗**。

这一发展对提供心理健康服务产生了深远的影响，现在普通医生和门诊诊所可以诊治精神疾病了。对精神疾病患者的护理，现在已从机构模式转变为同基层医疗和其他普通医疗服务一样的商业模式。本章会对精神疾病的范围、**疾病负担**、历史演变、诊断类别、服务提供模式以及提供服务的人员等内容进行描述。

## 什么是精神疾病和心理健康？

根据美国公共卫生局局长的观点，"精神疾病"一词是对所有可诊断的精神障碍的统称。精神障碍是一种以思维、**情绪**或行为改变为特征的健康状况，这些改变常伴随着痛苦和/或功能受损等情形。大多数精神障碍的确切原因或**病因学**尚不清楚。研究人员发现，生物、心理和社会文化因素之间的相互作用是影响精神疾病和心理健康的主要因素。

**心理健康**不容易被定义，就像任何对健康的定义一样，它必须在包含个人价值取向和文化差异的框架中进行思考。然而，心理健康的一些指标可以从个体的角度来评估，例如应对变化的能力、积极的人生观、以爱和支持的方式与亲近的人互动的能力，以及总体的幸福感。心理健康医疗系统通过各种专业人员、政府和私人项目以及医疗**服务提供模式**来处理心理健康和精神疾病。

精神疾病的例子有：**情绪障碍**，例如**重性抑郁症**；**认知**或思维障碍，如**阿尔茨海默病**；行为障碍，如**进食障碍**。临床诊断上，对精神疾病采用一种系统性的方法，该方法需要考量疾病的明显体征和症状、疾病的病程和持续时间、对治疗的反应以及疾病引起的功能损害等各方面来确诊。在美国，使用美国精神病学协会的《精神疾病诊断和统计手册》来诊断精神疾病。它于 1952 年首次出版，目前的版本是 DSM-V-TR-2013。该手册每隔几年更新一次，并确定精神疾病诊断的标准。该手册正在迅速成为全球精神疾病的主要诊断工具。

这些标准很难以绝对客观的方式来量化，因此追踪研究精神疾病并不是一门精确的科学。在试图追踪精神病患者的行为和感受方面，最著名的两项综合性研究是"美国国家共病调查"和"流行病学集中区域研究"。这两项研究都通过大规模的深入访谈来确定精神疾病的模式。

## 精神疾病的范围

精神疾病是一个全球性问题。它影响了患病的个人及其家人、朋友和雇主以及整个社区的生活日常。据世界卫生组织（WHO）估计，全球有 4 亿人患有抑郁症，接近美国总人口数。此外，估计有 6000 万人患有双相情感障碍，2100 万人患有精神分裂症，3500 万人

---

**疾病负担：**因疾病而导致的个人、家庭和社区的损失，包括因病而失去工作机会、家庭关系和对社区活动的参与等。

**情绪：**某一特定时间的心理状态。

**病因学：**研究疾病起因的学科。

**心理健康：**具有能够应对各种变化的能力、积极的人生观、以爱和支持的方式与亲近的人互动的能力，以及可以在个人中评估的总体的幸福感。

**服务提供模式：**负责向个人和特定人群提供某种特定护理的系统。

**情绪障碍：**某种心理状态的变化，例如持续性的心情低落（被称为抑郁）。

**重性抑郁症：**一类持续时间很长或反复发作的抑郁症。属于一种医学诊断。

**认知：**其与思考或获取知识的过程相关联。认知障碍会扰乱获取或记忆知识的能力。

**阿尔茨海默病：** 一种影响大脑并可造成痴呆的退行性病变。

**进食障碍：** 一类疾病的统称，用于描述患者对食物过于关注，出现强迫性进食或不进食，常伴有对身体形象的错误感知。

患有痴呆症。世界卫生组织估计，70% ～ 80% 患有精神疾病的人没能受到治疗。

心理健康服务的可及性及其质量能影响到美国的每个家庭和雇主。大多数精神疾病是一种终身的慢性疾病，它会干扰个人参与家庭生活、工作和学业的能力。每五个成年人中就有一个人患有精神疾病，约占成年人口的 26%。该数字包括经确诊的精神疾病和成瘾物质滥用。大约 19% 的成年人被诊断患有精神疾病。在约 6% 的成年人口中有药物和 / 或酒精等物质滥用现象。精神疾病和物质滥用的双重诊断则占 3%。这就相当于每年都有 5770 万成年人患有精神疾病。在美国和加拿大，精神障碍是 15 ～ 44 岁人群致残的首要原因。

对于儿童来说，相应的数字并未见到文字记录或报告。但据估计，20% 的儿童会出现轻微的功能性精神障碍。在 9% 的 9 ～ 17 岁儿童中发现了严重的情绪障碍。

重度心理障碍（SPD）是精神疾病中的一个类别，其中包含患者的社会、职业或学校就读的功能形成中度至严重损害并需要治疗的各种心理问题。对此，国民健康访问调查（NHIS）予以了跟踪。2013 年，这项调查发现，女性罹患重度心理障碍的可能性高于男性；未参保的人比参保的人患病可能性更高；随着收入增加，重度心理障碍患病率下降；而 65 岁以上的老年重度心理障碍患者中有四分之一的人日常生活活动（ADLs）受到限制。此外，这项调查表明患有重度心理障碍的人更容易患上慢性阻塞性肺疾病、心脏病和糖尿病。

据进一步估计，只有大约一半患有精神疾病的人获得了适当的治疗。一部分原因在于患者经济、保险状况、文化壁垒以及对精神疾病的污名化，另一部分原因与心理健康医疗系统本身的机能不足有关。然而，随着《平价医疗法案》以及《心理健康平等和成瘾公平法案》的实施，美国已经额外提供了 6000 万人次的心理健康医疗服务。

## 心理健康医疗系统的财务状况

在美国，心理健康医疗系统的总支出约占整个医疗保健总费用的 6%，相当于 1150 多亿美元。该系统的资金来源由公共支付、第三方保险和个人自费共同组成。在公共支付中，大部分资金来自 Medicaid，其次是州和地方性机构、Medicare 以及其他联邦性质的项目（如通过退伍军人事务部所辖的项目）。到 2030 年，全球在心理健康方面的消耗预计将超过 6 万亿美元。这些数字还不包括因病导致的工作时间和收入的损失，而其实这部分估计约占全球 GDP 的 35%。

在过去的二十年中，提供给心理健康医疗的资金方面有重要的转变。各州对心理健康医疗的直接资助有所减少，而 Medicaid 对心理健康医疗的资助相对增加。这在一定程度上是因为联邦政府通过 Medicaid 和公共卫生部门拨款为各州提供了大量资金。这种转变的一个结果是，Medicaid 的设计会影响到每个州的心理健康服务的实施。此外，《心理健康平等和成瘾公平法案》和《平价医疗法案》大大增加了可获得心理健康服务的人数。这些立法也影响了医疗服务提供方式。不过，传统的州立心理健康机构和联邦的卫生与公众服务部门，仍然是制定公共心理健康服务政策的重要力量。

精神障碍和物质滥用，在诊断上和成本核算上是互相关联的，但第三方支付者和服务提供者都对它们区别对待。私人医疗保险计划大多有把精神疾病和物质滥用予以合并覆盖的福利。然而，许多精神疾病和物质滥用的治疗服务是分开的，并使用不同类型的医疗人员。这方面，几乎所有经公共资金付费的治疗服务都是如此。事实上，同时患有精神疾病和物质滥用的患者数量相当可观，这种分离式的医疗服务对他们会造成问题，因为对他们来说，往往要两种问题同时治疗才会获益。

在过去十年中，私人保险在心理健康方面的财务影响还很有限。通过引入管理式医疗，私人保险已经开展了各种成本控制措施。这一趋势使得普通医疗／初级医疗部门在心理健康医疗方面提供了更多服务。与此同时，私人保险覆盖的精神疾病处方药范围急剧扩大。通过这些努力，精神疾病药物治疗的保险覆盖范围正逐渐展现与其他疾病的平等性。

消费者的支付平等是心理健康医疗方面立法的主要目标。《心理健康平等和成瘾平等法案》和《平价医疗法案》都以这一概念为目标。**平等性**，是指在财务上让精神疾病治疗获得与普通医疗服务相同或平等基础上的财务支持。推动《平价医疗法案》成立的根本动机是希望如同其他身体疾病一样，资金也能覆盖精神疾病医疗。平等性这一理念，要求市场上的所有保险公司为精神疾病提供与一般身体疾病有相同覆盖范围的保险产品，但截至 2006 年只有少数几个州有平等性的要求。

**平等性：**在该背景下是指保险在覆盖精神疾病和普通医疗时收益的平等性。

## 心理健康医疗系统的架构

事实上，美国的心理健康医疗系统并不是一个统一的系统。在本章中，心理健康医疗系统是指对患有精神疾病、物质滥用、痴呆症的患者以及患有认知障碍或患有精神疾病的儿童提供的所有服务的总和。有四种方法可以对这个系统进行分类：①由谁提供服务；②治疗方法；③治疗场所；④人力资源组成。

## 由谁提供服务

从非临床的自助志愿者到精神科医生，各种各样的人都可以提供心理健康服务。在决定什么人能为有心理健康问题的人提供服务的法规方面，各州和联邦政府的规定差异很大。保险公司则只向特定类型的治疗师报销费用，对其他人提供的治疗服务不予报销。

## 治疗方法

对系统进行分类的另一种方法是通过治疗方法进行分类。治疗方法包括自助疗法、心理疗法、谈话疗法、行为疗法、药物疗法和身体治疗（如电击疗法）。

## 治疗场所

心理健康医疗系统也可以由治疗场所来定义。其中包括家庭护理、以社区为基础的居家护理、日间照护机构、福利性工作机构、门诊以及私人精神病治疗和康复机构。治疗场所也可以包括提供紧急护理和长期护理的公共机构。

## 人力资源组成

对心理健康医疗系统进行分类的一种常用方法是通过其四种主要的人力资源组成：专业心理健康部门、普通医疗/初级医疗部门、社会服务部门和自愿支持网络部门。这一分类法被普遍采纳，因为它认识到心理健康问题是由各种各样的在各种不同场所中工作的人来治疗的。据美国公共卫生局局长关于心理健康的报告估计，一年内上述各类心理健康从业者的服务占整体医疗服务的11%左右。

专业心理健康部门的人员包括：心理健康专职人员，如精神病学家、心理学家、心理学顾问、精神科护士和精神科社会工作者。这些专业人员主要服务于专业心理健康诊所、公立和私立精神病院以及综合性医院的精神科住院区。他们还以病例管理的形式为严重精神疾病患者协调各种各样的服务。据估计，6%的成年人和8%的儿童通过这类人员获得精神保健服务。

普通医疗／初级医疗部门的人员由医疗保健专业人员组成，如初级保健医生、普通内科医生和护士等。他们在医生办公室（诊室）、综合医院以及长期护理机构执业。通常，患有精神疾病的成年人最初接触到的医疗保健提供者就是他们。由于初级医疗专业人员开具精神活性药物已经变得普遍，患有轻度和中度疾病的成年人可能只需这一类的人员进行治疗。与成年人相比，儿童患者就医于这些专业人员的比例更低，只有 3%，而成人则有 6%。

对儿童精神疾病和认知障碍予以评估、诊断和治疗主要靠社会服务部门的人员。各类社会服务、以学校为基础的辅导、长住式康复服务、职业康复服务、刑事司法／监狱服务和宗教顾问都属于这一部门。16% 的儿童接受以学校为基础的服务，接受儿童福利和青少年司法系统心理服务的儿童患者占另外的 3%。

四个部门中的最后一个是自愿支持网络部门。自助团体，如戒酒互助协会（AA）和嗜酒者家庭互助会（Al-Anon），以及朋辈辅导咨询等，在心理健康服务部门里属于快速增长的领域之一。包括物质滥用类别在内的许多诊断都有 12 步式程序。

## 美国心理健康服务的历史

心理健康服务的发展历程展现了一系列观念的转变。在历史上，精神疾病曾被视为恶魔附体或者是生命要素的不平衡所致。忧郁，现在被称为抑郁症，直到现代之前，都被认为是体液的不平衡现象。癫痫，则被当作是被幻觉和灵魂控制了的表现。弗洛伊德开启了我们现在称之为心理治疗或谈话治疗的现代精神病学时代。更重要的是，从他开始，对精神疾病的特征症状进行了描述。我们现在仍在使用弗洛伊德 100 多年前创立的系统改良后的变体。

随着观念从疾病转向健康，医疗保健系统提供的服务也发生同样的转变。在 20 世纪 50 年代之前，人们关注的重点只是为最严重的精神疾病患者提供居所。他们居住的机构充其量就是疗养院模式，患者住得舒适，但不允许离开。其中的一些甚至非常豪华。另一种极端则是体量巨大的慈善机构和政府机构，精神病患者被扔进巨大的牢房，食物从门外被推送进来。没有尝试去治疗，只将个体视为次等人类。

美国心理健康服务的发展历史可划分为四个时代，每个阶段都会着眼于改革之前未解决的问题。这四个阶段是：道德治疗时代、精神卫生时代、社区心理健康时代，以及当前的社区支持时代（见表 9-1）。

| 表 9-1 | 美国心理健康服务的历史改革运动 | | |
| --- | --- | --- | --- |
| **改革运动** | **时间** | **场所** | **改革关注点** |
| 道德治疗运动 | 1800～1850 年 | 收容所 | 基于人道的恢复性治疗 |
| 精神卫生运动 | 1890～1920 年 | 精神病医院或诊所 | 预防，科学的定位 |
| 社区心理健康运动 | 1955～1970 年 | 社区心理健康中心 | 去机构化和社会融合 |
| 社区支持运动 | 1970 年～至今 | 社区支持 | 精神疾病作为社会性福祉问题（如住房、就业） |

资料来源：U.S. Department of Health and Human Services. 1999. *Mental health: A report of the surgeon general*. Rockville, MD：U.S. Department of Health and Human Services, Substance Abuse and Mental Health Services Administration, Center for Mental Health Services, National Institutes of Health, National Institute of Mental Health, Table 2.9。

### 道德治疗时代

19 世纪初，从欧洲引入的"道德治疗"的观念，引发了美国心理健康服务史上四次改革运动中的第一个。

包括 Dorothea Dix 和 Horace Mann 在内的第一批改革者，从欧洲引入了这样一种观念：通过将个体转移到收容所，建立一个以"道德"觉知性为特征的受控环境，用躯体疗法（身体治疗，如沐浴、运动和特殊饮食）和社会心理疗法相结合的形式来治疗精神疾病。这里的"道德"一词具有与今天不同的内涵，在此它意味着通过应用心理导向性的治疗使个体回归理性。

私人和公共收容所的建设，是道德治疗时代的特征。早年间，几乎每个州都有一个专门用于治疗精神疾病的精神病收容所，以容留精神疾病患者并防止其转为长期慢性疾病。然而采用道德治疗只完成了前一个目标，它无法防止病情恶化或复发。

### 精神卫生时代

美国南北战争结束后不久，早期道德治疗时代的失败得到了广泛承认。收容所被视为是为无法治愈的慢性病患者建立的。公共机构的护理质量持续恶化，那里人满为患，资金不足是常态。19 世纪末开始了一场新的致力于精神卫生的改革运动。它吸纳了新出现的公共卫生（当时被称为"卫生"）、医学科学和社会进步主义等概念。但是，尽管当时各州建立了公共收容所，但地方政府仍需为每一阶段的护理支付费用。甚至为了节省费用，许多社区还继续沿用当地的救济院和监狱来收治精神病患者。各个收容所无法维持预算，护理质量恶化，报纸对收容所和当地福利机构的非人的状况也予以揭露。

在 1894 年至第一次世界大战期间，随着《州保健法案》的通过，对精神病患者的照护成了州政府的责任。地方政府趁机将所有精神病患者，包括无自理能力的老年人送到了州立收容所。老年痴呆症被重新定义为一种精神疾病，尽管只有少部分的老年人患有痴呆。在过去的一个世纪里，尽管任务艰巨，各州仍以极低的成本承担了这一责任。采用的方式是，将照护服务集中到一两个州立精神病医院来，这些精神病医院同一时间内照顾成千上万的患者。电影《飞越疯人院》反映的正是这种类型的医院里的状况。

精神卫生时代的改革者们，组建了全国精神卫生委员会（现为国家心理健康协会，NMHA），并呼吁在收容所（当时改名为精神病院）增加新的医学科学分支，特别是神经病理学。他们还呼吁"精神病医院和诊所"通过与医学院合作，将新医学科学施惠于较小机构中的患者。他们在一些综合医院开设了精神病科，以将心理健康服务纳入医疗保健的主流框架中去。精神卫生学家相信早期治疗的原则，并期望预防慢性精神疾病。为了达到这个目的，他们提倡门诊治疗，以在早期确诊精神障碍的病患，并随访出院的患者。

在 20 世纪早期，早期化治疗在防止精神疾病慢性病化趋势方面，并不比 19 世纪更成功。在最好的情况下，医院提供人道化的监护；在最坏的情况下，会出现忽视或虐待患者的现象。新住院患者的住院时间确实开始下降，但是长期住院的老患者挤占了公共收容所。在大萧条和第二次世界大战期间，财政和过度拥挤的问题愈发恶化了。

## 社区心理健康运动

对早期干预的热情，是由第二次世界大战期间的军事心理健康服务部门发展起来的，在 20 世纪中期带来了对精神治疗的乐观态度。在对精神疾病的早期治疗理念予以支持的同时，诞生了一个新的概念——社区心理健康。国家心理健康协会（NMHA）与精神病学发展促进会均在这项改革中扮演了重要的角色。社区精神卫生改革者从精神卫生学家那里借鉴了一些想法，并利用治疗精神病和抑郁症的新药物，他们认为他们可以在社区为公众提供心理健康服务。他们还认为，类似于精神病院的长期护理机构的治疗一直是疏忽的、无效的，甚至是有害的。社区治疗和去机构化的联合政策施行，引起住院时间显著下降，许多患者从医院的监护中心出院（美国卫生与公众服务部，1999）。

### 当前的心理健康医疗系统：社区支持运动

根据美国公共卫生局局长的《心理健康报告》，过去25年里心理健康领域展现出离散性趋势的特征。有关大脑和行为的科研的速度及其产出能力都有了显著提高。一系列对主要精神障碍的有效治疗方法的引入，极大地改变了临床上和患者的反应。

在当前，对精神病患者的照护是分散性的。我们不再设立庞大的机构为那些被诊断患有精神疾病和神经系统疾病的人提供永久性住所。20世纪50年代和60年代的精神病医院，每家要收容数以千计的患者；今天同样的机构只要收治几百名患有严重精神疾病的患者。社区中患有精神疾病的人数没有发生很大变化，但是治疗主要以门诊治疗和小规模居家治疗形式进行。

在精神病治疗方面，随着精神病医院去机构化引起的导向改变，以及治疗性药物和管理式医疗带来的改变，为了改善精神疾病患者的治疗效果，设计和发展出了通过朋辈支持方式开展的自我帮助性的治疗项目。其提供的服务包括：收容中心、职业和住房计划、朋辈咨询辅导、病例管理服务、替代住院治疗的危机解决方案、相关宣传培训、事务化的小型短期精神病收容所和同伴支持小组。尽管这些项目已经存在了二十多年，但很少有正式的评估来关注这种心理健康服务提供模式的有效性。我们需要更好地理解现有的消费者自助项目，以便为在这些项目和传统服务之间建立有效的伙伴关系提供经验基础。

## 精神疾病的主要分类

心理健康医疗系统需要解决各种各样的精神疾病，本部分会对最常见的精神疾病诊断和分布范围进行描述，以提供相关疾病的一个具体概念。根据美国国家心理健康研究所的定义，精神疾病主要分为：情绪障碍、精神分裂症、强迫症、焦虑症、创伤后应激障碍（PTSD）、自杀和认知障碍。重性抑郁症是全世界5岁以上人群残疾的首要原因。对于女性来说，致残的主要原因是抑郁症、精神分裂症和双相情感障碍。许多人患有双重疾病（确诊患有超过一种精神疾病）。表9-2将为您提供有关精神疾病的类型、易感人群和治疗方法的信息。

| 表 9-2 | 主要精神疾病分类概览 |

| 疾病 | 描述／症状 | 人口统计学特征 | 发病年龄 | 治疗 | 备注 |
|---|---|---|---|---|---|
| 情绪障碍（重性抑郁症、心情恶劣障碍、双相情感障碍） | 长时间的悲伤，睡眠和食欲的变化，烦躁、内疚和焦虑的感觉 | 影响 9.5% 的成年美国人——2090万，女性的人数是男性的两倍，经常与焦虑症和物质滥用同时发生 | 在 15 ～ 30 岁之间，中位年龄 25 ～ 32 岁。过去十年中，对非常年幼的儿童和老年人的诊断有增多 | 认知行为疗法，心理疗法，社会支持疗法，药物疗法（抗抑郁药、镇静剂、情绪稳定剂、助眠剂） | 在抑郁症和双相情感障碍中发现相同基因 |
| 自杀 | 自杀人群中的90% 都诊断有抑郁症或物质滥用 | 在 2006 年，有33300 人自杀身亡，85 岁以上的白人男性最高发，男性的自杀人数是女性的四倍 | 从青春期早期到老年 | **预防：任何提及要自杀的人都需要帮助。如果您或您认识的人正考虑自杀，请寻求帮助！生命专线（Life Line）在所有时间对任何人免费** | 女性试图自杀的次数是男性的三倍。据估计，每 25 人企图自杀，就有 1人死亡 |
| 精神分裂症 | 与现实失去接触，社会功能的严重受损，奇怪的想法，远离社会互动，幻觉，妄想 | 影响 240 万 18 岁及以上的成年人，男性与女性的比例一样。如果双胞胎中的其中一个患病，另一个在某一时期出现症状的概率为45% | 男性出现于青少年晚期或二十岁出头；女性出现于二十几岁或三十岁出头。每年有超过 10000例被确诊 | 药物治疗（抗精神病药为主，抗抑郁药），心理社会治疗 | 正在鉴定相关基因，但尚未找到特定的基因。遗传倾向和环境压力可能都是触发症状的必要因素 |
| 焦虑 | 恐惧、忧虑、担心和／或不安的感觉加剧 | 13% 的 18 ～ 45 岁的成年人患有焦虑症 | | 心理治疗和认知行为疗法，药物治疗（镇静剂与助眠剂） | 患有一种以上的焦虑症且合并物质滥用是常见的 |
| 焦虑——恐惧 | 突然出现强烈的焦虑，并伴有过度通气和心动过速等身体症状 | 影响 240 万 18 ～ 45岁的美国人 | 青春期晚期和成年早期 | 同"焦虑"的治疗方法，加上针对身体症状的治疗 | 大约三分之一的患者患有广场恐惧症——害怕开放空间 |
| 焦虑——强迫症 | 以反复发作、不必要的想法（强迫症）和／或重复行为（强迫症）为特征的焦虑症 | 影响 220 万 18 岁及以上的美国人 | 症状可能出现在儿童早期或青春期，发作的中位年龄为19 岁 | 药物治疗，暴露心理治疗，社会支持小组和深部脑刺激 | |
| 焦虑——创伤后压力 | 在涉及身体伤害或伤害威胁的恐怖经历之后形成，经常发生事件回放，造成巨大压力 | 影响 770 万美国人，女性发生率更高，有证据表明有家族易感性 | 发生创伤事件后的任一年龄 | 药物治疗、心理治疗、社会支持小组均有效 | 它通常在事件发生后的 3 个月内出现，但可能不会表现多年。伴有抑郁、物质滥用和其他焦虑症 |

续表

| 疾病 | 描述 / 症状 | 人口统计学特征 | 发病年龄 | 治疗 | 备注 |
|---|---|---|---|---|---|
| 进食障碍——神经性厌食症、贪食症、暴饮暴食 | 厌食症——对肥胖和仪式性进食习惯的恐惧，体重减轻15%，过度节食和自我诱发呕吐<br>贪食症——大量暴饮暴食，使用泻药和呕吐 | 常见于15～24岁女性。0.5%～3.7%的女性患有厌食症，1%～4.2%的女性患有贪食症；2%～5%的美国人有暴饮暴食的经历 | 35%的病例为男性。每年15～24岁年龄段厌食症患者的死亡率为其余所有死因总和的12倍 | 并发症的紧急治疗。认知行为疗法，心理疗法，社会支持疗法，药物疗法（抗抑郁药） | 贪食症的发病率最高。催吐会对消化系统和牙齿造成永久性的损伤。可能会需要结肠造口术。可能会出现心律失常并导致死亡 |
| 注意力缺陷障碍[伴多动]（ADHD） | 注意力不集中和/或多动和强迫症 | 儿童期最常见的精神障碍，也影响4.1%的18～44岁的成年人。更多发于男性 | 在学龄前期和小学早期变得明显，发作的中位年龄为7岁 | 药物治疗，刺激疗法，认知行为疗法，咨询，医疗人员和学校/家庭/朋友/雇员之间的合作 | 病因不明，但双胞胎研究提示有遗传易感性 |
| 孤独症 | 语言和社会互动方面的缺陷，以重复的刻板行为为特征——极少的眼神接触、语言迟缓、对社交互动不感兴趣 | 由于病例的识别和定义方式不同、研究方法不同以及诊断标准也不同，发病率很难估计。但是，每1000名儿童中有3～4例患病是可接受的估计 | 通常3岁前确诊。男孩多见，是女孩发病率的四倍，但女孩的症状更严重，认知障碍也更严重 | 没有针对自闭症的药物被批准使用。但可以使用治疗行为和情绪的药物。应用行为分析——个人强化的一对一疗法，已被证明可以改善行为和沟通技巧 | 属于孤独症谱系障碍（ASDs）的一部分，孤独症是其中最严重的形式。阿斯佩格综合征的相应症状更温和 |
| 阿尔茨海默病 | 进行性痴呆，严重影响日常生活、行为和情绪 | 影响450万美国人，该数字是1980年的两倍。65岁以上痴呆患者最常见的病因。年龄的增长是最主要的危险因素 | 早期症状出现在65岁，65岁以上的人群中有十分之一、85岁以上的人群中有近一半受到影响 | 药物可以延缓疾病进展，治疗抑郁、焦虑和攻击性相关的症状。社会支持、作业治疗和物理治疗很重要 | 从被确诊起，患有阿尔茨海默病的人，存活的时间大约是没有痴呆的相似年龄者的一半。确诊后的可存活年限为8～10年。在30～40岁时有遗传性，但较为罕见 |

资料来源：National Institute of Mental Health. *The numbers count*：*Mental disorders in America*. Bethesda, MD：National Institute of Mental Health。

## 风险因素与预防

风险因素是指，相较于随机选择的个体，对于一个特定的个人，使其更有可能患有精神障碍的因素。有些风险因素是固有的，例如：性别和家族史，也就是说，个人是不能改变它们的。其他风险因素，例如缺乏社会支持、没有文字阅读能力或遭受欺凌，可以通过策略和有效的干预措施予以改变。目前的研究关注点在于生物性因素和心理性因素的相互作用以及如何对它们加以制约。正如前面所述，研究表明，即使是精神分裂症这种高度遗传的疾病，超过一半的同卵双胞胎中的另一人并没患有精神分裂症。这表明通过改变环境因素，最终防止生物风险因子（即导致精神分裂症的未鉴定基因）的表达，是存在可能性的。

　　由于心理健康与其他方面的健康是密切相关的，观察生物、心理和社会文化这些因素之间的各种相互作用是很重要的。例如，慢性病、失业、物质滥用、种族主义和暴力可能是心理健康问题发生的风险因素或中介变量。然而，同样的一些因素也可能会被心理健康问题影响（例如，抑郁症可能导致物质滥用，进而可能导致肺癌或肝癌）。

## 自杀预防

任何提及要自杀的人都需要帮助！！！！
如果您或您认识的人正考虑自杀，请寻求帮助！

生命专线（Life Line）在所有时间对任何人免费。

### 治疗

　　精神障碍是可以治疗的。基于大脑的新研究每天都在提高诊断和治疗精神疾病的能力。有许多治疗方法可以减轻患者症状和增加官能性。事实上，对于大多数精神障碍，通常不是仅仅只有一种治疗方法，而是有一系列经证实对患者有价值的治疗方法。大多数治疗分为两大类：心理社会治疗和药物治疗。此外，两者的结合（被称为多模式疗法）往往会比单用其一更加有效。

　　治疗比安慰剂更为有效的证据是压倒性的。有效性的程度往往会因疾病和目标人群的不同而有所不同。一种疾病和／或某一年龄组的最佳治疗方式，对于另一种疾病或年龄组也许就不是最优方案。此外，治疗通常需要针对每个患者及其偏好进行调整或定制。

　　如果治疗如此有效，那么为什么接受治疗的人很少？研究表明，在被诊断为精神障碍的成年人中，不到三分之一的人在某一年接受过心理健康治疗，而儿童患者中的相应比例则更低。医疗系统的门槛壁垒、经济原因、病耻感和文化，以上这些因素都导致了精神疾病患者对治疗服务利用率低下的问题。其中，最大的单个壁垒是社会经济的阶层门槛。低收入工薪层和保险额度不足的人群很难获得充分的评估和治疗。仅在最近几十年，政府资金才成为心理健康服务的主要来源。

## 心理健康服务中的伦理问题

本领域中，隐私保密性问题、获得心理健康服务的壁垒障碍、心理健康医疗和普通医疗的财务平等性问题以及无保问题，这些都是重要的伦理道德问题和政策问题。在谈论心理健康服务体系时，某个人或家庭获得心理健康服务的能力，对于患者的生活质量及其家庭和社交网来说至关重要。这是一个关键性的道德问题。这些壁垒障碍往往以文化和种族为中心，这就要求我们采取实际行动来破除这些壁垒。我们需要做到：减少种族主义，从经济和伦理两个方面来正视贫困问题，并减少精神疾病的耻辱感。只有解决了这些深层次原因，我们才能开始建立符合伦理道德要求的服务体系。

心理健康服务的另一个主要问题是保密。虽然这在普通医疗服务中也是一个重要问题，但在心理健康领域还有一些特殊的考虑因素。患有精神疾病的人可能会因多种原因决定不寻求治疗。有些人可能出于经济原因放弃治疗。另一些人可能会认为，精神疾病患者所面临的耻辱感和受歧视风险仍然太高。许多人直接自费向心理健康治疗机构付费，而不是使用雇主提供的保险，就是因为担心如果他们的病情被知道，将被解雇或失去晋升机会。

### 职业简介：心理健康

您想帮助像塔德这样的人吗？心理健康和行为健康领域可以为您提供许多机会。个人可以从心理健康助理开始入门，进而向心理学家、精神病学家或研究人员发展。教育要求范围包括从在职培训到博士学位。大多数顾问和社会服务工作需要至少一个学士学位，而多数情况下，还需要硕士学位和州立执照。薪水从 40000 美元到 50000 美元不等。再向上的职业道路将是从事管理或私人执业。心理健康职业领域的女性占绝大多数，只有不到 20% 的从业者是男性。

《平价医疗法案》的颁布大大扩展了对各级心理健康咨询师的需求，并将为未来几年提供强大的就业市场。此外，退伍军人数量的增加也刺激了需求。

心理咨询师在各种机构中负责评估、诊断和治疗精神疾病。他们最常见的供职单位是：公共卫生部门、退伍军人管理局、国防部、社区心理健康部门、康复机构、住院心理健康机构、医院的心理门诊，以及越来越多的私人诊所，或与其他心理健康专家如精神科医生和心理学家一起开立合伙执业机构。

在下列其他领域，也可向患者提供类似服务：临床方面的社会工作、丧亲咨询、性别咨询、创伤咨询、病例管理、社区卫生和临床心理学等。

退伍军人事务部的注册心理健康顾问的职位列出如下一些工作职责和要求：再适应咨询服务的工作目标是协助那些在服兵役后没有适应平民生活的退伍军人。有资格获得退伍军人中心服务的退伍军人，包括参与所有战斗／冲突的退伍军人（自由伊拉克行动／新黎明行动、持久自由行动、越南战争、黎巴嫩战争、格林纳达战争、巴拿马冲突、波斯湾战争、朝鲜战争、索马里战争和第二次世界大战）及其家庭。在职人员的主要责任是为符合条件的退伍军人及其重要亲属提供临床／治疗服务和再适应咨询。他或她在团队领导的指导下提供有效的服务，包括但不限于个人、团体、联合、职业、教育、物质滥用和再适应咨询。在职人员独立地对符合条件的退伍军人及其重要亲属进行接洽和需求评估。咨询治疗师提供危机干预、心理／社会咨询治疗，并协助治疗精神病的急性发作。他们还为退伍军人提供就业机会，提供橙剂（译者注：一种除草剂，美国在越战期间用作武器）和波斯湾综合征相关的协助和转诊。咨询治疗师还负责对教育项目进行展示介绍，并积极参与项目规划和开发，在项目政策和程序上提出建议。

这一职位要求"具备经验，能直接参与并为受过创伤的战斗退伍军人提供治疗，这些退伍军人表现出复杂多样的心理社会问题和心理健康问题，包括创伤后应激障碍、无家可归、回避以及表现出生气／愤怒反应；具有经验，能直接为受伤退伍军人的家庭／重要亲属提供临床干预，应对包括配偶／伴侣、未成年人和十几岁的儿童表现出继发性创伤后应激障碍的影响、创伤后应激障碍，以及其他与家庭有关的困难。"

## 总结

精神疾病在美国是一个重要的健康问题。每年都有五分之一的美国人患有某种程度的精神障碍，并且 15% 的成年人在这一年中使用过某种形式的心理健康服务。除成年人外，21% 的 9 ～ 17 岁儿童会在某年接受心理健康服务。精神疾病的主要类别包括情绪障碍、精神分裂症、强迫症、焦虑症、创伤后应激障碍、自杀和认知障碍。精神疾病治疗的历史已经从收容模式转变为个体化治疗，并采用精密配合的药物和心理组合治疗。目前的心理健康服务系统很复杂，并且涉及许多部门。因此，诊疗服务可能会在组织上出现碎片化，在可及性上存在障碍。该服务体系还靠许多不同来源流提供资金，增加了复杂性。虽然美国用于治疗精神障碍、物质滥用和阿尔茨海默病的直接费用达到了 990 亿美元，但是人们还是担心精神疾病不能获得与其他躯体疾病相当的财务款项。平等性法规试图解决这个问题。除了服务的可及性和资源分配之外，还存在其他道德问题，例如关于隐私保密和歧视等。

## 复习思考题

1. 定义心理健康。
2. 描述儿童、青少年、成年人和老人中最常见的心理健康问题。
3. 比较个体患者、保险公司、州和联邦政府在支付心理健康服务费用时所起的作用。
4. 描述美国当前用于提供心理健康服务的医疗系统。
5. 比较和对比 19 世纪 80 年代到现在对精神疾病的治疗方式。
6. 请参阅章节简介，描述塔德所患病症有多常见，它最常影响到哪些人？

## 讨论思考题

1. 为什么定义心理健康如此困难？
2. 您是否认为患精神疾病有耻辱感？还有哪些因素可能导致一个人放弃寻求治疗？
3. 您所在院校有哪些提供心理健康服务的机构？
4. 精神疾病和物质滥用是否应该合并治疗？
5. 保险应该做到将精神疾病治疗与其他疾病治疗同样对待吗？
6. 请参阅章节简介，从两个不同角度讨论塔德的案例：设想他是您的朋友，或设想他是您在街上偶遇的自说自话的路人，您会有什么不同的反应？人们面对有幻觉或自言自语的人，一般会如何想？您认为这种看法是否存在于所有文化中？
7. 社会对有精神问题的人的应负责任是什么？在过去的 200 年里，社会对精神疾病患者的应负责任有何改变？

## 章节参考文献

http://www.who.int/mediacentre/factsheets/fs396/en/

http://www.who.int/healthinfo/global_burden_disease/metrics_daly/en/

http://www.cdc.gov/nchs/fastats/mental-health.htm

http://www.cdc.gov/nchs/data/databriefs/db203.pdf

http://www.samhsa.gov/health-financing/implementation-mental-health-parity-addiction-equity-act

http://www.nimh.nih.gov/about/director/2011/the-global-cost-of-mental-illness.shtml

https://www.healthcare.gov/

http://www.samhsa.gov/data/

http://www.census.gov/quickfacts/table/AGE775213/00

http://www.samhsa.gov/health-financing

http://www.census.gov/newsroom/cspan/mental_illness/20130315_cspan_mental_illness_12.pdf

http://www.samhsa.gov/data/sites/default/files/CBHSQ-DR-C11-MI-Mortality-2014/CBHSQ-DR-C11-MI-Mortality-2014.pdf

National Institute of Mental Health. 2009. *The numbers count: Mental disorders in America*. Bethesda, MD: National Institute of Mental Health (http://www.lb7.uscourts.gov/documents/12-cv-1072url2.pdf).

Substance Abuse and Mental Health Services Administration (www.samhsa.gov).

U.S. Department of Health and Human Services. 1999. *Mental health: A report of the surgeon general*. Rockville, MD: U.S. Department of Health and Human Services, Substance Abuse and Mental Health Services Administration, Center for Mental Health Services, National Institutes of Health, National Institute of Mental Health, Table 2.9.

## 获取更多信息

Mental Health Disorders—statistics (www.cdc.gov/nchs/fastats/mental.htm)

National Institute of Mental Health (www.nimh.nih.gov)

National Institute of Mental Health. n.d. *Schizophrenia*. Bethesda, MD: National Institute of Mental Health (http://www.nimh.nih.gov/health/topics/schizophrenia/index.shtml).

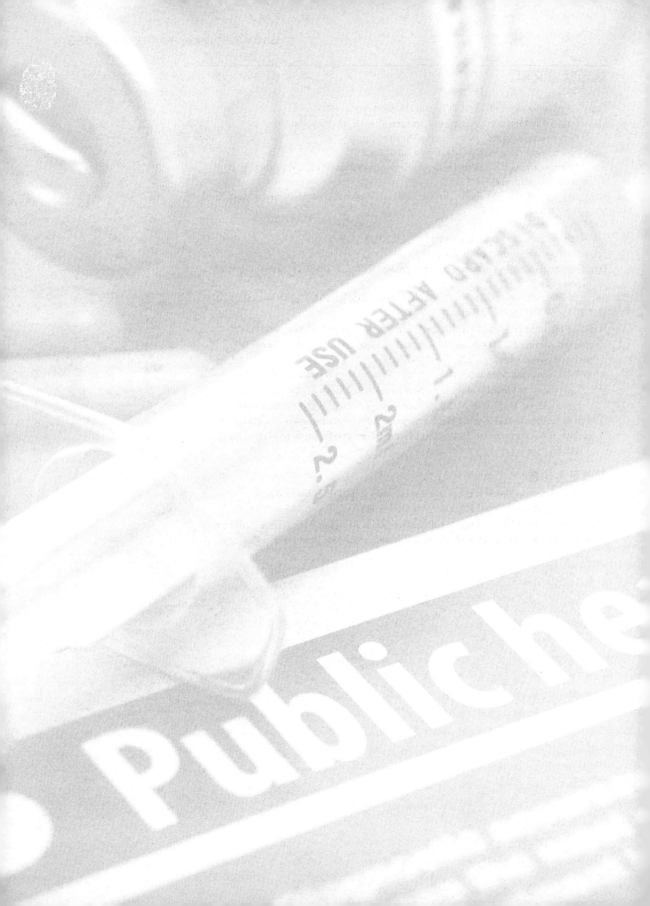

# 第十章
# 公共卫生系统：政府的角色

**学习目标**

读完本章后，您将能够：

1. 明确公共卫生的概念，并举出公共卫生各种活动的相应示例。
2. 阐释公共卫生中的政府角色。
3. 列举出两个或更多国立（联邦）公共卫生机构。
4. 阐释公共卫生委员会及许可和监管委员会的角色。
5. 描述至少一项政府保障公众卫生的主要措施。
6. 识别卫生专业人员必须履行上报义务的各类疾病。

# 埃博拉病毒———个全国性和世界性的公共卫生危机

2014 年的埃博拉疫情是史上最大规模的一次疫情，影响了西非的很多国家以及美国（11 例）和欧洲（15 例）。共计报告了超过 27000 例病例和 11000 例死亡病例。鉴于在西非国家追踪病例的难度，世界卫生组织（WHO）认为这个死亡人数是被低报了的。

埃博拉，此前称为埃博拉出血热，是由于感染了五种埃博拉病毒株之一所致的罕见的致命疾病。埃博拉病毒可使人类和非人类灵长类动物（猴子、大猩猩和黑猩猩）感染。数个非洲国家发现了埃博拉病毒。1976 年，埃博拉病毒首次于刚果民主共和国的埃博拉河附近被发现。此后，疫情在非洲零散出现。相比以往任何一次暴发，2014 年的疫情规模更大，造成的死亡人数超过所有其他已知疫情的总和。

人通过破损的皮肤或黏膜（比如，眼、鼻、口）与以下的方式发生直接接触而感染埃博拉病毒：

- 埃博拉患者或患者尸体的血液或体液（包括但不限于尿液、唾液、汗液、粪便、呕吐物、乳汁和精液）；
- 感染埃博拉病毒或死于埃博拉的患者体液接触过的物品（比如针头和注射器）；
- 感染的果蝠或灵长类动物（猿猴和猴子）；
- 可能接触到埃博拉康复者的精液（比如，通过口交、性交或肛交）。

在美国，CDC 及其合作机构采取各种措施来防止美国新增埃博拉病例。美国有 102 个团队专门致力于埃博拉事件所分配的工作。除此之外，许多 CDC 的工作人员提供后勤、人力、通信、分析、管理和其他支持性工作。

## 引言

对于我们每个人来说，健康是至关重要的。然而，即使我们照顾好自己，我们每个人也不是独自生活或与世隔绝的。社会是由数百万个个体组成的。感染到社区内某一成员的疾病，往往也会感染到另一个成员。守护国家民众的健康是美国公共卫生系统的责任。

在本章中，您将了解美国的公共卫生系统：它是什么，它由谁负责。我们会论述公共卫生的历史和基本行动，阐述政府在公共卫生中的作用。最后，您将了解在 21 世纪，公共卫生所面临的挑战。公共卫生系统不是一个单一的系统，它由许多不同的机构组成，共同改善美国人的健康和生活。本章只是一个简要的概述，会对公共卫生系统的一些主要组成部分进行重点介绍。

例如，CDC 帮助美国医疗机构安全地应对疑似埃博拉感染者。CDC 的官方网站为医疗从业者发布最新版感染控制指南。

通过旅行者传播的疾病引起了高度重视。CDC 建议，国家和地方卫生部门应积极监测来自几内亚、利比里亚和塞拉利昂的旅行者。鉴于来自以上三个国家的旅行者可能接触过埃博拉病毒，因此建议执行增设的公共卫生措施。CDC 以及海关和边境保护局协同合作，在美国的五大机场（纽约肯尼迪国际机场、华盛顿杜勒斯国际机场、纽瓦克机场、芝加哥奥黑尔国际机场和亚特兰大机场）针对所有飞往美国且曾去过几内亚、利比里亚和塞拉利昂的旅行者加强了入境筛查。为从这些国家抵达美国的旅客开发了一种检查和报告埃博拉病毒的工具包（CARE），其中包括有关埃博拉病毒的信息，帮助旅客连续 21 天每天检查体温和症状的工具，以及如果出现症状应联系谁的信息。制定并公布了针对埃博拉病毒的旅行信息。通过电子显示器将信息发送给由西非入境的旅行者。在机场的美国运输安全管理局（TSA）筛查区将信息发送给出境旅行者。

CDC 与航空公司等通力合作，消除机组人员和空乘人员的担忧，同时保证人道主义组织和公共卫生组织可以通过航运向埃博拉肆虐传播的国家提供帮助。它还与西非的航空公司、机场、卫生部和其他部门合作，为埃博拉病毒流行的国家开展出境检查和旅行限制等提供技术援助。

CDC 派遣公共卫生专家团队赴西非提供援助，包括监控、接触者追踪、数据管理、实验室检测和卫生教育等。CDC 持续向疫区派遣专家。自 2014 年疫情暴发以来，CDC 已经部署了总计 2110 支队伍，是 CDC 史上最大规模的一次救援。

## 什么是公共卫生？

要定义公共卫生，我们必须首先定义健康。WHO 把健康定义为"一种关乎身体上、精神上和社会适应方面整体的良好状态，而不仅仅是没有疾病或虚弱"。根据这个定义，健康不仅仅是不生病，它是我们身体、思想和生活中的一种良好状态。请记住这个定义，看看当我们把"公共"（public）放在"健康"（health）前面会发生什么？在这个意义上，公共就意味着政府对公众的健康负有主要责任，就像它在公共教育中所做的一样。由于我们共同生活在居民区、社区、州和国家，所以公共卫生涉及我们所有人的福祉。它其实是包含了可以帮助我们集体体验"一种关乎身体上、精神上和社会适应方面整体的良好状态"的有关的所有一切，它几乎涉及我们生活的方方面面。公共卫生的大规模目标是保护、促进和恢复健康并减少因疾病引起的过早死亡和不适。简而言之，公共卫生的目标是保护社区民

**治疗性医疗**：帮助治愈已患病或受感染的人的医疗服务。

**预防措施**：用于预防疾病发生的卫生措施和行为。

**整体补助金**：由中央政府拨给州政府的资金，对州政府的开支没有什么限制。这与分类财政补贴有所不同，后者的用法有严格而具体的规定。

**病例**：在卫生统计中用来指每个有疾病的人的术语。

众的生命不受侵害。

**治疗性医疗**，关注的是如何让已经生病的人恢复健康，而公共卫生与之不同，它将防止人们生病的**预防措施**放在了第一位。由于公共卫生关注预防，它对政策和法律的制定能施加影响，以此来帮助我们构建一个生命更健康的社会。在社会层面上，它还常常在全世界范围内促进健康，使得当今世界更适合全人类居住。

公共卫生可以在日常小事中体现出来，如马路上的斑马线可以保护我们过马路时不被汽车撞到；或是法律规定建筑工人必须戴安全帽，以防止被坠落的建筑物料砸到。公共卫生还会在各州和全国范围内组织运动，减少吸烟，减少心脏疾病、癌症的发生。公共卫生还通过特定的行为来施行，例如护士向低收入群体的儿童提供免费的疫苗接种，警方用法律手段要求人们必须使用安全带和安全头盔。

更重要的是，公共卫生是社会用来保护最脆弱群体的一种方法。通过一系列的**整体补助金**和具体的公共卫生行动，各项全国公共卫生项目为老年人提供了医疗服务、为成瘾者提供物质滥用康复、为低收入妇女和婴儿提供营养支持、为儿童提供免费牙科护理、为无家可归者提供医疗服务，等等。

公共卫生这个理念很棒，但它真的那么重要吗？不是每个人只要照顾好自己就行了吗？虽然每个人努力自己保持健康，在某种意义上有助于帮助我们构建一个健康的社区，但在有些情况下还是需要集体性的、有组织的行动。比如，需要立法来实现对下水道卫生、废物处理、食品安全和饮用水的相应管理。这些服务的质量事关整个社区。如果缺少了公共卫生的措施，疾病更容易传播，更多的人会患病。

广泛传播的疾病不仅影响人们的健康，更影响着社区和经济。看看艾滋病病毒对如今撒哈拉沙漠以南的非洲造成的毁灭性影响。2013 年，全球共有 3500 万艾滋病**病例**（每个病例代表一个人），其中大多数病例都来自这个地区。年轻人在壮年时期就走向死亡。不只是很多家庭被毁灭，大量儿童成为孤儿，过早的死亡和疾病还导致大规模的人口不能工作。当人们不能工作时，粮食无人种植，进而引起饥荒，导致更多的问题，并且恶性循环，情况越变越糟。虽然现在有一些卫生项目在非洲开展运营，但很显然，它们被有限的资源所迫已经举步维艰。缺乏强有力的公共卫生系统可以造成一个社会的衰落。公共卫生不仅能保证我们的健康，它还使得文明可以存续。

## 公共卫生的历史

公共卫生，对于人类社会来说并非一个全新的概念。在历史上的各个阶段，人类尝试过各个方法来促进社区健康。其中最早的方法之一是改善环境卫生。印度北部的古代城市 Mojenjo Daro，建成于 4000 多年前，已在街道下铺设了用于排放居民家里浴室废水的下水道。古典文明时期的希腊和罗马居民兴建了公共浴室来帮助人们保持清洁卫生，并推动了下水道的建造（Fairbanks 和 Wiese，1997）。早在中世纪（甚至更早）就出现了**隔离**措施，当时感染麻风的人被安置在城镇以外的麻风患者聚居地，以防止疾病的传播。

在美国，随着国家在 18 世纪逐渐变得独立，公共卫生方面的努力也得以加强。几次关键性事件的发生，帮助公共卫生体系逐步成型。为保护社区卫生，最早的有组织行动之一是成立了卫生委员会。这些早期的卫生委员会在成立之初，往往是为了对付**流行病**（Turnock，2011）。比如，1793 年，可怕的黄热病在费城（当时美国的首都）暴发。这次流行的巨大破坏性，不但促使国家首都后来迁往了华盛顿，还促使费城在同年就成立了第一个卫生委员会。

美国国立卫生研究院（NIH）的历史可以追溯到 1887 年，当时在美国公共卫生服务部（PHS）的前身——海军医院服务部（MHS）内建立了一个只有一个房间的实验室。海军医院服务部成立于 1798 年，旨在为商船海员提供医疗服务。由财政部的职员每月从每个海员的工资中收取 20 美分，以支付一系列的医院合同费用。在 19 世纪 80 年代，国会要求海军医院服务部负责检查抵港船只上的乘客是否有感染性疾病的临床症状，特别是霍乱和黄热病等可怕的疾病，以防止疾病的传播。此外，在 19 世纪 70 年代和 19 世纪 80 年代，欧洲提出了令人信服的证据，证明微生物是几种感染性疾病的病因。例如，1884 年，Koch 将一种被表述为逗号形状的细菌作为导致霍乱的病因。海军医院服务部的官员以极大的兴趣关注着这些研究的进展。在 1887 年，他们授权 Joseph J. Kinyoun，曾受过新的细菌学方法培训的海军医院服务部的一位年轻医师，在位于在纽约州斯塔顿岛的斯台普顿的海洋医院建立了一个新的实验室。Kinyoun 模仿德国的设施，称该实验室为"卫生实验室"，以表明实验室的功能是服务于公共卫生。几个月后，Kinyoun 在可疑病例中发现了霍乱杆菌，并用蔡司（Zeiss）显微镜向他的同事们进行展示，帮助佐证他们的临床诊断。"当通过症状……还没法做完全明确的界定时，"他写道，"证明了细菌培养这种

**隔离：** 强制将一个人与其他人群分开，以防止疾病传播。

**流行病：** 用来描述在人群中广泛传播的一种疾病的术语。

分析手段在做阳性诊断时所具有的价值"（NIH n.d.）。

影响美国公共卫生的关键事件之一，是约翰·亚当斯总统于1798年签署了《生病和伤残海员救济法案》（见表10-1）。该法案规定，海员的工资每月应缴纳20美分的税。这些资金被用于建造医院并为水手提供医疗服务。随着时间的推移，这个由医院组成的系统和它的监督者，演变成了今天保护我们国家公众健康的政府机构：在美国公共卫生局局长领导下的美国公共卫生服务部（Fairbanks 和 Wiese，1998）。

| 表10-1 | 历史发展概要——美国国立卫生研究院 |
| --- | --- |
| 1798 年 | 约翰·亚当斯总统签署了《生病和伤残海员救济法案》，从而建立了海军医院服务部 |
| 1803 年 | 第一所永久性的海军医院被批准在马萨诸塞州的波士顿建造 |
| 1836 年 | 陆军总外科医生办公室图书馆成立 |
| 1870 年 | 格兰特总统签署了一项法律，通过建立"美国海军医院服务部管理局"和财政部，实现了对医院的中央控制，并设立了卫生监督一职（后来的美国公共卫生局局长） |
| 1887 年 | 在纽约州斯塔顿岛的海军医院建立了卫生实验室，用于研究霍乱和其他感染性疾病 |
| 1891 年 | 在蒙大拿州汉密尔顿建立落基山斑点热实验室，作为公共卫生服务部的站点 |
| 1922 年 | 国会批准成立国家癌症研究所（NCI）并授予研究经费。落基山实验室成为美国国立卫生研究院（NIH）的一部分 |
| 1949 年 | 公共卫生服务部的精神卫生项目转入美国国立卫生研究院，并扩大为国家心理健康研究所 |
| 1950 年 | 《综合性医学研究法案》授权成立国家神经疾病和失明研究所、国家关节炎和代谢性疾病研究所，后者吞并了实验生物学和医药研究所 |
| 1957 年 | 老龄化研究中心成立 |
| 1961 年 | 儿童健康研究中心在普通医学科学部成立 |
| 1964 年 | 计算机研究与技术处成立 |
| 1966 年 | 环境卫生科学部成立 |
| 1970 年 | 国家老龄化研究所成立 |
| 1990 年 | 通过合并研究服务处和研究资源处，建立了国家研究资源中心 |
| 1991 年 | 在国家儿童健康与人类发展研究所内建立了国家医疗康复研究中心 |
| 1992 年 | 国家酒精滥用和酒精中毒研究所、国家药物滥用研究所和国家心理健康研究所从酒精滥用和精神卫生管理局转到美国国立卫生研究院 |

续表

| 年份 | 内容 |
|---|---|
| 1993 年 | 国立护理研究中心更名为国立护理研究所 |
| 1994 年 | 《1993 年膳食补充健康和教育法》规定在美国国立卫生研究院内部设立一个膳食补充办公室，以开展和协调研究膳食补充及其应用以降低某些疾病的风险 |
| 2000 年至今 | 由美国国立卫生研究院、美国能源部（DOE）等机构资助的国际人类基因组计划公众联盟提交了一份人类基因组序列工作草案 |
| 2003 年 | 由美国国家人类基因组研究所和美国能源部领导的国际人类基因组测序联盟完成了人类基因组计划。由美国国家科学院资助的研究人员完成了炭疽杆菌（在 2001 年炭疽邮件攻击中臭名昭著的微生物）的完整基因蓝图。2 月 3 日，美国总统乔治·沃克·布什访问美国国立卫生研究院，揭开了"生物盾牌计划"（Project Bio Shield）的面纱。该计划耗资 60 亿美元，历时 10 年，旨在保护公众免受各种生物恐怖主义武器的侵害 |
| 2004 年 | 美国国立卫生研究院开设了 Mark O.Hatfield 临床研究中心，这是继 1953 年成立的美国国立卫生研究院临床研究中心之后的一个拥有 240 张床位的研究中心 |
| 2008 年 | 依照国会通过的立法，在美国儿童健康与发育研究所成立 45 周年庆典上，它更名为尤尼斯·肯尼迪·施莱佛国家儿童健康与人类发展研究所。在 20 世纪 60 年代早期，施莱佛说服了她的兄弟——约翰·肯尼迪总统，让他在向国会提交的第一份卫生公文中，加入了美国国立卫生研究院关于儿童健康和人类发展的提议议案。美国儿童健康与发育研究所成立于 1963 年 |
| 2010 年 | 奥巴马总统签署了《患者保护和平价医疗法案》 |
| 2013 年 | 发明了可供人类安全使用的新型抗疟药物 |
| 2014 年 | John Edward Porter 神经科学中心成立 |

1850 年，Lemuel Shattuck 发布了马萨诸塞州卫生委员会的报告。它概述了该州现有和未来的公共卫生需求，并成为美国公共卫生系统发展的蓝图。Shattuck 的报告呼吁建立州和地方卫生部门，行使卫生检查、**传染病**控制、食品卫生、人口动态统计和婴幼儿服务等职能。虽然其想法在几十年后才广为接受和认可，马萨诸塞州还是在 1869 年建立了第一个州立卫生部门。到 1900 年时，美国已经建有 40 个这样的州立卫生部门（CDC，1999a）。公共卫生系统在 1918 年流感大流行之后的一段时间里得到了很大的扩展（Berry，2004）。今天，每个州都设有一个卫生部门和一个公共卫生实验室。

**传染病：** 可在人与人之间传播的疾病，是用于描述感染性疾病的另一个术语。

## 公共卫生的关键功能

1988 年，医学研究所发表了一份名为《公共卫生的未来》的报告，概述了公共卫生的三个关键功能：社区卫生评估、政策制定和公共卫生保障。

**评估**：确定社区卫生需求的过程。

社区卫生**评估**，是通过调查疾病的发病率和流行程度、确定需求、分析为什么不能达到预定的结果、收集和解释数据、监测卫生趋势研究和评价结果，最终以此来确定社区的卫生需求。**政策制定**，是指通过集体性决策明确关于哪些行动最适于保持本州或国家的健康卫生状况。公共卫生**保障**，就是要确保这些行动实际付诸实施。要实现这三个功能，就需要相关信息。公共卫生官员开展三项关键活动以满足这一需求：流行病学、监视和监测。这些活动为他们提供信息，以评估、确保社区卫生和作出政策决定。

**政策制定**：集体决定需要采取什么行动来保护社区健康的过程。

**保障**：确保采取正确行动以保护社区健康的过程。

**流行病学**，是研究一种疾病的历史及其在社会中分布的学科。在需要采取行动时，它有助于了解相应疾病和进行合理决策。流行病学家调查流行病发生在哪里、感染了哪些人，以及何时及怎样形成感染的。最近大家把他们称呼为"疾病侦探"，他们不仅帮助确定一种疾病的来源，而且还帮助人们找出保护大家免受疾病侵害的方法。例如，1993 年在华盛顿州，477 人因一种致病性的大肠埃希菌患病。这种大肠埃希菌是一种致命的细菌，会导致严重的肠道问题，甚至是死亡。流行病学家对患病人群进行了追踪调查。他们追溯了感染者在发病前所做的各项活动。这项研究让他们找到了一家当地的快餐店，这家快餐店存在碎牛肉没煮熟的问题。多亏了流行病学家，问题的原因才被发现，防止了疾病的进一步传播。要更多了解关于流行病学的职业，请参阅本章后面的职业简介。

**流行病学**：对人类疾病、残疾和死亡频率的性质、原因、控制和决定因素的研究。也指对一种疾病的历史及其在社会中的分布（公共卫生）的研究。

"监视"这个词一般被用来描述警察观察犯罪嫌疑人，并记录所发生事件的行为。同样，在公共卫生领域，**监视**指的是对疾病的持续搜索和记录。如果公共卫生部门不保持对新的疾病或流行病的持续关注，一旦疾病暴发就可能会泛滥成灾。从性传播所致感染，到暴力事件，再到流感病例的数量，各种各样的事情都要被监视记录。

**监视**：在公共卫生领域对疾病的持续搜索和记录。

**监测**，是指对"监视"所得数据进行分析确定感染人数的变化，以便在感染率过高时采取适当行动。监测有助于回答这一类问题：与过去相比，现在某种特定疾病的发生是变多了还是变少了？

**监测**：定期检查疾病数据以确定疾病水平的变化。

通过监视与监测所获得的数据反映了流行病的情况，这里有一些基本指标有助于我们理解这些数据。在新闻或关于当前卫生问题的报道中，您经常会听到这些指标或术语。这些指标被用来描述一种疾病对社会造成的影响。表 10-2 列出了一些关键性的公共卫生术语。

| 表10-2 | 关键性的公共卫生术语 |
| --- | --- |
| 发病率（incidence） | 在特定人群中出现的疾病或事件（如机动车事故）的新增病例数 |
| 患病率（morbidity） | 每单位人口在特定时期内的特定疾病的病例数，通常以每1000人为单位 |
| 死亡率（mortality rates） | 死于某种疾病或事件的人数。这些数据是通过死亡证明的收集和分析得来。《发病率和死亡率周报》由CDC定期发布，报道各种疾病的发病率和死亡率 |
| 流行率（prevalence） | 在一段具体时间内感染/影响人群的总人数 |
| 相对风险（relative risk） | 个人染病风险高低，往往与特定因素相关（例如，吸烟者比不吸烟者患肺癌的相对风险更高） |
| 风险（risk） | 某些人被感染或影响的可能性 |

　　监视和监测的数据来自哪里？根据法律要求，州立卫生部门对特定疾病或病症的病例要进行报告。其中一些数据，比如感染某种疾病的人数，收集它们的目的是用于统计，并向卫生当局就可能发生的流行病做出警报。其他情况，如虐待儿童事件，报告提交后就可以派人介入处理，理想情况下可以防止任何进一步的虐待发生。任何时候，一旦医疗人员或社会服务提供者遇到这些疾病或情况时，他们都必须向国家报告。这些信息是受到隐私保密保护的。例如，虽然需要向州政府报告HIV感染者人数，但不会汇报他们的名单。截至2012年，91种疾病必须在国家一级水平来报告，包括HIV感染、霍乱、狂犬病、性传播感染、结核病、肝炎和炭疽暴露等（见表10-3）。

| 表10-3 | 2012年国家规定应报告的传染病[①] | |
| --- | --- | --- |
| 炭疽 | 西方马脑炎病毒感染 |
| 虫媒病毒性疾病（神经侵入性和非神经侵入性） | 软下疳 |
| 巴贝虫病 | 沙眼衣原体感染 |
| 肉毒中毒：食源性、婴儿、其他（伤口及不明原因） | 霍乱（产毒性霍乱弧菌O1或O139） |
|  | 球孢子菌病 |
| 布鲁氏菌病 | 克里米亚-刚果出血热 |
| 加利福尼亚州血清组病毒感染： | 隐孢子虫病[②] |
| 　东方马脑炎病毒感染 | 圆孢球虫病 |
| 　波瓦生病毒感染 | 登革病毒感染 |
| 　圣路易斯脑炎病毒感染 | 登革热 |
| 　西尼罗病毒感染 | 登革出血热 |
|  | 登革休克综合征 |

| | |
|---|---|
| 白喉 | 麻疹 |
| 埃博拉病毒感染 | 脑膜炎球菌病 |
| 埃立克体病 / 无形体病： | 流行性腮腺炎[2] |
|     查菲埃立克体感染 | 新世界的沙粒病毒（瓜纳里多病毒、 |
|     尤因埃立克体感染 | 卢约病毒、马秋波病毒、胡宁病毒和 |
|     嗜吞噬细胞无形体感染 | 萨比亚病毒）感染 |
|     未确定的人埃立克体病 / 无形体病 | 新型甲型流感病毒感染 |
| 贾第虫病 | 百日咳 |
| 淋病 | 鼠疫 |
| 流感嗜血杆菌感染（侵入性疾病） | 脊髓灰质炎（麻痹性） |
| 麻风病 | 脊髓灰质炎病毒感染（非麻痹性） |
| 汉坦病毒肺综合征 | 鹦鹉热 |
| 溶血性尿毒症综合征（腹泻后） | Q 热： |
| 病毒性肝炎： |     急性 Q 热 |
|     甲型肝炎，急性[2] |     慢性 Q 热 |
|     乙型肝炎，急性[2] | 狂犬病： |
|     乙型肝炎病毒围产期感染 |     动物患狂犬病 |
|     乙型肝炎，慢性[2] |     人类患狂犬病 |
|     丙型肝炎，急性[2] | 风疹 |
|     丙型肝炎，既往感染或现症感染[2] | 先天性风疹综合征 |
| 确诊的人类免疫缺陷病毒（HIV） | 沙门氏菌病[2] |
| 感染[3] | 严重急性呼吸综合征相关冠状病毒 |
| 与流感相关的儿童死亡 | （SARS-CoV）病 |
| 侵入性肺炎球菌病 | 产志贺毒素大肠埃希菌感染 |
| 拉沙病毒感染 | 志贺菌病[2] |
| 军团病 | 天花 |
| 李斯特菌病 | 斑点热立克次体病 |
| 卢约病毒感染 | 链球菌中毒性休克综合征 |
| 莱姆病 | 梅毒 |
| 疟疾 | 先天性梅毒 |
| 马尔堡病毒感染 | 破伤风 |

续表

| | |
|---|---|
| 中毒休克综合征（除外链球菌） | 水痘（患病率） |
| 旋毛虫病 | 水痘（死亡率） |
| 肺结核 | 弧菌病② |
| 兔热病 | 弧菌科的任何一种所致疾病，但 O1 |
| 伤寒 | 或 O139 群霍乱弧菌产毒株除外 |
| 万古霉素介导的金黄色葡萄球菌（VISA） | 病毒性出血热 |
| 感染 | 黄热病 |
| 万古霉素耐药的金黄色葡萄球菌（VRSA） | |
| 感染 | |

资料来源：CDC，2014。

① 这份列表反映了美国国务院和地区流行病学家（CSTE）2011 年批准的国家监测立场声明，该声明于 2012 年 1 月实施。全国应报告传染病名录未作增减。这些疾病和疾病的国家监测病例定义可在美国 CDC 官网获得。

② 根据 2011 年 CSTE 立场声明，2012 年对对应情况的监测病例定义做了修改。

③ AIDS 已被重新归类为 HIV Ⅲ期。

## 职业简介：流行病学家

流行病学家有时被称为"疾病侦探"。与其他优秀的侦探一样，他们的主要任务是开展调查，只是他们的调查对象是疾病。他们研究疾病暴发的地点、它会感染谁，以及感染的方式和发生时间。他们检验各种因素之间的关系，如生活方式、环境、人际接触和地理地形等。他们通过做问卷和访谈的方式向人们收集信息。也会参考现存的卫生资料，比如当地疾病数据或保险索赔信息。

流行病学家可以在下列单位供职：卫生部门、实验室、医院和政府机构，如 CDC。由于疾病的暴发可能在任何地点任何时间发生，一些流行病学家会在全国甚至全世界范围出差来进行调查。另一些流行病学家则会调查距离家更近的地方暴发的疾病。当不在做疾病调查时，他们会对收集到的所有信息进行梳理分类。

流行病学家得出的结论和他们收集的数据在几个方面都很重要。首先，在查明一种疾病是如何传播的同时，流行病学家可以就如何避免进一步感染给出建议。第二，他们得出的结论可以帮助卫生委员会和卫生部门制定政策来保护社区健康。如果缺少了流行病学家的工作，我们对疾病的理解和它们是如何在人与人之间传播的方式会所知甚少。多亏了流行病学家，我们的健康之路才变得越来越清晰，也越来越容易。

# 政府在公共卫生中的角色

政府在确保民众健康方面发挥着关键性作用。政府的行动可以由地方（郡、社区）、州和联邦各层级来执行。在大萧条（1929—1941 年）之前，美国公民并不认为联邦政府应该介入干预人民的健康。当时宪法并未赋予联邦政府对民众的健康予以干预的权力。因此，民众主要靠自己照顾自己的健康，有时也会从政府这获得一点帮助。但在大萧条时期，情况变得如此的令人绝望，以至于民众期望联邦政府采取相应行动（Turnock，2011）。

此后，联邦政府在卫生领域的作用不断扩大。有两方面内容被写入宪法，赋权联邦政府介入干预国民健康。首先是政府被授权向民众征税以提供"全民福利"。这使得可以聚集资金用于支持健康项目。事实上，如今政府在公共卫生方面的主要角色是对公共卫生项目提供财政支持。其次，联邦政府被授权对行业进行管控。只有政府才能推行政策，对个人或企业的人身和财产权利予以限制。这项权力使得政府能对餐馆、污水和自来水公司、药品药物安全以及其他向消费者销售产品的行业进行有效监管。

## 联邦政府

联邦一级的公共卫生系统由许多机构组成，每个机构都致力于公共卫生的特定方面。美国卫生与公众服务部是美国政府保护民众健康的主要部门。下文列出了一些主要机构及其职责。

- FDA 确保食品、化妆品和药品的安全。
- CDC 与国家卫生部门和其他社区组织合作，监测疾病、帮助预防疾病暴发、维护国家卫生统计数据，并开展疾病预防和健康促进项目。
- 卫生资源和服务管理局（HRSA）为低收入和没有医疗保险的人或生活在医疗服务不容易获得的地区的人提供医疗卫生服务。2013 年，卫生资源和服务管理局资助的医疗服务中心为全国 1220 个医疗中心的 2170 多万人提供了医疗服务。
- 医疗保险和医疗补助服务中心（CMS）通过与第三方运营商合作，为大约四分之一的美国人提供医疗保险。Medicare 为 4300 多万老年人和残障人士提供保险。Medicaid 面向低收入人群，包括儿童。《平价医疗法案》鼓励各州扩大保险和补助的覆盖范围（详见第四章相应内容）。

- 物质滥用和心理健康服务管理局（SAMHSA）致力于促进物质滥用的预防、成瘾治疗和心理健康服务的可及性和质量。物质滥用和心理健康服务管理局的资金帮助了数百万患有严重物质滥用问题或心理健康问题的美国人。

正如本章前面提到的，公共卫生是一个社会对最弱势民族群体提供关怀的途径。政府的财政介入显然对这一努力至关重要。如果没有这种支持，数以百万计的人将得不到充分的医疗照顾，我们对疾病的控制能力将受到严重阻碍。政府对公共卫生方面的投入，可以标志性地展现出其对公民的支持和关心程度。

## 州政府

在州一级，有两种公共卫生机构：卫生委员会和州立卫生部门。卫生委员会是负责为州立卫生部门制定政策的机构。没有卫生委员会的州，会采用其他机制来制定政策。卫生委员会有权设立和修改相关法规和条例，并可以出具官方建议。州立卫生部门负责促进公众卫生事务和执行公共卫生法律。各州监管各类事项，例如对新生儿筛查等。大多数州都要求进行苯丙酮尿症及其他遗传疾病筛查，许多州的卫生部门会采用专门的饮食疗法和其他必要的干预措施来应对有这类缺陷的。

州立卫生部门的其他职责还包括：

- 执行国家和州出台的旨在保护健康的各项条例。
- 对环境教育和私人医疗服务予以管理。
- 对威胁到社区健康的各类信息进行收集、分析和公告。
- 对全州范围内的危机进行响应应对，例如肝炎、流感的暴发。
- 设立面向卫生服务和医疗专业人员的政策和相关标准。
- 对餐馆和工厂进行督导检查。
- 进行州立卫生项目的规划和评估。

州立卫生部门有两种模式。在大多数州里，州立卫生部门是一个独立的机构，直接向州长汇报工作。而在一些州，卫生部门是隶属于一个更大机构的组成部分，比如州立卫生与公众服务部。根据《平价医疗法案》的要求，州立卫生部门需要承担更多的责任，包括扩大保险和补助计划的覆盖面和扩大入保人员范围。

此外，许可和监管委员会负责确保医疗服务专业人员和其他人员（如食品加工人员）遵守基本的卫生服务、清洁和安全标准，以此来帮助实现公众健康。例如，州属卫生监察员负责评估各实验室是否使用了适当的技术、各餐厅是否有足够的食品安全措施，或者各工厂是否有足够有效的污染控制措施等。正如您在有关医疗专业人员的章节中所读到的，执业许可委员会向消费者保证，他们的医疗人员或专业服务人员已经接受了关于特定知识的考察和培训。不仅医疗专业人员有执照，许多州的服务人员，比如食品操作人员和化妆品从业者也要有相应执照。

### 地方卫生部门

地方卫生部门可以为单个郡、城市或地区提供服务。它们负责提供由州或地方法规规定的服务。它们可以是独立的机构，也可以是州立卫生部门的组成部分。

最常见的项目和服务包括：成人和儿童免疫、传染病控制、社区评估、社区教育、环境卫生服务、流行病学和监测、食品安全、餐厅检查和结核病检测。这些地方机构很少直接提供医疗服务。由于《平价医疗法案》规定的预防性服务覆盖范围的扩大，上面所述的职责中有的已经有所转移。由于州政府肩负如此多的行政、法律和检查职责，所以有一个能够为社区成员提供更直接服务的地方性卫生系统是很重要的。

## 其他的公共卫生参与者

公共卫生，并不是一项完全只靠政府掌控的事业。这里面，红十字会、美国出生缺陷基金会和美国癌症协会等组织也发挥了重要作用。此外，较小的当地社会服务组织能够直接与他们希望保护其健康的社区成员合作。这些组织可能是非营利性组织或社区组织。他们在当地社区为特定人群和一两个有针对性的卫生健康问题提供服务。例如，一个组织可以选择向市中心无家可归的青年或有物质滥用问题的年轻妇女提供帮助。**基金会**是一种特殊的非营利组织。他们自行筹措资金支持自己选择的事业，然后通过将资金分配给其他以社区为基础的组织来支持对方开展工作。

**基金会：**一种非营利组织，筹集资金并将其分配给其他组织来支持他们的项目。

这些非政府合作伙伴的重要性不容低估。特别是以社区为基础的组织经常要直接接触需要服务的人，因为许多人可能无法前往卫生部门得到所需的服务，这就需要上门家访，或到公园、街上找到他们。由于专注于研究特定的卫生健康问题，这些组织还能为其帮助对象提供专业化的建议。总之，非政府组织的努力有助于完善和强化公共卫生体系。

## 过去的成功和未来的挑战

据美国 CDC 统计，自 1900 年以来，美国人的预期寿命增加了 30 岁。所增加的平均寿限中的 25 岁要归功于成功的公共卫生干预措施。虽然在公共卫生方面取得了很多进步，不过 CDC 选出了对美国降低死亡率、减少疾病和残疾的影响最大的十项关键成就（CDC，1999b）。这十大成就如下。

1. 疫苗接种：疫苗的发展和接种的广泛进行，降低了许多疾病的发病率，如白喉。此外，接种疫苗已经根除了天花和脊髓灰质炎等疾病。

2. 更安全的工作场所：在采矿业、建筑业、制造业和运输业等行业，新的安全标准使得与工作相关的伤害率降低了 40%。

3. 更健康的母亲和婴儿：卫生、营养的改善和抗生素的有效性，医疗服务的可及性增大，技术方面的进步，以上所有这些，帮助降低了婴儿和产妇的死亡率。

4. **感染性疾病**控制：改善卫生条件和清洁用水有助于控制霍乱和伤寒等许多疾病。此外，新的药物控制了结核病和性传播疾病的传播。

**感染性疾病：** 能够在人与人之间传播的疾病（与遗传疾病或非传染性疾病相比）。

5. 冠心病和卒中预防计划：关于戒烟、血压控制和早期发现的重要性的教育，使这方面的死亡率自 1972 年以来下降了 51%。

6. 更安全、更健康的食物：明确必备营养素和食物强化计划（例如，在盐中添加碘或在牛奶中添加维生素 D）几乎消除了佝偻病和甲状腺肿大等疾病。

7. 家庭生育规划：进行家庭生育规划带来了卫生健康方面的益处，例如缩小家庭规模、增大各胎之间的生育间隔时间。此外，使用避孕措施（避孕套）有助于防止意外怀孕、控制艾滋病和其他性传播疾病的传播。

8. 机动车安全：汽车和高速公路设计的改进以及改变个人行为的安全教育项目（例如系安全带、戴头盔、不喝酒开车）已经大大降低了与汽车相关的死亡人数。

9. 饮用水的氟化：自 1945 年以来，在饮用水中添加了氟化物，有助于减少儿童的蛀牙（40%～70%）和成年人的牙齿脱落（40%～60%）。

10. 认识到烟草对健康的危害：反吸烟运动有助于防止人们吸烟，能促进戒烟和减少环境中的烟草烟雾。在成年人中吸烟的流行已经减少，避免了数百万人死于与吸烟有关的疾病。

尽管取得了这些成就，但公共卫生领域仍有许多工作要做。未来 100 年里公共卫生将面临哪些新挑战？公共卫生在未来肯定会迎接一些新的挑战，比如：疾病模式的改变、慢性病种数的增加、新的

## 医学储备部队

医学储备部队（MRC）是在布什总统2002年发表国情咨文演说后成立的。在演说中，他要求所有美国人自愿支持他们的国家。这是公民团（Citizen Corps）的一个合作类项目。公民团是一个全国性的志愿者网络，致力于确保家乡的安全。每年由美国公共卫生局局长指定特定的区域，由医学储备部队来专门负责，以此加强社区公共卫生基础建设。这些都反映了个人健康和国家全民卫生的优先次序。除了在紧急情况下提供训练有素的志愿者外，他们的目标是提高卫生素养。因此，公共卫生局局长希望我们努力加强疾病预防、消除健康差距和优化公共卫生的相应准备。医学储备部队的单位建制以社区为基础，其职能是在当地组织和发动愿意贡献自己时间和专业知识的志愿者，以准备和应对紧急情况，在一年内努力促进达成卫生健康目标。医学储备部队的志愿者，对现有的紧急医疗和公共卫生资源来说，是一种有益的补充。

医学储备部队志愿者中，有很多医疗和公共卫生专业人员，如医生、护士、药剂师、牙医、兽医和流行病学家等。许多社区成员（比如口译员、牧师、办公室职员、法律顾问和其他人）则填补了一些关键的支持性职位。

医学储备部队志愿者也可以在全国范围内选择有需求的社区去提供援助。当美国东南地区在2004年遭受飓风袭击时，位于受灾地区及其周边地区的医学储备部队的志愿者们前去帮助，他们在当地的医院里作为补充力量，在当地的避难所里帮忙，并为那些在风暴中受伤的人提供急救。在这2个月的时间里，包括那些从全国各地被召集来的志愿者们，总计超过30个医学储备部队单位成了救援力量的一部分，为美国红十字联盟（ARC）和联邦紧急事务管理局（FEMA）提供了帮助。

在2012年飓风季节，飓风桑迪（Hurricane Sandy），史上美国遇到的最大飓风，影响了24个州。医学储备部队的成员为美国红十字会的医疗服务、心理健康服务和庇护所工作等提供支援。在这些州，为了支持卫生与公众服务部的响应和恢复工作，医学储备部队的成员还投身于特殊功能庇护所、社区医疗中心和医疗诊所，并协助医疗评估团队开展工作。超过155个单位的医学储备部队被派往其本地辖区之外，前往受灾地区与当地州立机构、美国红十字会和卫生与公众服务部一起执行任务。这些医学储备部队单位为受飓风桑迪影响的人们总计提供了超过36000小时的志愿服务。在2009年流感大流行期间，志愿者们在学校、公共集会场所和消防站建立了疫苗接种站。俄勒冈州麦克明维尔的医学储备部队小组在4周内为1万多名高危儿童和成人接种了疫苗。

医学储备部队志愿者要参加培训课程，并且必须获得事故指挥战略（ICS）认证，以促进志愿者可以与应急反应团队们有效合作，避免以前在大规模灾难中出现过的一些混乱情况。

和正在出现的感染、损伤、暴力伤害和可治愈的遗传疾病等。而一些曾被认为已被控制的疾病，如结核病，正准备卷土重来。因为这些疾病在一些国家仍很常见，并会留存于某些特定人群（如免疫系统受损的人群）中。而全球范围内的旅行、人员在这些国家的出入境会使疾病传播成为可能。抗生素是我们对抗疾病最强大的武器之一，但随着许多细菌对药物产生**耐药性**，抗生素正变得越来越无效（细菌不再被抗生素杀死）。全球旅行使得疾病能在全球范围内穿越国境并迅速传播。美国面临着一系列虽然完全可以预防但已经达到流行规模的疾病，如 HIV/AIDS、肥胖症和与压力有关的疾病。在未来 100 年中，公共卫生系统必须继续调整并提高其能力，以解决这些新的卫生问题。

**耐药性：** 用于描述一种疾病或细菌不受普通抗生素和其他药物的控制或抑制。

## 职业简介：环境健康专家

　　环境健康专家（EHS）这个职业综合了科学、侦探工作和公共服务。它可以作为踏脚石，通往流行病学职业或者是地方或州公共卫生部门相应职业。从这个职业起步，也可能发展进步，获得由美国公共卫生服务部委任团或军队委任的相应官员职位。

　　环境健康专家的作用，是通过执行与食品、水、化粪池和消费品安全相关的健康和安全标准来预防和控制传染病。环境健康专家还通过公共卫生监视工具来追踪疾病。他们负责收集、分析和解释的数据关乎各类健康事件，如儿童疾病或食源性疾病的暴发，以及洪水和极端天气等灾害造成的健康风险等。

　　在工作中，我们可能会见到环境健康专家去检查餐厅、酒店、游泳池、水源、日托机构、食品加工厂和学校，以确保达到卫生标准。环境健康专家要收集疾病暴发或环境事件的数据，如化学品泄漏、农药污染和水源污染等。环境健康专家经常供职的机构包括郡县卫生部门或州立机构，如州立农业部和州环境质量部门。

　　初级职位需要公共卫生或生物、微生物或化学专业的学士学位。大多数州要求 1 ~ 2 年的实习，以及认证考试。有一个国家认证委员会负责认证。环境健康专家的年薪可达 46000 美元。随着经验的积累，薪水会增长到 10 万美元。州和联邦雇员通常都有很好的福利。

　　与之相关的一个领域是废水处理专家。这项工作面对废水处理系统，比如化粪池。作为系统设计和安装工作的一部分，这类专家负责对土壤进行数据分析。这种废水处理系统将土壤用于处理过程中。要想成为废水处理专家需要本科学历、土壤科学专业、2 年以上废水处理专家工作经验，或硕士学位、1 年工作经验。入职也需要通过认证考试。

## 总结

　　在这一章中，您读到了关于全球和美国公共卫生的历史。公共卫生是指为了保护社区健康而进行的任何有组织性或协作性的措施。

公共卫生的三项基本活动是：社区卫生评估、政策制定和公共卫生保障。由研究疾病和监测关键数据的卫生专业人员来执行这些活动。政府通过联邦、州和地方三个层级来参与履行公共卫生职能。基金会和其他私立性质的参与者，也在国家公共卫生方面发挥着作用。

## 复习思考题

1. 定义公共卫生。
2. 列出公共卫生的三个主要功能。
3. 请列出一个公共卫生机构，并定义其角色。
4. 发病率、患病率和死亡率的定义。
5. 列出一项公共卫生成就。
6. 请参阅章节简介，美国采取了哪些公共卫生措施来保护国家免受埃博拉病毒的侵袭？这些措施有效吗？
7. 对比和比较公共卫生系统对埃博拉和H1N1流感疫情的响应行为。
8. 解释流行病学家如何帮助控制疾病。

## 讨论思考题

1. 您认为联邦政府在公共卫生方面应该扮演什么角色？公共卫生工作值得您为之付出所有税款吗？
2. 如果公共卫生真的如此成功，为什么还有人生病，还在遭受对他们健康有损的各种行为的影响呢？
3. 您认为当今公共卫生最需要解决的问题是什么？
4. 为什么我们需要联邦、州和地方各级这么多类型的卫生部门？是否因公共卫生而建立了过多的政府官方机构？为什么？这有什么重要影响吗？
5. 对政府来说，投资于治疗性医疗和投资于预防工作，哪个更重要？它们的优点和缺点各是什么？
6. 您会自愿加入社区的医疗储备部队吗？参加的原因是什么？不参加的理由是什么？

## 章节参考文献

Berry, J. 2004. *The great influenza: The epic story of the deadliest plague in history.* London: Penguin Books.

Centers for Disease Control and Prevention (CDC). September 19, 2014. Summary of notifiable diseases, 2012. *Mortality and Morbidity Weekly Report* 61(53).

———. 1999a. Achievements in public health, 1900–1999: Changes in the public health system. *Mortality and Morbidity Weekly Report* 48(50): 1141–47.

———. 1999b. Ten great public health achievements: United States 1900–1999. *Mortality and Morbidity Weekly Report* 48(12): 21–243.

Centers for Disease Control and Prevention (http://www.cdc.gov).

Fairbanks, J., and W. Wiese. 1997. *The public health primer.* Thousand Oaks, CA: Sage.

http://bphc.hrsa.gov/uds/datacenter.aspx.

HealthCare.gov (http://www.healthcare.gov/).

Medical Reserve Corps (http://www.medicalreservecorps.gov/).

National Institutes of Health (NIH) (http://www.nih.gov/about/almanac/historical/chronology_of_events.htm).

National Institutes of Health (NIH). *A short history of the National Institutes of Health.* (http://www.history.nih.gov/exhibits/history).

Turnock, B. 2011. *Public health: What it is and how it works.* 5th ed. Burlington, MA: Jones and Bartlett Learning.

UNAIDS: The Joint United Nations Programme on HIV/AIDS (www.unaids.org).

World Health Organization (http://www.who.int/en/).

## 获取更多信息

Centers for Disease Control and Prevention, Emergency Preparedness and Response (http://www.bt.cdc.gov/).

International Network for the History of Public Health (http://www.liu.se/tema/inhph/).

Mullan, F. 1989. *Plagues and politics: The story of the United States public health service.* New York: Basic Books.

State and Local Government on the Net (http://www.statelocalgov.net/).

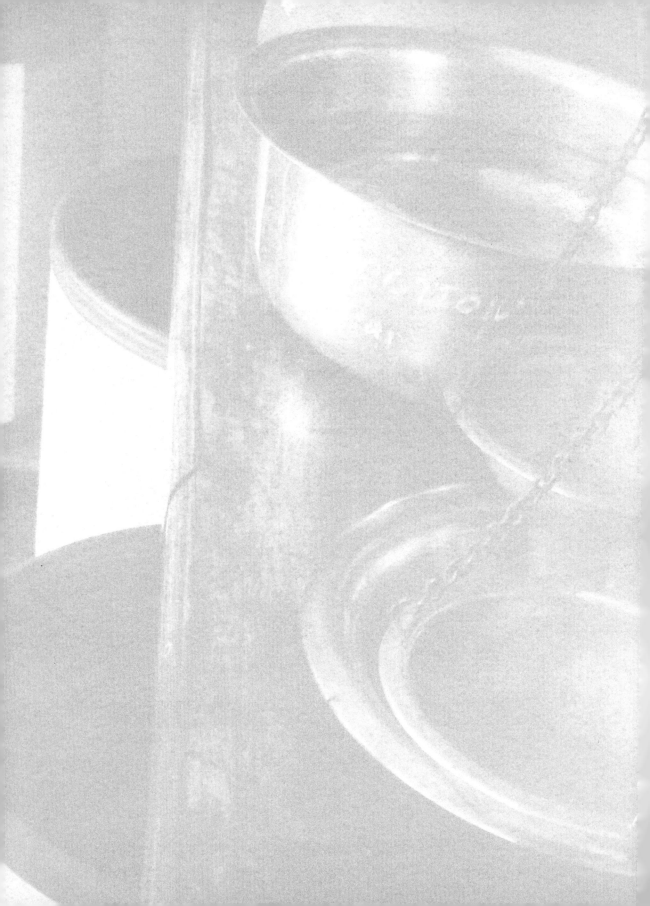

# 第四部分

## 医疗行业及问题

—

### 第十一章
### 医学技术、制药业和药物研究

—

**学习目标**

读完本章，您将能够：

1. 定义医学技术。
2. 讨论医学技术对现代医疗的影响。
3. 识别医学新技术中的伦理问题。
4. 讨论制药业的规模和范围。
5. 解释一种新的处方药是如何上市的。
6. 确定新处方药是如何营销的。
7. 讨论制药业的伦理问题。

# 干细胞在帕金森病治疗中的应用

帕金森病（PD）是一种神经退行性疾病，影响超过 2% 的 65 岁以上人群。帕金森病是由产生多巴胺（DA）的神经元进行性退化和缺失引起的，这会导致震颤、肌强直和运动迟缓（能动性异常降低）。一般认为，帕金森病可能将是第一种可以用干细胞移植治疗的疾病。有不少因素支持这一个想法，其中包括对缓解疾病症状所需的特定细胞型（多巴胺神经元）的相关知识。此外，一些实验室已成功开发出能够诱导胚胎干细胞分化为具有多巴胺神经元多种功能细胞的方法。

在最近的一项研究中，科学家通过传入基因 *Nurr1*，诱导小鼠胚胎干细胞分化为多巴胺神经元。当被移植到帕金森病模型大鼠的大脑中时，这些干细胞分化成的多巴胺神经元重新对帕金森病模型大鼠的大脑进行神经支配，释放多巴胺，改善其运动功能。

关于人类干细胞治疗，科学家们正在研发各种方法，以能从实验室的人类干细胞生成多巴胺神经元，并移植到患有帕金森病的患者体内。一旦能做到成功生成无限供应的多巴胺神经元，神经移植疗法在未来有望广泛应用于帕金森病患者。

## 引言

**技术：** 以科学中的发明、创新和发现为基础的知识应用。

在现代医疗服务中，医学技术和制药是日益重要和昂贵的部分。**技术**，是指以科学中的发明、创新和发现为基础的知识应用。表 11-1 显示了从 19 世纪到现在，医学技术的进步情况。当巴斯德证明微生物导致了疾病，这一发现从根本上改变了 19 世纪医生治疗患者的方式。同样的，当今技术的进步已经改变了这个行业的方方面面：由谁治疗患者、如何培训医疗专业人员、他们如何与患者互动，以及医疗经济学。

**医学技术：** 在医学上用于预防、治疗、诊断疾病以及辅助患者的治疗性和诊断性设备。X 射线机就是一个医学技术的例子。

本章介绍医学技术和制药业的发展。在本章中，**医学技术**是指医疗专业人员在医学上用于预防、治疗和诊断疾病以及辅助患者的治疗性和诊断性设备。这里面包括从听诊器和血压监护仪等普通仪器到最新的成像设备和体外诊断检查等所有设备。**制药业**是对以治疗为目的且用于人体的生物活性物质（**药物**、基因、分子等）进行研究、生产、上市和分销的总称。上面提到的制药业的每一个分支业务都形成了全球性的产业，并影响到医疗服务的供给。

**药物：** 人体内用于治疗的生物活性物质（如抗生素）。

| 表 11-1 | 医学技术的进展 |
|---|---|
| 1819 年 | René Laennec 发明了听诊器 |
| 1846 年 | 美国牙医 Dr.William Morton 使用乙醚作为麻醉剂 |
| 1847 年 | Dr.James Simpson 使用氯仿作为麻醉剂 |
| 1879 年 | Louis Pasteur 证明了微生物的致病性 |
| 1865 年 | Joseph Lister 在手术中使用杀菌剂和抗菌剂预防感染 |
| 1892 年 | Dimitri Ivanoveski 发现了病毒 |
| 1895 年 | Wilhelm Roentgen 发现 X 射线（X 射线照片） |
| 1896 年 | Almorth Wright 研发出伤寒疫苗 |
| 1901 年 | Carl Landsteiner 对 ABO 血型进行了分类 |
| 1923 年 | Frederick Banting 和 Charles Best 发现并使用胰岛素来治疗糖尿病 |
| 1932 年 | Sir Alexander Fleming 发现了青霉素 |
| 1944 年 | 研发出第一台肾透析机 |
| 1952 年 | Jonas Salk 研发出脊髓灰质炎疫苗 |
| 1953 年 | Francis Crick 和 James Watson 描述了 DNA 的结构 |
| | 第一台心肺机用于开胸手术 |
| 1954 年 | Joseph Murry 首次成功进行人体肾脏移植手术 |
| 1960 年 | 避孕药经 FDA 批准 |
| 1963 年 | Thomas Starzl 首次进行肝脏移植手术 |
| 1964 年 | James Hardy 首次进行肺移植手术 |
| 1968 年 | Christian Barnard 首次成功进行心脏移植手术 |
| 1975 年 | 研发出计算机轴向断层成像（CAT）扫描 |
| 20 世纪 80 年代 | 用基因工程研发出针对肝炎、单纯疱疹和水痘的疫苗 |
| 1981 年 | 艾滋病（获得性免疫缺陷综合征）被确定为一种疾病 |
| 1987 年 | 首次进行人类角膜激光手术 |
| 1990 年 | 研发出第一种治疗疾病的基因治疗 |
| 20 世纪 90 年代 | 致病基因鉴定迅速增加 |
| 1995 年 | Lasik 激光眼科手术获得 FDA 批准 |
| 2000 年 | 第一个用于腹腔镜手术的机器人系统获得 FDA 批准 |
| 2001 年 | RANi：RNA 干扰是一种使选定基因失活的过程 |
| 2003 年 | 用于动脉阻塞的药物洗脱支架获得 FDA 批准 |
| 2006 年 | 研发出第一个用于预防宫颈癌的疫苗 |
| 2008 年 | 生产商用混合 PET/MRI 扫描仪 |
| 2013 年 | 精密质子治疗服务系统 |
| 2015 年 | 磁性纳米粒子用于阻止卒中 |
| 2015 年 | 经股动脉主动脉瓣置换术 |

资料来源：Bryan 1996；CDC 2009, Figure 23。

# 医学技术

不管是从商业经济角度，还是从服务供给角度，医学技术是医疗行业中的一个不断增长的领域。根据《美国制造业年度报告》，2013 年医疗设备和用品的生产总值为 950 亿美元。该行业拥有约 281000 名员工，总薪资达到 170 亿美元（美国人口普查局，2013）。这些数字中还不包括某些电子**医疗设备**，如心脏起搏器、磁共振成像机和诊断性医学影像设备等，也不包括辐照仪器，如 X 射线设备或 CT 设备。外科的器械用品和仪器类占该行业销售额的 50% 以上，这意味着在医生办公室（诊室）、诊所或医院的每一次就诊，都受到医学技术行业的影响。

医学技术是一个创新型行业。该行业将约 11% 的销售额投资于**研发（R&D）**。相比之下，汽车工业的研发投资占比为 4%，航空工业的研发投入为 3%。由于行业内的公司要对其投资予以严密保护，所以专利诉讼中有很多与医学技术有关。

尽管这个行业里每天都有新进展和重大突破，但在过去的 20 年中，有四个领域中取得的进展，对医疗服务成果方面形成了巨大改变。这四个领域是医疗设备、医学影像、微创手术、基因图谱和基因检测。

## 医疗设备

医疗设备涵盖了从对胎儿的医疗植入物（心脏起搏器）或心脏监护仪到简易手动血压袖带等多种技术。现代医院需要使用成百上千种的医疗设备。许多医疗设备公司能够在纽约证券交易所上市并发行股票，这充分显示了医疗行业中这一分支的盈利能力。

**植入物**也属于医疗设备中不断增长的领域的一部分。心脏起搏器只是众多植入式装置中的一种，这些植入装置旨在增强或替代受损或失去功能的组织。其他植入式医疗装置还包括：仿生的肢体、眼睛、耳蜗植入物、神经刺激器、药物泵（胰岛素和止痛药），以及整个器官，比如心脏。

这些医疗设备可能会极大地提高生活质量。一旦新技术被开发出来，医生和患者都想使用它。这同时也在有保险和没有保险的人群之间造成了巨大的技术鸿沟。那些能够负担得起这些设备的人，他们的生活质量有了大大的提高而且发病率也变得很低。

## 医学影像

**医学影像**包括各种各样的技术，以提供身体内部的视觉图像。

**医疗设备：** 用于治疗目的的一系列医学技术，如心脏起搏器和温度计。

**研发（R&D）：** 开发、测试产品并将其推向市场的过程。

**植入物：** 为治疗目的而植入人体内的医疗装置，如胰岛素泵或人工膝关节。

**医学影像：** 使用各种技术（如 X 射线和 CT 扫描）观察人体内部。

自从 X 射线发明以来，没有什么比计算机技术更能改变医学诊断了。采用计算机增强的新型工具使我们不仅可以可视化身体内部的情况，而且可以实时观察身体的活动过程。随着计算机技术的提高和分子水平可视化工具的开发，这类技术将继续快速发展。这些新工具将提高医生的诊断能力，但相应的经济成本也更高。

目前有各种不同的能量源可以用于医学成像，包括传统的 X 射线、**计算机轴向断层成像（CAT）扫描**、超声波、电子束、正电子、磁铁和射频 **[ 磁共振成像（MRI）]**。随着这些技术与改进的造影剂和更先进的计算机显示器相结合，诊断畸形和研究身体功能的能力将大大增强。进而可能反过来推动技术形成比目前更精密的成像。

例如，可以用**电子束计算机断层成像**代替传统的 X 射线。这项技术利用电子束而不是 X 射线来成像。通过减少患者在常规 CT 扫描中不能活动的时间，降低活动受限的不适，患者获得的医疗护理体验得到了改善。而患者和医疗服务的付费方则得来判断获益是否超过增加的成本。

## 微创手术

**微创手术**是指使用光纤、引导图像、微波、激光、高强度聚焦超声、冷冻疗法和最新加入的射频技术，在不需要传统开放式手术的情况下进行手术。通过使用微型相机图像引导手术，使在器官内进行组织修复成为可能。在过去，患者接受大型开放式手术时需要经受肋骨、软骨、肌肉和软组织被破坏、切割或移除的过程。现在，单个或多个窥镜通过小开口插入体内，随之整个器官就可以被移除、探查或修复。甚至可以使用宫内技术对胎儿进行手术，在出生之前就修复心脏和脊柱的缺陷。

组织热破坏技术起源于如血管等小组织的**电灼术**。该领域已经发展到用微波疗法来破坏肿瘤，使用的是腹腔镜与热学相结合的技术。但是直到目前，该技术尚不能用于大型肿瘤，因为无法对大量组织加热。**射频消融术（RFA）**的使用则克服了这一限制，射频消融术被安全地应用于肝脏、心脏、肾脏等肿瘤和其他疾病的治疗方面。

其他形式的微创手术将热量、射频、机械消融与光纤可视化相结合。患者的恢复时间从几个月减少到几天。尽管实现这些成果的医疗设备非常昂贵，但从患者的预后和对工作的影响方面来看，降低了其承受的经济成本。进而在某些类型的治疗性和预防性的手术，微创技术也被建议使用（例如，在心脏血管成形术中）。根据微创技术的最新发展，其适应证也在不断变化。

**计算机轴向断层成像（CAT）扫描：**一种用可视化技术来观察人体内部的机器，原理是将 X 射线技术与计算机轴向断层成像相结合，扫描结果在计算机上显示。

**磁共振成像（MRI）：**利用电磁辐射将人体软组织（如大脑、脊髓）可视化的技术。

**电子束计算机断层成像：**使用电子束代替 X 射线进行计算机轴向断层成像，也可以在计算机上查看。与传统的 CT 扫描相比，它不需要患者完全静止，封闭性更低，但是成本更高。

**微创手术：**使用光纤、引导图像、微波和其他技术进行手术而不需要大面积切开组织。

**电灼术：**通过电加热仪器破坏组织的过程。

**射频消融术（RFA）：**使用微波来破坏组织。

### 基因图谱和基因检测

**人类基因组计划**（Human Genome Project）有力地推动了基因检测技术在预测方面的应用推广。长期以来，遗传学家都只能对少数几种特定的遗传性疾病做可能性预测，例如亨廷顿舞蹈症发生的可能性。现如今，基因图谱为医生们提供了宝贵的早期信息，比如婴儿患有唐氏综合征或泰-萨克斯病等疾病的可能性。基因图谱还可以追踪血友病等疾病的家族史。随着研究人员对人类基因组计划提供的信息加以利用，使得对常见病和越来越多疾病及慢性病的遗传性和易感性的检测成为可能。将来这方面的进展会让人类获知关于具体疾病病因的相关信息。即使现在，对于某些基因与疾病易感性之间的关系，我们也已经有了一些宝贵的信息。

乳腺癌就是一个很好的例子。我们现在知道，携带 BRCA1 和 / 或 BRCA2 基因的女性比不携带这些基因的女性患乳腺癌的概率更高。每年有超过 192000 名女性得知自己患有乳腺癌，其中 5% ～ 10% 的人患有遗传性乳腺癌。根据对终生风险的评估，在普通人群中，大约 13.2% 的女性（1000 人中有 132 人）会患乳腺癌，而在携有改变的 BRCA1 或 BRCA2 基因的女性中，患病比例估计为 36% ～ 85%（1000 人中有 360 ～ 850 人）。换句话说，携有改变的 BRCA1 或 BRCA2 基因的女性，患乳腺癌的概率是那些基因没有改变的女性的 3 ～ 7 倍。携带 BRCA1 和 / 或 BRCA2 基因的女性患卵巢癌的概率也更高。对一般人群中女性患卵巢癌的终身风险评估结果表明，1.7%（17 / 1000）的女性可能患卵巢癌，而携有改变的 BRCA1 或 BRCA2 基因的女性患卵巢癌的风险为 16% ～ 60%（1000 人中有 160 ～ 600 人）。

目前大约有 500 种人类遗传疾病可以通过基因检测鉴定出来。通过检测获知疾病易感性，这种能力引出了重要的伦理问题。保险公司非常想知道谁会患上某种特定的疾病——如果保险行业可以根据基因检测拒绝为某人提供保险，那么损失风险要小得多（尽管《平价医疗法案》禁止根据预先存在的疾病拒绝保险）。对于正在考虑结婚或结成商业伙伴的人来说，了解同伴是否在某种特定遗传疾病的基因检测中呈阳性，这也许会变得很重要。对于个人来说，知道自己遗传了什么疾病可能会影响其人生的重要决定。简而言之，基因检测可能导致基因歧视。

### 基因治疗

**基因治疗**是对导致病情发展的缺陷基因予以纠正的一项技术。干细胞疗法、DNA 操作、通过载体病毒介导的基因修改，以及对遗传物质的修复、替换和易位等都属于这个定义所涵盖的范围内。目前，这方面对动物和人类的临床研究都在开展中。

基因治疗是一种利用基因来治疗或预防疾病的实验技术。在未来，这项技术可能允许医生通过将基因插入患者的细胞来治疗疾病，而不是使用药物或手术。研究人员正在测试几种基因治疗，包括：

- 用一个健康的基因拷贝替换导致疾病的突变基因；
- 将功能不正常的突变基因"敲除"或使之失活；
- 将新基因引入体内以帮助对抗疾病。

尽管基因治疗对于治疗多种疾病（包括遗传性疾病、某些类型的癌症和某些病毒感染）是一种极具前景的选择。但这项技术仍然存在风险，为了确保它的安全性和有效性，目前仍有很多研究工作要做。基因治疗目前仅在没有其他治疗方法的疾病上被尝试使用。

有好几种方法可以被研究者用来纠正错误的基因。最常见的方法是插入一个正常基因来替代一个无功能基因，这是目前针对 1 型糖尿病和帕金森病的研究方向。另一种方法是通过**重组**将异常基因转化为正常基因。选择性的反向突变可以修复异常基因，使其恢复正常功能。调控（某基因开启或关闭的程度）可以用于改变特定的基因。基因治疗的工作原理是利用一种叫做载体的装载分子来将正常的基因传递到细胞中。最常见的载体是病毒。病毒被介导引入到靶点器官，比如肝脏，在那里注入新的 DNA 物质，从而可以理论上对缺陷基因予以修复或替换。

> **重组：**一种新的基因组合的遗传过程，使得产生的子代基因组合不同于亲代中的任何一个。

## 成本／效益分析

将患者的治疗结果与设备和培训的特定成本以及治疗的总体成本进行比较，是医疗经济和政策的重要组成部分，讨论这种比较的简捷方式是**成本／收益分析**。在许多国家，新技术在被医护人员采用之前要经过正规的成本／效益分析。

> **成本／效益分析：**将治疗的具体成本与该治疗获得的益处进行比较的过程。

在美国，新技术的发展受到市场因素的驱动。FDA 的要求和新技术使用的承保范围，这都影响着公司开发新产品的水平和投资。不过，这个数十亿美元规模的市场有着强大的吸引力。

从表面上看，似乎先进的技术意味着一种非常昂贵的医疗服务方式。但确实如此吗？一种可能的情况是，新技术可以改善患者个体的治疗效果，从而降低社会为这次患病所需承担的总体花费。另一种可能的情况是，先进技术的使用只是抬高了医疗价格，却没有改善患者预后。

我们用几个例子来解释这些情况。在大多数情况下，腹腔镜手术通过把 3 ~ 7 天的住院时间减少到 1 ~ 2 天，从而降低整个手术的成本。设备费用以及对医生和手术室工作人员特殊培训的费用，由缩短住院天数的相应费用来抵消。尤其是，使用腹腔镜技术修复撕裂的膝关节软骨（前交叉韧带修复）的总费用比传统方法少 75%。不过，节省费用的部分原因也可能是更多的术后护理和康复的负担现在由患者自行承担。以前患者出院前需要在医院做的事，现在可以在家完成（Henderson，2014）。

在另一个例子中，治疗儿童耳痛的费用在过去二十年中有所增加，结果预后却没有显著变化（Follard，Goodman 和 Stano，2012）。持续地应用成本 / 效益分析，将有助于确定新技术是否真的值得推广。

## 制药业

制药业在现代医学中起着至关重要的作用。为了治疗已知疾病，现代制药工业研究了数百万种物质来探索新药。人类社会中，药物已经使用和散布于各地达几千年了。在大多数文明的考古遗迹中都发现了用于治疗的物质的证据。从 1920 年胰岛素的发现，到 20 世纪 30 年代抗生素的出现（磺胺和青霉素），以及 20 世纪 50 年代脊髓灰质炎疫苗的出现，逐渐发展出了目前的制药业。对于今天的生活，如果没有各种拯救和改善生命的药物，那将是难以想象的。然而，在拯救生命的时候，人们也往往会把毕生积蓄用于购买这些药物。

### 行业概况

制药业所生产的药物，主要可以划分为三类：处方药、仿制药和非处方药（OTC）。**处方药**是指医生为患者开处方，药剂师按处方配药的药物。因为这种药物的制造商拥有这种药物的专利，从而使制造商拥有生产这种药物的独家权利，所以处方药的销售利润非常可观。事实上，制造商往往依赖他们所谓的热销药获得高达 45% 的公司利润。

**仿制药**是指不再享有专利保护的药物，任何公司都可以在各自公司名下生产实质上相同的药物。一般来说，仿制药比专利药便宜得多。**非处方药（OTC）**是指消费者无需处方即可自行购买的药品，其中包括专利药和仿制药，例如泰胃美（西咪替丁）、苯海拉明、可的松外用软膏和布洛芬。许多处方药也以非处方药（OTC）的形式销售。

要将处方药推向市场，制药公司需要履行三大职能：研发、生产

**处方药**：必须有医疗从业人员的书面医嘱（处方）才能分发的药物。

**仿制药**：在销售或分发时不受特定商品名保护的药物，通常是以化学名来命名或描述（例如对乙酰氨基酚，而不是泰诺）。

**非处方药（OTC）**：不需要医疗从业人员的书面处方或医嘱就可出售的药品和医疗器械，例如阿司匹林、拐杖。

和营销。在研发方面，科学家致力于开发新药（完整的过程将在本章后面描述）。这些研究人员大多受过高等教育，持有博士学位或医学博士学位，并且公司会投资提供额外的培训，以便让他们的研究人员在各自的研究领域保持与时俱进。2014 年，制药业的公司在研发上花费了约 512 亿美元，他们将 17.9% 的销售收入再投资到这一至关重要的环节中（美国制药研究和制造商协会，2015）。在研发过程中，当确定潜在的候选药物时，生产部门需要分析，是否能够对该药物进行足够数量规模和质量的生产以盈利。负责参与此项工作的许多人都要有工程学背景。药品营销职能则要求相应部门设计营销方案来宣传这种药物（具体的方案将在本章后面详述）。公司要招聘具有理学学士学位的销售代表，然后对他们进行关于产品的全面系统性培训。

根据美国国家卫生统计中心的数据，75% 的医生办公室（诊室）就诊涉及药物治疗，总计会订购或提供 260 万种药物。其中最常用的三类药物是镇痛药、降血脂药和抗抑郁药。1 个月内，48% 的人会使用至少一种处方药，21% 的人会使用三种或更多，10% 的人会使用五种或更多种的药（美国国家卫生统计中心，2015）。这样规模级别的消费，势必造就出一个利润极其丰厚的行业。表 11-2 描述了世界上最大的制药公司。之所以将非美国公司包括在内，是因为这确实是一个全球性的行业。

| 表 11-2　2014 年最大的制药公司 | | | | |
|---|---|---|---|---|
| 公司（国家） | 销售额 | 研发开支 | 利润 | 员工人数 |
| 强生公司（美国） | 74.3 | 8.5 | 16.3 | 126.5 |
| 辉瑞公司（美国） | 49.4 | 7.2 | 9.1 | 78 |
| 葛兰素史克公司（英国） | 23.0（L） | 3.5（L） | 3.6（L） | 97.9 |
| 罗氏集团（瑞士） | 47.5（CHF） | 8.9（CHF） | 53（CHF） | 88.5 |
| 赛诺菲 - 安万特集团（法国） | 33.8 € | 4.8 € | 4.4 € | 113.5 |
| 阿斯利康公司（英国） | 26.1 | 5.3 | 6.9 | 57.5 |
| 雅培实验室（美国） | 20.2 | 1.4 | 2.3 | 72 |
| 默克公司（美国） | 42.2 | 7.2 | 11.9 | 70 |
| 艾伯维（爱尔兰） | 19.96 | 3.3 | 1.8 | 26 |
| 百时美施贵宝公司（美国） | 15.9 | 4.5 | 2.0 | 28 |
| 礼来公司（美国） | 19.6 | 4.73 | 2.39 | 39.1 |

资料来源：公司报告。

注：销售额、研发开支和利润以十亿美元计，注明为外币的除外；员工人数以千计。CHF 表示瑞士法郎（2014 年瑞士法郎平均汇率为 0.95 美元）；€表示欧元（2014 年欧元平均汇率为 1.32 美元）；L 表示英镑（2014 年英镑平均汇率为 1.60 美元）。

　　所有这些公司都是上市公司，必须向美国证券交易委员会提交上市公司的季度报告。这些报告可以在网上找到，并对该公司的财务状况予以公开。

### 行业监管

　　制药业是美国监管最严格的行业之一。1906 年《食品和药品法》的通过就是为了回应公众对危险的食品添加剂和药品的强烈抗议。该法案当时只是要求药品和食品添加物要标明其主要成分，并没有要求进行安全检测。1938 年，联邦《食品、药品和化妆品法》开始要求进行安全检测。该法案将检测的职责留给了制药公司，只要求报告检测结果。直到 1959 年，经由凯弗维尔参议院听证会，才对制药公司的问题行为进一步立法。

　　沙利度胺事件发生在听证会之后不久。沙利度胺是一种用于在妊娠早期控制恶心和呕吐的镇静剂。在传入美国之前，它在欧洲被广泛使用。很快就有报道称出现了严重的先天性缺陷。这种药物在美国供试验性使用。直到有些有缺陷的孩子出生之后，FDA 才撤销了对该药物的批准。

　　为了应对这一悲剧，1962 年国会通过了 1938 年法案的修正案，授权 FDA 对新产品的引入进行更多的管控。新的法案要求对新药进行更广泛的测试以及更加严格地控制新药上市前的销售。新药上市已经成为一个多阶段的过程，需要几年的时间，而且成本相当高。此外，FDA 还负责监管药品广告。

### 新药上市

　　从植物或动物中发现某种分子到成为上市可销售的药物，这条道路是漫长的。表 11-3 给出了完整的过程，后文将详细介绍。

**表 11-3　药物研发过程**

| 研发阶段 | 化合物数量 | 时间 |
| --- | --- | --- |
| 发现药物分子 | 百万种 | 5 年 |
| 临床前研究 | 250 种 | 1.5 年 |
| 临床试验 | 1～5 种 | 总计 2～10 年 |
| 　Ⅰ期临床试验 | | |
| 　Ⅱ期临床试验 | | |
| 　Ⅲ期临床试验 | | |
| FDA 审查 | 批准一种药物 | 2 年 |
| 大批量生产 | | 2 年 |
| 　Ⅳ期临床试验 | | |

通过**基因测序**这个新工具，科学家可以在一年内检测数百万种化合物，以筛选出好的想法或先导化合物。其中大约有 10000 个会接受进一步测试；有 1000 个显示出生物活性；这其中可能有 100 个值得研究；然后，10 个进入临床试验。最终，在这数百万种化合物中，可能只有一种最终会成为上市的药物。

一旦制药公司确定一种新药有潜质，它必须向 FDA 提交一份**新药研究（IND）申请**，然后开始进行人体临床试验。临床试验的三个阶段旨在回答三个主要问题：

① 这种新药安全吗？

② 这种新药有效吗？

③ 是否比现有的标准治疗方法好？

为了回答上述这些问题，科学家需要对人体进行药物试验，此时他们必须遵循严格的规则，以确保药物尽可能安全。美国国立卫生研究院（NIH）网站提供了志愿者在被选中进行**临床试验**之前必须知晓的信息。临床试验的设计必须经过**机构审查委员会（IRB）**的批准。这些委员会审查所有的人体实验。志愿者必须签署一份知情同意书，以表明他们了解这项研究的风险和益处。

到了这一步时，研发过程已经进行了好几年了。FDA 要求的共计三期的临床试验，现在可以开始了。临床试验需要花费几年时间才能完成。目前有数百种药物正在进行中。

Ⅰ期临床试验旨在找出药物在人体内发生了什么。药物是如何被吸收、代谢和排泄的？对志愿者进行血液、尿液和定时检测。可能只有十几名受试志愿者，也可能多达 100 人。这个阶段需要几个月的时间。如无严重不良反应，则总结后开始下一阶段。

Ⅱ期临床试验旨在研究药物是否产生了预期的效果。例如，它能停止偏头痛的疼痛或缩小肿瘤的大小吗？这一阶段可能需要几年时间，涉及数百名患者。需要仔细监测患者的预期效果和副作用，如恶心、头痛或心律不齐等。

Ⅱ期和Ⅲ期临床试验通常采用**双盲随机试验**。志愿者不知道他们是在接受药物、安慰剂还是标准治疗，给志愿者做检查的医生也不知道。临床试验这样设置，可以防止先入之见对实验结果的影响。

Ⅲ期药物临床试验通常持续数年，涉及全国各地数千名患者。本阶段，会与标准治疗组和安慰剂组比较，对该药物的安全性和有效性进行详细的分析和研究。如果结果表明该药可以挽救生命或存在严重的并发症，有时临床试验会被中止并揭盲。

**基因测序：**确定构成特定基因的核苷酸具体排列的检测过程；广泛用于药物研究。

**新药研究（IND）申请：**公司向 FDA 提交的准备开始人体临床试验的申请。

**临床试验：**以受控方式在人体测试新药、治疗方法或医疗设备的过程。

**机构审查委员会（IRB）：**由政府或大学任命的一组人员，负责监督动物或人类研究。

**双盲随机试验：**一种临床试验方法，在试验结束之前，没有人知道参与者正在接受哪种药物治疗。

**新药申请（NDA）：**
向 FDA 提交的允许销售新药的正式申请。

如果所有阶段进展顺利，制药公司将向 FDA 提交一份**新药申请（NDA）**以获批上市。在Ⅳ期临床试验，FDA 将继续监测该药物。药物上市后，如果出现任何问题，制造商必须向 FDA 提交不良事件报告。医生和医疗机构上报职责是自愿的。2013 年 FDA 收到了 118 万份报告。

当一种药物明显对患者的安全构成威胁时，FDA 可以召回这种药物。例如，在几名患者死于抗胆固醇药物拜斯亭引起的并发症后，该药被召回。关于曾被撤销或召回的药物清单，在 FDA 可以查到。

---

## 从鱼到药房：一个关于药物研发的故事

**富**含钙的饮食可以保持骨骼强壮，防止骨质疏松症。骨质疏松症是一种以骨质恶化为特征的疾病，有 200 万美国人受该病影响，其中大多数是妇女。这种疾病可能使得 50 岁以上人群中发生 500 万例髋关节、手腕和脊柱的骨折，并可能导致 5 万人死亡。根据美国国家骨质疏松症基金会的数据显示，这方面每年要花费 138 亿美元。

人体甲状腺分泌一种叫做降钙素的激素，调节钙含量并减少骨质流失。事实证明，鲑鱼也可产生降钙素，而它的效力是人类的 30 倍。更好的消息是，人们可以在实验室里合成鲑鱼降钙素。这是一种比使用真鱼更简单、更便宜的批量生产的方式。为了确定鲑鱼降钙素是否是一种抗骨质疏松的良药，药物研发人员遵循了 FDA 的审批程序。

FDA 批准的采用鲑鱼降钙素的第一个新药是一种注射剂。从那以后，又批准了两种药物，一种是注射剂，另一种是鼻喷剂。可口服的鲑鱼降钙素目前正在临床试验中。鲑鱼降钙素仅被批准用于不能耐受雌激素的绝经后妇女，或者是其他不适用于雌激素的患者。

---

### 销售和营销工作

药物批准上市后，制药公司必须把它送达患者手中。在美国，通常有三种主要的新药销售方式，有两种方式针对开药医生，另一种直接针对患者。

推销新药的第一种方式是通过医学杂志和在学术会议上发布新药报告。这种方法针对的是专攻某种特定疾病的医生，而该药品正是为了治疗这种疾病而研发的。例如《新英格兰医学杂志》和《柳叶刀》（英国）就是关于药物研究的权威出版物。医学期刊上关于药物益处的报告可能在药物进入Ⅲ期临床试验时就开始了。

第二个主要方式是制药公司药品代表的个人销售。药品代表造访医生，请求他们使用该药品（更多信息请参阅本章的职业简介）。这可能伴随着提供免费的药物供患者使用和提供宣传药物的文献和宣传材料等。许多医生办公室（或诊室）从不购买笔或记事本，因为有许多是由药品代表赠送的。美国制药研究和制造商协会（一种工贸行业组织）的成员，需要遵循一项自愿准则来规范与医护人员的互动。当所提供的赠品"对患者有好处"和"主要与医疗专业人员的执业有关"时，允许带有公司或产品名称的赠品赠与行为。尽管该准则允许会员向医疗服务专业人员提供信息演示介绍，但该准则禁止提供娱乐活动、外卖餐。这些禁止规定的行为对象也包括医务人员的配偶或客户。因为这些准则是自愿的，所以如果成员违反了准则，也并不存在强制执行机制。

第三种方式是通过付费广告直接针对患者。美国是唯一允许为处方药打广告的国家。原来广告仅限于专业杂志，但现在在《新闻周刊》和《人物》等流行杂志上也很常见。全面的广告宣传活动除了平面广告外，还包括电视广告和网络媒体。

尽管许多大学和政府机构都研究过这个问题，但药品广告是否会提高药品成本尚无定论。只有少数几种最受欢迎的药物会在大众媒体上做广告，而这些药品的广告预算往往高达数百万美元。比如，克拉霉素、立普妥和万艾可都是在流行印刷品和电视媒体上大做广告的药物。仿制药不做广告。根据对医生的调查，患者现在经常根据商品名来询问药物。这些药品比起同一类药物中不那么有名的药品，通常价格更高。

FDA 负责监管直接面向消费者的处方药广告。此外，联邦贸易委员会（FTC）监管广告的真实性。根据 FDA 的要求：直接面向消费者的广告必须准确无误，不得误导消费者；仅在有大量证据支持的情况下才能宣传某种说法；要体现出风险与利益的平衡；还要与 FDA 批准的商标内容保持一致（美国制药研究和制造商协会，2009）。

## 处方药的成本

制药公司经济上的成功和处方药的高成本，引起了媒体对该行业的广泛关注。为了省钱，15% 的成年人要求开具更便宜的处方药，8% 的人没有按处方服药，4% 的人使用替代疗法，近 2% 的人从其他国家购买处方药（Cohen 和 Villarroel，2015）。为了减缓药物成本的上升趋势，所有国家都在推行成本控制策略。这些策略包括转而使用仿制药、立法、更多的成本 / 收益分析，以及医疗从业者对成本的重视。

控制成本的一个主要方法是改用仿制药而不是专利药。86% 的处方都有一个仿制药的选项。《平价医疗法案》在防止高价药方面取得了一些明显成果。超过一半的处方费用低于 5 美元，其中 23% 无需自付费用（IMS，2014）。常见的预防用药和口服避孕药是最大的"免费药"类别。2013 年在避孕药这一领域，就预计为人们节省了 4.83 亿美元。

这种手段需要用来平衡和抵消由于特效药和 Medicare D 部分目录中的所谓"甜甜圈洞药品"所导致的高成本。事实上，仅 2.3% 的处方药就占据了自费费用中的 30%。超过三分之一的处方药费用，仅集中于这五种治疗：肿瘤、抗糖尿病、心理健康、呼吸系统疾病和疼痛。

另一个方法是让独立的研究机构通过比较同一类的不同药物，来进行严格的成本／效益分析，以此测算是否支付的费用越多，获得的治疗收益越好。大多数研究表明，药品价格不是治疗收益的决定性因素。澳大利亚的一项研究显示，同一种类的三种药物中最便宜的药物在胃反流和食管反流患者的预后方面没有显著差异。换成最便宜、效果好的药物，每年可以节省数百万美元。

最后，医疗执业者在开处方时需要关注药品价格。美国国立卫生研究院的一项研究表明，医生很少询问患者是否负担得起他们开出的药物；而相应的，患者常常不按处方服药，因为他们付不起钱。例如，销量最大的治疗胃反流的药物泮托拉唑，一个月的费用可能是 541 美元，而普通的泵抑制剂每月的费用可能只要 100 美元。对于一个预算有限的人来说，这样的差价就会决定其能否在买药的同时还能负担得起买食物和付房租。如果医生或实践护士对药物价格不敏感，患者可能无法获得其所需的药物。如第四章所述，正如《平价医疗法案》增加了以前没有保险的人获得处方药的机会一样，Medicare D 部分的变化增加了美国老年人获得处方药的机会。

## 社会和伦理问题

药物治疗的高成本，不仅刺激了努力控制成本的行为，而且还引发了对制药行业利润是否过剩的质疑。制药行业认为，专利保护和盈利能力是企业在研究和生产过程中投资应得的回报。正如您在本章前面所读到的，一个新的处方药推向市场的过程既漫长又昂贵。同时，如果没有专利保护（实质上是一种短期的专卖权），他们将无力承担与这一过程相关的成本和风险。制药行业还认为，他们收取的药价既是为了收回这些成本，又是为了应对药品上市后所须面对的法律和财务风险。随着多项主要专利的到期，制药公司现在正在面临竞争压力。制药行业正在进行的合并现象，反映了行业对更好的盈利能力的诉求。而消费者、媒体和政客对价格政策提出质疑，可能并不会接受制药行业的上述说法。

我们迫切需要加大对新药的研究和开发。HIV/AIDS、埃博拉、禽流感以及西尼罗河病等全球性流行病的出现，需要新的疫苗或新的抗生素。耐药结核病和葡萄球菌感染患者数量的增加表明出现了耐药性的药物危机。这些疾病的死亡率很高，而传统药物对之束手无策。如果需要制药公司为了抗击这些新出现的流行病进行相应的疫苗和药物的研发，那么该如何对制药公司为这些研发支付的费用予以补偿和报销？

关于 HIV/AIDS 药物的争论，只是排在一系列关于药物治疗的长期社会和伦理问题列表中的第一个。治疗艾滋病的药物对大多数国家来说太昂贵，更不用说个人负担得起了，数百万人就应该因此直接放弃生命吗？一个患者如果在美国接受艾滋病治疗，那么其一年在药物上的花费要超过 4 万美元。这相当于全球平均每人年收入的许多倍。美国有 100 多万人、全世界有 4000 万人患有艾滋病。大多数新病例发生在发展中国家和发达国家的少数民族中。

许多人主张取消某些药物的专利，如治疗艾滋病、疟疾和结核病的药物的专利。参照人类基因组计划的模式，这些研究应该适用于所有人类。而对于罕见疾病患者，针对这种人群数量非常有限的分销市场的药物，其定价是另一个值得关注的领域。而将基因研究和靶向细胞反应结合在一起的研究，这样开发出来的新一代药物的价格可能仍将居高不下。以上这些，加上还有更多的问题，这都是全世界那些制定社会政策的人需要担忧和考虑的。

## 职业简介：医药销售代表

制药公司宣传他们产品的主要途径之一是通过销售代表。如果您有良好的组织能力和人际交往能力以及医疗领域的知识，那么作为一名医药销售代表的职业可能适合您。

在日常工作中，医药销售代表与医疗专业人员（如医生）和医生办公室（或诊室）的工作人员等打交道。他们花时间打电话和亲自拜访客户，建立关系，满足医护专业人员和患者的需求。他们利用销售技巧说服医生开立他们所代理的公司生产的药品。他们分发药物样品和产品说明书。他们需要很好地记录自己的各项工作活动。

虽然有些职位只要护理或相关领域的大专文凭就可以了，但大多数职位的门槛需要学士或更高的学位。有销售经验会更为有利。您需要能够独立工作，并且需要常常出差。办公地点在全国各地都有。2015 年，初级职位的收入为 5 万美元。具有专业知识和经验的高级医药销售代表可以挣到 13 万美元。这种职业有良好的职业晋升阶梯，有许多机会选择职业发展方向和就业地点。

## 总结

医学技术是指医疗专业人员在医学上用于预防、治疗和诊断疾病以及辅助患者的治疗性和诊断性设备。制药业是对以治疗为目的生物活性物质（药物、基因、分子等）进行研究、生产、上市和分销的总称。医学技术和制药业对现代医疗产生了巨大的影响，无论是在改善患者个人预后方面，还是增加医疗花费的方面。

新的医学技术包括医疗设备（如心脏起搏器、胰岛素泵）、新的成像技术、计算机辅助成像、新药、基因图谱和基因检测等。新型药物可能涉及 DNA 分子操作技术和干细胞研究。药物现在可以以单个受体和细胞为靶向。

制药业是一个具有巨大经济影响力的全球性行业。制药公司需要研究数百万种备选物质来开发成一种能投放市场的药物。一种新药通过三期临床试验和相关研究过程才能进入市场，这需要 10～12 年。伦理问题包括处方药和医学新技术的成本问题，以及如何决定为了某些疾病而开发药物而不是为了另一些疾病来研发药物。

## 复习思考题

1. 举例说明医学技术和制药业的定义。
2. 描述四种新的医学技术。
3. 处方药、仿制药和非处方药之间的区别是什么？
4. 描述药品销售的两种方式。
5. 使用流程图解释新药是如何做到上市的。

## 讨论思考题

1. 医学技术和制药业对现代医疗的影响是什么？使用对比方法回答。
2. 对制药业应如何监管？您是否认为这一过程能够保障公众的健康？
3. 自己做一些成本调查。挑选一种药物，并比较至少两个供应商的成本。这些差异是什么原因造成的？
4. 挽救生命的药物应该申请专利吗？
5. 谁应该决定开发哪些医学技术和哪些药物？
6. 针对帕金森病的干细胞研究是否应该对全世界的科学家开放，如同人类基因组计划那样？为什么？

# 章节参考文献

Bryan, J. 1996. *The history of health and medicine: Advances that have changed the world*. Austin, TX: Raintree Steck-Vaughn.

Centers for Disease Control and Prevention (www.cdc.gov).

CDC, Health Statistics. 2009. *Chartbook. Health, United States. Special feature: Medical technology*. Atlanta, GA: Author.

Cohen, R., and M. Villarroel. 2015. *Strategies used by adults to reduce their prescription drug costs: United States, 2013*. NCHS Data Brief, 184. January. Available at http://www.cdc.gov/nchs/data/databriefs/db184.pdf.

http://www.fda.gov/Drugs/DevelopmentApprovalProcess/default.htm.

http://www.fda.gov/Drugs/DevelopmentApprovalProcess/HowDrugsareDevelopedandApproved/default.htm.

http://www.fda.gov/Drugs/GuidanceComplianceRegulatoryInformation/Surveillance/AdverseDrugEffects/.

http://www.fda.gov/Safety/MedWatch/default.htm.

http://www.fda.gov/safety/recalls/default.htm.

Follard, S., A. Goodman, and M. Stano. 2012. *The economics of health and health care*. 7th ed. Upper Saddle River, NJ: Prentice Hall.

Genetics Home Reference (http://ghr.nlm.nih.gov/).

www.genome.gov/10002077.

Henderson, J. 2014. *Health economics and policy*. 6th ed. Stamford, CT: Cengage Learning.

IMS Institute. 2014. *Medicine use and shifting costs of healthcare: A review of the use of medicines in the United States in 2013*. April. Available at http://www.imshealth.com/deployedfiles/imshealth/Global/Content/Corporate/IMS%20Health%20Institute/Reports/Secure/IIHI_US_Use_of_Meds_for_2013.pdf.

National Cancer Institute (http://www.cancer.gov/about-cancer/causes-prevention/genetics/brca-fact-sheet).

National Center for Health Statistics. 2015. *Health, United States, 2014*. Hyattsville, MD: Table 85.

National Institute of Allergy and Infectious Disease, National Institutes of Health, Division of Acquired Immunodeficiency Syndrome (www.niaid.nih.gov/daids/).

National Institutes of Health (www.nih.gov).

National Institutes of Health, Clinical Center, Diagnostic Radiology Department (www.cc.nih.gov/drd/rfa/background.html).

National Institutes of Health, Stem Cell Information (http://stemcells.nih.gov/info/basics/).

http://www.ncbi.nlm.nih.gov/pmc/articles/PMC3549771/.

Pharmaceutical Research and Manufacturers of America (PhRMA). 2015. *Biopharmaceutical industry profile 2010*. Available at http://www.phrma.org/sites/default/files/pdf/2015_phrma_profile.pdf.

_____. 2009. *PhRMA guiding principles: Direct to consumer advertisements about prescription medicines*. Available at http://phrma.org/sites/default/files/pdf/phrmaguidingprinciplesdec08final.pdf.

U.S. Census Bureau. 2013. *Annual survey of manufactures*. NAICS 3391.

# 获取更多信息

Danis, M., C. Clancy, and L. Churchill. 2003. *Ethical dimensions of health policy*. New York: Oxford University Press.

Li, J. 2014. *Blockbuster drugs: The rise and decline of the pharmaceutical industry*. New York: Oxford University Press.

Werth, B. 2014. *The antidote: Inside the world of new pharma*. New York: Simon & Schuster.

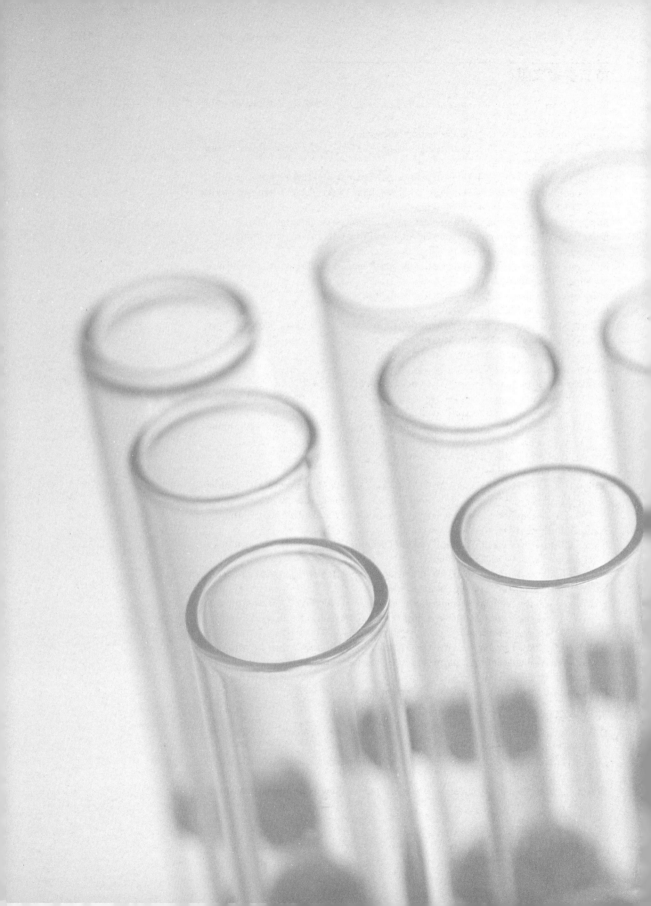

# 第十二章
# 医学研究和疾病预防

## 学习目标

读完本章后，您将能够：

1. 确定医学研究的三个主要目标。
2. 描述从美国国立卫生研究院获得研究经费的过程。
3. 解释政府在疾病预防中的作用。
4. 明确美国的十大死亡原因。
5. 使用网络资源研究一个医疗话题。
6. 讨论《健康人民2020》的目标。

# 抗击流感

有一种疾病预防措施我们大多数人都做过，就是每年注射流感疫苗。流感疫苗是世界上最常见的预防性药物之一。每年会有数百万人排队接种流感疫苗。2009 年，1.26 亿人接种了甲型 H1N1 流感疫苗。

流感是由特定病毒引起的病毒感染。美国 CDC 估计，在每个流感季节，大约有 10%～20% 的美国人感染流感，通常从 11 月初持续到来年 3 月。儿童感染该病的概率是成人的 2～3 倍，而且该病传播的主要途径是通过儿童传播给其他儿童和成人。美国 CDC 进而评估：每年有 10 万人住院，36000 人死于流感及其并发症。表 12-1 列出了主要的流感大流行。

## 流感病毒

流感病毒由八个单链 RNA 片段缠绕在其内部，这些片段负责复制病毒。在电子显微镜下观察，这种病毒最显著的特征是表面有一层突起。有两种不同类型的棘突：一种是叫做血细胞凝集素 HA（H）的蛋白质，它使病毒附着在细胞上并开始感染；另一种是叫做神经氨酸酶 NA（N）的蛋白质，它能使新形成的病毒离开宿主细胞，感染新的细胞。这些棘突使得病毒能够从感染者或动物体内脱落或流出，并易于感染他人或动物。

根据其蛋白质组成，流感病毒可分为 A 型、B 型或 C 型。A 型病毒存在于许多动物中，包括鸡、鸭、猪、鲸和人，它不仅是最常见的流感病毒，也是三种类型中最致命的。A 型病毒导致了 1918 年、1957 年、1968 年和 2009/2010 年的全球人类间的大流行，造成数百万人死亡。禽流感病毒是一种 A 型病毒，它杀死了数以百万计的野生迁徙动物和家养鸡鸭，当它变异时，它会导致全球性的人类流感流行。2015 年，美国暴发了大规模禽流感，15 个州的 4800 多万只禽类受到影响。

A 型病毒根据宿主（鸡、鸭等）、首次发现的地点、实验室识别号、发现年份、起源地点和插入成分、表面的棘突等分为不同亚型，因此，1997 年的香港流感被称为 A/Chicken/Hong Kong/G9/97（H9N2）。这种科学的标记方法使科学界能够迅速地交流正在研究的是哪种流感，并迅速地识别出新的毒株。就此对新病毒进行追踪非常重要，因为 A 型病毒会周期性地经历突然而剧烈的变化，从而产生新的亚型。因为变化太突然，人们对新的亚型不具备免疫力，结果就造成了 1918 年、1957 年、1968 年和 2009/2010 年的严重流行。

2009 年的 H1N1 大流行是 A 型病毒。2009 年 4 月，墨西哥确认有人感染了一种新的 H1N1 流感毒株。几周内，感染扩散到美国，世界其他地区也开始出现病例。美国 CDC 估计，在 2009 年 4 月至 2010 年 1 月期间，美国有 5700 万甲型 H1N1 流感病例，27.5 万人住院，1.16 万人死亡。自从有流感监测以来，2014 年情况特别严重，住院人数最多，特别是 65 岁以上的年龄组。

B 型病毒会引起流行，但它所导致的疾病比 A 型病毒所导致的疾病要温和得多。由于 B 型病毒有渐进和持续的变化，称为**抗原**

漂移（**解释见下页**），因此必须每年开发新的疫苗。尽管这些变化并不剧烈，但它们能使人类免疫系统无法识别这种新病毒。在人类、猪和狗身上都发现了 C 型病毒（狗流感）。这种病毒会引起轻微的呼吸道感染，但不会引发流行病。

流感病毒在野生水鸟种群中已经存在了数百万年，而且通常不会对鸟类造成伤害。然而，当病毒变异时，它可以迅速从野生鸟类传播到家养的鸭和鸡。从这时起，下一步是病毒跨越物种，感染新的宿主，通常是猪。这是因为猪、鸭和鸡经常一起出现在世界各地的家庭农场。人类、鸡、鸭和猪都可能携带这三种流感病毒中的任何一种。如果人和禽类携带的流感病毒又同时出现在猪的身上，就会发生基因交换，形成一种新的病毒。由此产生的这种病毒可能会从猪传染给人，然后再从人传染给人。1997 年，科学家首次发现禽流感跳过了猪流感阶段，直接进入人类流感。流感的严重程度取决于病毒在人与人之间传播的能力。

实际上流感症状是在一个人接触并感染病毒大约 4 天后才开始出现的。在这段时间以及出现最初症状后的 3 ～ 4 天内，该患者具有传染性。因为人们没有意识到自己生病了，所以很容易看出为什么流感在学校和工作场所传播得这么快。这些症状通常很快开始，包括发热、身体疼痛、发冷、干咳、头痛、喉咙痛和鼻塞。最初的三天发热最厉害。呼吸道症状可能持续数周，这取决于病毒的类型。胃肠型感冒不属于流感。通常根据症状和已知的流行程度作出诊断。实验室检测通常不作为常规诊断手段，但它们可以在流行早期用于确定是哪种病毒导致的流行。

预防流感的最好方法是在流感季开始前 6 ～ 8 周打一次流感疫苗。每年的流感疫苗是由被杀死的 A 型和 B 型病毒组成的，科学家们会选出最有可能在这一年流行的病毒株。病毒株的确定是在 11 月北美流感季节开始前 9 个月就完成的。对流感病毒的追踪越准，疫苗就越有效。

如何选择病毒来制作流感疫苗？制作季节性流感疫苗所使用的病毒是根据前一年收集到的有关哪些流感病毒正在传播，以及哪种疫苗病毒能够最好地预防传播病毒等信息来加以选择的。由 101 个国家的 130 个国家流感中心收集病毒以及有关疾病趋势的信息，并交由世界卫生组织的四个流感参考和合作研究中心做进一步分析。它们位于美国亚特兰大（美国 CDC）、英国伦敦（英国国家医学研究所）、澳大利亚墨尔本（维多利亚传染病参比实验室）和日本东京（日本国立传染病研究所）。季节性流感疫苗通常是一种三价疫苗（三组分疫苗），每一种选择的成分都可以预防人类最常见的三种流感病毒之一。

在三价疫苗中，选择这三种疫苗病毒是为了最大限度地提高即将到来的流感季节中主要流行病毒被疫苗覆盖的可能性。由世界卫生组织提供建议，确定哪些特定疫苗病毒用于当季疫苗生产。由每个国家自行决定是否对本国的疫苗作出授权。在美国，由 FDA 来决定在美国授权使用什么病毒疫苗。举例来说，在 2016 年，混合的三价疫苗被用来抵御以下三种病毒：

- A/California/7/2009（H1N1）pdm09-like virus

- A/Switzerland/9715293/2013（H3N2）-like virus
- B/Phuket/3073/2013-like virus（这是一个 B 型 / 山形线性病毒。）。

2015—2016 年的某些流感疫苗属于四价疫苗，同时也能抵抗 B 型病毒（B/Brisbane/60/2008-like virus）。这是一种 B 型 / 维多利亚系病毒。

即使您接种了疫苗，您仍然可能得流感，不过注射过疫苗的人症状会减轻。

自 2004 年以来，疫苗出现周期性短缺，特别是 2009 年的 H1N1 流感疫苗。不过，流感疫苗的生产已经改善，在 2016 年生产了多达 1.74 亿剂疫苗供美国人使用。还有一些其他预防方法也是被推荐的。2003 年，FDA 批准了一种名为 FluMist 的活性流感病毒鼻喷剂疫苗，可用于 5 ~ 49 岁的健康人群。还有一些抗病毒处方药，如达菲（奥司他韦）、氟马汀（金刚乙胺）和赛美特尔（金刚烷胺），如果您在流感暴发期间服用至少 2 周，将有助于预防流感。金刚乙胺和金刚烷胺可用于 1 岁以上的患者，而奥司他韦则适用于成人和 13 岁以上的青少年。目前已有报告，H1N1 病毒出现了耐药性。

新的研究表明，在饮食中增加全谷物的摄入和锻炼有助于预防流感。然而，在过去的 50 年里，流感的治疗方法并没有太大的改变。医生建议卧床休息，补充液体，用对乙酰氨基酚治疗发热和身体疼痛。但是，最好的药，还是提前对流感予以预防。

# 引言

通过本书，您已经了解到医疗行业的功能是诊断和治疗疾病。如本章简介所述，针对疾病的医学研究和追踪，对于控制和治疗疾病有着非常重要的作用。在这一章中，将对医疗行业的科研方面展开介绍。同时因为防患于未然对于治病来说效果更好，所以在这一章中将把疾病预防作为一项日益重要的医疗战略来加以介绍。

**抗原漂移**：用于描述一些病毒（如 B 型流感病毒）的基因组成渐进而持续的变化现象。

| 表 12-1 | 流感的时间表（在人群中新出现一种流感时的表现） |
| --- | --- |
| **1918 年**<br>H1N1（"西班牙流感"） | **流感大流行** |
| | 这是近代历史以来最具破坏性的流感大流行，在美国造成 50 多万人死亡，在全世界造成 2000 万~ 5000 万人死亡 |
| **1957—1958 年**<br>H2N2（"亚洲流感"） | **流感大流行** |
| | 这种病毒最早是在中国发现的。在 1957 ~ 1958 年期间，它在美国造成约 70000 人死亡。因为这种病毒株自 1968 年以后就没有在人群中传播过，所以 30 岁以下的人群对该病毒株没有免疫力 |
| **1968—1969 年**<br>H3N2（"香港流感"） | **流感大流行** |
| | 首次在中国香港发现这种病毒。在 1968 ~ 1969 年期间，它在美国造成了大约 34000 人死亡。H3N2 病毒至今仍在传播 |

续表

| | |
|---|---|
| **1977 年**<br>H1N1（"俄罗斯流感"） | **一种新的流感病毒株在人类中出现** |
| | 该病毒株在中国北方被分离出来，与 1957 年前传播的病毒相似。因此，1957 年以前出生的人都有免疫力，然而，在此之后出生的儿童和年轻人不具备免疫力 |
| **1997 年**<br>H5N1 | **一种新的流感病毒株在人类中出现** |
| | 这是首次在中国香港发现的一种流感病毒，可直接从禽类传播给人，感染与接触家禽市场有关。香港有 18 人住院治疗，其中 6 人死亡 |
| H9N2 | 在中国香港造成两名儿童患病，家禽可能是病源 |
| **2002 年**<br>H7N2 | **一种新的流感病毒株在人类中出现** |
| | 在一次家禽疫情暴发后，在弗吉尼亚州的一个人身上发现了感染的证据 |
| **2003 年**<br>H5N1 | **一种新的流感病毒株在人类中出现** |
| | 中国香港两人感染，一人死亡 |
| H7N7 | 荷兰有 89 人（其中大多数是家禽饲养员）出现眼部感染或类似流感的症状。一名访视受影响家禽农场的兽医死亡 |
| H7N2 | 导致一人在纽约住院 |
| H9N2 | 导致中国香港一名儿童患病 |
| **2004 年**<br>H5N1 | **一种新的流感病毒株在人类中出现** |
| | 泰国和越南有 47 人患病，其中 34 人死亡。研究人员特别担心的是，这种致命的流感病毒正在亚洲流行 |
| H7N3 | 首次在人类身上发现。该病毒株导致加拿大两名家禽饲养员患病 |
| H10N7 | 首次在人类身上发现。它导致埃及两名婴儿患病。其中一个孩子的父亲是家禽商贩 |
| **2005 年**<br>H5N1 | 柬埔寨于 2 月出现首例人感染 H5N1 病例。到 5 月，世界卫生组织报告了 4 例柬埔寨病例，全部死亡。印度尼西亚于 7 月报告了第一例死亡病例。在此后 3 个月中，印度尼西亚发生了 7 例实验室确认的 H5N1 感染病例和 4 例死亡病例<br>12 月 30 日，世界卫生组织报告了全世界 142 例实验室确诊的 H5N1 感染病例，全部发生在亚洲，其中 74 人死亡。发现人类感染 H5N1 病毒的亚洲国家：泰国、越南、柬埔寨、印度尼西亚和中国 |
| **2006 年**<br>H5N1 | 1 月初，土耳其东部农村地区报告了 2 例致命的人感染 H5N1 病例，而中国的病例继续蔓延。截至 1 月 25 日，中国共报告了 10 例，其中 7 例死亡。1 月 30 日，伊拉克向世界卫生组织报告了第一例致命的人感染 H5N1 病例 |

续表

| | |
|---|---|
| | 3 月，世界卫生组织在阿塞拜疆确认了 7 例人感染 H5N1 病毒病例和 5 例死亡病例。4 月，世界卫生组织在埃及确认了 4 例人感染 H5N1 病毒病例和 2 例死亡病例<br><br>5 月，世界卫生组织在非洲国家吉布提确认了 1 例人感染 H5N1 病毒病例。这是撒哈拉以南非洲的第一例确诊病例。2006 年，全年共发生 115 例人感染 H5N1 病例，其中 79 例死亡 |
| **2007 年**<br>H5N1 | 1 月初，印度尼西亚确认了 2 例人感染 H5N1 病毒病例。截至 2007 年底，印度尼西亚、柬埔寨、中国、老挝、缅甸、尼日利亚、巴基斯坦和越南共发生 88 例确诊病例，其中 59 例死亡 |
| H7N7 | 当年 5 月，英国确诊了 4 例 H7N7 禽流感病例，患者均暴露于受感染的家禽 |
| **2008 年**<br>H5N1 | 5 月 28 日，孟加拉国向世界卫生组织报告了首例人感染 H5N1 病毒病例。截至当年年底，孟加拉国、柬埔寨、中国、埃及、印度尼西亚和越南已确诊 40 例 |
| **2009 年**<br>H5N1 | 1 月 7 日，印度尼西亚确认了 1 例新的人感染 H5N1 型流感病例。此后，埃及、中国、印度尼西亚和越南发现了新的病例 |
| H1N1 | 4 月，墨西哥证实有人感染了一种新的 H1N1 流感病毒。几周内，人类感染扩散到美国，世界其他地区也开始出现病例 |
| **2014—2015 年** | 有记录以来最高的住院人数 |
| **2015 年** | 禽流感在美国感染了 5000 多万只禽类 |

## 医学研究：治疗为辅

**易感性**：在医学上，由于遗传或其他因素而对某种疾病或状况的敏感性。

　　要想知道如何预防某种疾病，一个人必须首先知道病因或**易感性**。这就是医学研究的工作。研究人员不仅找到了治疗链球菌性咽喉炎或细菌性脑膜炎等细菌性疾病的方法，而且还学会了如何在第一时间控制症状和预防疾病。

　　在美国，医学研究由许多机构开展。供职于研究型大学（如华盛顿大学、哈佛大学和马里兰大学）的教职人员是开展医学研究的一个主要群体。这些研究可以由政府资助，也可以由私营企业或非营利组织资助。在美国国立卫生研究院（NIH）的实验室、美国 CDC 的实验室和其他以研究为基础的公共机构中，科学家们也会开展医学研究。正如您在第十一章中所读到的，私营企业也会进行相关研究。

## 研究的类型

研究可以根据它的目标来分类。一般来说，治疗、控制和预防是三个目标。**治疗性研究**的目的是消除一种疾病。这类研究可以通过身体治疗或药物治疗进行。身体治疗包括各种外科手术，如消除肿瘤或纠正畸形。先天性心脏畸形的矫治是一种正在进行的外科类治疗性研究。激光机器人手术用于器官切除，如子宫切除，是目前外科研究的另一个例子。

治疗性研究也可以关注于药物治疗，如使用抗生素治愈疾病。抗生素非常善于治疗细菌性疾病，是少数几个仅靠药物就能治愈疾病的领域之一。目前药物治疗性研究的一个课题是黄斑变性，这是一种因为视网膜被破坏导致视野中心视力丧失的眼部疾病。黄斑变性分干性和湿性两种。干性是最常见的形式，到目前为止还没有治愈的方法，维生素和矿物类药物只能控制其中一极小部分患者的病情。其他几种药物，包括贝伐珠单抗（Avastin）、雷珠单抗（Lucentis）、哌加他尼钠（Macugen）、阿柏西普（Eylea）、iSONEP（一种基因工程蛋白）和MC-1101（治疗干性老年性黄斑变性的新药），都处于不同的临床试验阶段。目前结果显示有一定的治疗潜力。

第二种类型的研究是**控制性研究**，旨在减轻疾病的症状或严重程度。化疗、心脏药物和甲状腺激素是控制疾病的三个例子。化疗结合其他治疗有可能减少或消除体内的癌症，但通常控制病程进展才是其主要目标。心脏药物控制心率和心跳强度，以改善人的生活质量，但它们不能治愈心脏病。当甲状腺停止分泌工作时，可给予甲状腺激素代替身体自身的甲状腺激素。虽然它模仿了原始的腺体功能，但它并不能治愈导致甲状腺破坏的病程或促其再生。以上三种疗法就是控制性研究的结果，其目的是控制一个病程，而不是治愈它。而干细胞和人类基因组等研究的目标是能够再生组织，从而不需要使用甲状腺激素、胰岛素、抗抑郁药或其他只能控制疾病的药物。这些研究的目标是通过操控遗传物质来治愈对应疾病。

第三种类型的研究是**预防性研究**，会探寻一种状况或疾病的原因，然后试图确定如何防止它的发生。预防性研究可以关注四个阶段中的任何一阶段。在第一阶段，必须确定人群中会发生什么疾病和状况。由流行病学家来识别和跟踪疾病。这是 CDC 的主要职责。在第二阶段，需要确定**传病媒介**或病原体。一旦知道是什么导致了该种疾病，就可以消灭或控制该传病媒介。例如，蚊子是疟疾、西尼罗病和许多其他疾病的传病媒介。如果根除了蚊子，就不会再有疟疾了。第三阶段是找出使人有患病危险的诱发因素。这些因素包括遗传倾向（遗传性疾病）、环境

**治疗性研究：** 主要目的是找到一种特定疾病的治疗方法的研究。

**控制性研究：** 研究的主要目的是控制症状，而不是治愈疾病或病况。如镇痛药控制关节炎的症状，但它们不能对疾病本身予以治愈。

**预防性研究：** 研究的主要目的是找到方法来预防一种疾病或状况。例如，预防研究发现，饮食、锻炼和某些药物（如阿司匹林），可以预防第二次心脏病发作。

**传病媒介：** 一种将致病微生物从受感染个体传播给他人或从受感染动物传播给人类的生物体。跳蚤是将鼠疫从老鼠传染给人类的媒介。

因素（受污染的水、土壤、空气）和个人行为（如无保护的性行为、跳伞或吸烟）。第四阶段是鉴别确证出最有可能预防这种疾病的媒介、动作和行为。通过前三个阶段，已经确定香烟中的尼古丁和焦油会导致某些类型的肺癌，并使人易患动脉粥样硬化。目前，紧迫的问题是如何让人们永远不吸烟，或戒烟。对这一课题的研究已经开展了 25 年，而青少年后期和 20 岁出头的吸烟率仅下降了几个百分点。如何让大多数的人采用健康的生活方式，是预防性研究的一个主要领域。

## 研究资金及拨款程序

在美国，联邦政府每年用于医学研究的开支约为 300 亿美元。这还不包括州政府在匹配拨款或州研究重点上的支出。制药公司每年用于研发新药的资金总额，大体与美国政府用于各种医学研究的总预算相当。

最初，更多的钱花在研究治愈疾病和控制疾病上，而不是花在预防疾病上。随着医疗服务费用的不断攀升，这种情况需要有所改变。更健康的生活方式可以每年为社会节省数十亿美元。如果仅仅因为孕妇产前没有服用叶酸或没检查出妊娠糖尿病或毒血症，而导致需要救治护理一个有多项系统性疾病的婴儿，那么与之相比，向所有孕妇提供产前护理的成本则低得多了。

通过美国卫生与公众服务部开展大量的医学研究，美国政府成了这个世界上最大的进行医学研究的组织。美国卫生与公众服务部负责监督 12 个不同的机构，每个机构都从事某一特定方面的医学研究（见表 12-2）。

| 表 12-2　美国卫生与公众服务部 |
| --- |
| 秘书处办公室 |
| 儿童和家庭管理局 |
| 老龄化管理局 |
| 医疗研究和质量管理处 |
| 有毒物质和疾病登记处 |
| CDC |
| 医疗保险和医疗补助服务中心 |
| FDA |
| 卫生资源和服务管理局 |
| 印第安人卫生服务署 |
| 美国国立卫生研究院 |
| 项目支持中心 |
| 物质滥用和心理健康服务管理局 |

　　当科学家有了立项研究的想法时，第一步是向相关机构申请研究经费。申请时，明确合适的机构并不像看上去那么容易。例如，仅美国国立卫生研究院就有 25 个不同的中心。每个中心都对其关注的医学领域进行基础研究，也对各种各样的医疗和预防成果进行研究（见表 12-3）。

| 表 12-3 | 美国国立卫生研究院 |
| --- | --- |

**美国国家癌症研究所（NCI）——1937 年成立**
NCI 负责领导全国性的工作，以期能消除癌症带来的痛苦和死亡。通过基础和临床性的生物医学研究和培训，NCI 主持和支持各项研究，以便未来我们可以在事前就能预防癌症，或在最早期的阶段就确诊癌症，并通过创新的治疗干预措施消灭癌症，或者对那些我们无法消除的癌症予以生物学控制，使它们变成可控制的慢性病

**美国国家眼科研究所（NEI）——1968 年成立**
NEI 的使命是开展和支持各种研究、培训、医疗卫生信息传播和其他项目等，以应对致盲眼病、视觉障碍、视觉功能机制、视力保护以及盲人的特殊医疗和需求等各种问题

**美国国家心肺血液研究所（NHLBI）——1948 年成立**
NHLBI 负责在全球范围内领导和主持各项研究、培训和教育项目，已促进心肺和血液疾病的预防和治疗，增进所有人的健康，使他们能够活得更长、更充实。NHLBI 还致力于促进关于相关疾病起因的基础性研究，使基础研究能够转化为临床实践，推动对新生代科学家和医生的培育和指导，并向公众传播各项研究进展

**美国国家人类基因组研究所（NHGRI）——1989 年成立**
NHGRI 致力于通过基因组研究促进健康。该研究所代表美国国立卫生研究院参与了人类基因组计划。该计划于 2003 年提前并在预算内成功完成。在人类基因组测序的基础上，NHGRI 现在的工作是开展一系列广泛的研究，旨在扩大对人体生物学的了解和改善人类健康。此外，它的一个关键任务是讨论基因组这项研究对伦理、法律和社会的影响

**美国国家老龄化研究所（NIA）——1974 年成立**
NIA 领导着一项关于衰老过程的生物医学、社会和行为方面的国家研究计划；预防与年龄有关的疾病和残疾；以及提高美国老年人的生活质量

**美国国家酒精滥用和酒精中毒研究所（NIAAA）——1970 年成立**
NIAAA 的研究重点是改善酒精中毒和酒精相关问题的治疗和预防，以减少对健康、社会和经济造成的巨大影响

**美国国家过敏症和传染病研究所（NIAID）——1948 年成立**
NIAID 成立于 1948 年，致力于了解、治疗和最终预防威胁数百万人生命的各种感染性、免疫性和过敏性疾病

**美国国家关节炎、肌肉骨骼和皮肤疾病研究所（NIAMS）——1986 年成立**
NIAMS 为下列工作提供支持：对关节炎、肌肉骨骼和皮肤疾病的原因、治疗和预防的相关研究，培训基础研究和临床研究科学家开展上述研究，并传播这些疾病的研究进展信息

**美国国家生物医学成像与生物工程研究所（NIBIB）——2000 年成立**
NIBIB 的使命是通过引领各项生物医学技术的发展和加速应用来改善健康。NIBIB 致力于将物理和工程科学与生命科学相结合，以推进基础研究和医疗的发展

**尤尼斯·肯尼迪·施莱佛国家儿童健康与人类发展研究所（NICHD）——1962 年成立**

NICHD 在生育、妊娠、生长、发育和医疗康复方面开展研究，以努力确保每一个儿童出生时是健康的、被需要的，并且长大后没有疾病和残疾

**美国国立耳聋与其他沟通障碍研究所（NIDCD）——1988 年成立**

NIDCD 开展并支持生物医学方面的研究和相应培训，主要内容既包括正常生理机制，又包括涉及 4600 万美国人的听力、平衡、嗅觉、味觉、声音、言语和语言方面的疾病和障碍

**美国国家牙科和颅面研究所（NIDCR）——1948 年成立**

NIDCR 领导了一项旨在了解、治疗并最终预防危及数百万人生命的感染性和遗传性颅面 / 口腔疾病的国家研究项目

**美国国家糖尿病、消化和肾脏疾病研究所（NIDDK）——1950 年成立**

NIDDK 的任务是进行和支持对糖尿病和其他内分泌和代谢疾病、消化系统疾病、营养失调和肥胖等方面的医学研究和相应培训，并对相应科学信息进行传播，最终达到改善人们健康和生活质量的目的

**美国国家药物滥用研究所（NIDA）——1974 年年成立**

NIDA 领导全国用科学的力量通过战略支持和多学科的研究来解决药物滥用和成瘾问题，迅速和有效地传播和利用这些研究的结果，以明显改善预防和治疗，并为有关药物滥用和成瘾的政策提供信息

**美国国家环境卫生科学研究所（NIEHS）——1969 年成立**

NIEHS 的任务是发现环境是如何影响人类的，以促进更健康的生活

**美国国家综合医学科学研究所（NIGMS）——1962 年成立**

NIGMS 支持基础性研究，增加对生物过程的理解，为疾病诊断、治疗和预防的进展奠定基础。它所资助的科学家研究从分子和细胞到组织、整个有机体和种群等不同层次的生物系统是如何工作的。NIGMS 还支持某些临床领域的研究，主要是那些影响多器官系统的研究。为了确保研究机构的活力和持续生产力，NIGMS 在培育下一代科学家、增加科学工作者的多样性以及在全国范围内发展科研能力方面发挥了领导作用

**美国国家心理健康研究所（NIMH）——1949 年成立**

NIMH 通过领导全国对大脑和行为的基础研究以及对临床、流行病学和医疗服务的相应研究，来致力于理解、治疗和预防精神疾病

**美国国立少数民族健康与健康水平差别研究中心（NIMHD）——1993 年成立**

NIMHD 的使命是领导科学研究、改善少数民族健康状况、消除健康差距。为完成其使命，它负责：规划、审查、协调和评估所有在 NIH 开展的关于少数民族健康和健康差异的研究和活动；开展和支持少数民族健康和健康差异研究；促进和支持培训多样化的研究人员队伍；翻译和传播研究信息；促进创新合作和伙伴关系

**美国国立神经系统疾病和卒中研究所（NINDS）——1950 年成立**

NINDS 的任务是探索有关大脑和神经系统的基本知识，并利用这些知识减轻神经疾病的负担。为了实现这一目标，NINDS 支持并开展对正常的和病变的神经系统进行基础研究、转化研究和临床研究。NINDS 还推动基础和临床神经科学研究人员的培训，以寻求能更好地理解、诊断、治疗和预防神经系统疾病

**美国国立护理研究所（NINR）——1986 年成立**

NINR 的使命是促进和改善个人、家庭、社区和全社会的健康。NINR 支持并开展有关健康和疾病的临床和基础研究以及相应培训，为临床实践奠定科学基础，预防疾病和残疾，管理和消除疾病引起的症状，改善姑息治疗和临终关怀

**美国国立医学图书馆（NLM）**——1956 年成立

NLM 收集、组织并向科学家、卫生专业人员和公众提供生物医学科学信息。图书馆基于网络的数据库，包括 PubMed/Medline 和 MedlinePlus，在世界各地被广泛使用。NLM 开展和支持生物医学通信方面的研究，为分子生物学、生物技术、毒理学和环境卫生等创建信息资源库，并为培训、医学图书馆资源、生物医学信息学和通信研究等提供资助和合同支持

美国国立卫生研究院位于马里兰州的贝塞斯达，占地 300 多英亩，有大约 75 座建筑。这里建有临床研究医院和研究中心，在里面，接受临床试验的患者由美国国立卫生研究院的工作人员、护士、医生和其他医疗服务提供者予以照护。

一项研究的科学家或研究团队，首先要明确美国国立卫生研究院的哪个中心负责他们感兴趣的研究，然后向该中心提交申请。美国国立卫生研究院的拨款审查人员，每年对收到的 1 万份拨款申请进行四次审查。研究资金的数额可能低至 5 万美元，也可能多达数百万美元，这取决于研究的内容、有多少研究人员参与以及持续的时间。标准的研究资助为期 5 年，如有需要也可延长。研究思路能够获得资助是经过一个优选系统的遴选的，该系统用于明确在美国哪些医疗领域的研究需要关注。

举个例子，假如一名护理科学家对初为人母的患者教育的益处感兴趣，就可以向美国国立护理研究所（美国国立卫生研究院的一个中心）申请该项目的资金。由于申请资助的人很多，而获得资助的人很少，因此第一步可能需要参加国立护理研究所申请研究的培训课程。本课程将指导新的研究申请人员通过必要的步骤来撰写一份合格的拨款申请。撰写拨款申请可能需要花一年的时间，然后可能还需要再等一年才能真正得到拨款。然后，研究人员必须每季度向国立护理研究所进行汇报，并每年提交一份预算。这个复杂的过程使得美国国立卫生研究院对研究人员构建了一个极具竞争性的程序并可以实施严格的监管，以确保相应研究的高质量，从而不会在未来损害患者或他们的权利。

## 预防为主

俗话说："一天一苹果，医生远离我。"不管这种说法正确与否，关注疾病预防有助于减少每个人所需的医疗服务量。

在美国，疾病预防研究和健康目标是个人和政府机构共同关注的焦点。美国 CDC 是负责追踪美国人卫生行为的机构。但许多其他的机构和组织也从事预防研究、追踪和公共服务等相关活动。美国国立卫生研究院、罗伯特·伍德·约翰逊医疗研究基金会、苏珊·B·科

曼乳腺癌研究基金会、美国肺癌协会和美国癌症协会是对美国疾病预防和相关研究感兴趣的几个主要团体。

大家对死亡的主要原因进行追踪，并制定项目以帮助减轻这些疾病的影响。表 12-4 列出了美国人的主要死亡原因。当按年龄和性别进行进一步分组时，各细分组的主要死亡原因可能与这个列表会有较大不同。

| 表 12-4 | **2013 年美国人的主要死亡原因** |
| --- | --- |

**死亡和死亡率**
- 死亡人数：2596993 人
- 死亡率：每 10 万人中有 821.5 人死亡
- 预期寿命：78.8 岁
- 婴儿死亡率：每 1000 个活产婴儿中有 5.96 个死亡

**主要死因的死亡人数**
- 心脏病：611105 人
- 癌症：584881 人
- 慢性下呼吸道疾病：149205 人
- 意外事故（意外伤害）：130557 人
- 卒中（脑血管疾病）：128978 人
- 阿尔茨海默病：84767 人
- 糖尿病：75578 人
- 流感和肺炎：56979 人
- 肾炎、肾病综合征和肾病：47112 人
- 故意自残（自杀）：41149 人

**风险因素**：任何导致一个人生病的因素。一个人的习惯、遗传史或个人经历中的某些因素，增加了他或她患某种疾病或受伤的可能性。例如，吸烟是肺癌的一个风险因素。

这些死亡原因中有许多与某些**风险因素**具有相关性，因此可以通过改变行为来达到疾病预防的目的。吸烟、高脂肪饮食、久坐不动的生活方式、高血压、高胆固醇、肥胖、糖尿病和酗酒等风险因素与心脏病、癌症和卒中的发病率增加有相关性。下文所附文本框，提供了关于吸烟导致健康风险的一些信息。

## 《健康人民 2020》

正如在本章开头所了解到的，根据美国 CDC 2014 年发布的全国健康调查，美国人的健康状况总体良好（61% 的人健康状况良好或非常好），但某些方面仍需要改善。基于这些调查结果，美国卫生与公众服务部发布了一份名为《健康人民 2020》的文件，其中包含两大健康目标。第一个目标是提高健康生活的质量和健康生活的年限，第二个目标是消除健康差距。**健康相关生活质量（HRQOL）**整合了身体和心理健康两个维度，使健康不再是疾病和死亡的对立面，而是代表幸福的一个概念（美国卫生与公众服务部，2020）。《健康人民 2020》包括 38 个重点领域。

**健康相关生活质量（HRQOL）**：个人的身体和心理健康状况，以年为单位来衡量健康生活的质量和数量。

## 烟草使用的健康风险

### 烟草和疾病

- 烟草使用可导致：
  癌症；
  心脏病；
  肺部疾病（包括肺气肿、支气管炎、慢性气道阻塞）。
- 吸烟可使人们处于生活不能自理状态的时期增多了大约 2 年。
- 每一百人中有一人死于与吸烟有关的疾病，有 30 多人因吸烟而患上至少一种严重疾病。

### 烟草和死亡

**在世界范围内：**

使用烟草每年造成 600 多万人死亡。
目前的趋势表明，到 2030 年，使用烟草每年将导致 800 多万人死亡。
吸烟者平均比不吸烟者早死 10 年。

**在美国：**

吸烟是导致死亡的主要原因；超过 1600 万美国人患有由吸烟引起的疾病。
每死亡 5 人里就有 1 人因吸烟而亡，即每年约 48 万人死于吸烟。
据估计，有 4.1 万人死于吸二手烟。
吸烟者平均比不吸烟者早死 10 年。

### 吸烟的成本

- 在美国，每年因吸烟而造成的医疗支出和生产力损失超过 3000 亿美元。
- 在美国，**二手烟**每年花费了超过 100 亿美元的医疗费用。

### 美国的烟草使用情况

- 美国有 4200 万人吸烟。
- 每天有 5000 多名 18 岁以下的未成年人首次吸烟，或从偶尔吸烟者变为每日吸烟者。
- 每天约有 1800 名 18 岁及以上的成年人成为每日吸烟者（即，开始每天吸烟）。

### 戒烟

**许多成年吸烟者希望或试图戒烟：**

- 大约 70% 的吸烟者希望彻底戒烟。
- 每年大约有 42% 的吸烟者试图戒烟。

**已发现有效的戒烟治疗包括：**

- 短暂的临床干预。
- 咨询。
- 非处方和尼古丁替代产品的处方药（如尼古丁口香糖、吸入剂、鼻喷剂、含片或贴片）。
- 非尼古丁类药物的处方药，如丁氨苯丙酮（Zyban®）和酒石酸伐伦克林（Chantix®）。

由这些重点领域派生出了以预防活动为课题和使用预算拨款的研究。从 2010 年到 2014 年，实现这些目标的总体进展是积极的。26 项指标中有 14 项（53.9%）达到目标或有所改善。表 12-5 列出了《健康人民 2020》的重点领域。

| 表12-5 | 《健康人民 2020》 |
| --- | --- |

医疗服务的可及性
青少年健康
关节炎、骨质疏松和慢性背部疾病
血液病和血液安全
癌症
慢性肾脏疾病
糖尿病
残疾和继发病变
早期和中期幼儿健康
学校和社区教育项目
环境卫生
计划生育
食品安全
基因组学
医疗的全球化
卫生传播与卫生信息技术
医疗相关感染
听觉和其他感觉或交流障碍（耳、鼻、喉——声音、言语和语言）
心脏病和卒中
艾滋病
免疫与传染病
伤害和暴力预防
妇幼健康
医疗产品安全
心理健康与精神障碍
营养与体重状况
职业安全与健康
老年人健康
口腔健康
体育活动与健身
公共卫生基础设施
生活质量和幸福
呼吸系统疾病
性传播疾病
社会性的健康决定因素
物质滥用
烟草使用
视力

　　在第一章中，讨论了为实现这些目标所取得的进展。许多重点领域受到个人行为模式的影响。医疗专业人员的设计策略就是为了改善健康，因此像"健康促进模型"这样的行为模式是很有帮助的。该模型由三部分组成：个体特征、对行为的认知和影响、行为所致的结果（Pender，Murdaugh 和 Parsons，2013）。 如果不了解前两个组成部分的作用，那么最后的一步——"健康促进"就不太可能发生。

美国国立卫生研究院已经明确，对于不同年龄和性别的人，需要采用不同的策略。对儿童而言，健康促进应包括的内容有：例行的婴儿筛查、免疫接种、对照护者做相关安全教育以预防意外发生，还有适当的饮食和运动以及牙齿护理。青少年作为一个群体来看，是非常健康的。但许多不健康的行为是在这一阶段开始的，如吸烟、成瘾物质滥用和无保护措施的性行为等。针对他们的健康促进活动应以教育为重点。

对成年男性和成年女性的健康促进是完全不同的，主要差别在于生殖健康问题。老龄化人口的应对策略与中年人有显著差异。对妇女来说，计划生育和产前护理是必不可少的。对女性同等重要的是发现和预防某些特定癌症，如乳腺癌和骨质疏松症。虽然表 12-4 所列的所有死亡原因在男性中都存在风险，但前列腺癌仅适用于男性。男性遭受暴力伤害的风险也要高得多。

考虑到人口的整体老龄化和平均寿命的延长，老年人的健康问题日益受到关注。营养不良、视力和听力问题在这一人群中特别严重。预防意外伤害是必不可少的，因为跌倒会导致许多其他更严重的健康问题。

## 女性健康

根据美国 CDC 的数据，女性健康是实现《健康人民 2020》目标中进展最小的领域之一：

- 85% 的 65 岁以下女性享有某种形式的医疗保险，这是自《平价医疗法案》实施以来的一个大幅上升。
- 14% 的 18 岁以上女性认为自己的健康状况不佳或一般。
- 16% 的成年女性吸烟。
- 36% 的女性肥胖。
- 33% 的 20 岁以上女性有临床高血压并且正在服用药物治疗。
- 69% 的 18 岁以上女性每 3 年接受一次子宫颈涂片检查。
- 67% 的 40 岁以上女性每 2 年做一次钼靶检查。
- 女性死亡的主要原因都与吸烟、肥胖和缺乏锻炼，以及高血压有关——心脏病；

—癌症；

—慢性呼吸道疾病。

■ 只有 17 个州为妇女提供安全的堕胎手术。

因为在美国有许多妇女和四分之一的儿童生活在贫困中，所以在今后几年里，医疗服务的可及性仍将是一个社会性、政治性和健康问题。

对很多种疾病，我们已经知道如何预防或缓解。但我们仍不知道怎样确保需要医疗服务的女性和男性得到所需的服务。如果我们不首先解决这个关键问题，就不太可能在其他目标上取得重大进展。因为所有这些目标都需要获得医疗服务才能实现。

当下针对医疗服务的大讨论，为人们关注生殖健康提供了千载难逢的机会。在平均 35 年的生育期中，每个妇女平均需要花 5 年来生孩子，30 年中努力避孕。每出生一个健康的孩子，都需要有一个健康的母亲。正是因为现在存在的意外怀孕率高、婴儿出生体重低和神经功能受损、患糖尿病和高血压的孕产妇增加、各年龄组患性传播疾病（性病）增加、乳腺护理和子宫 / 宫颈癌筛查的机会不足等现象，所以提高生殖健康才成为一个极具必要性的事情。美国还没能建立一套无缝连接的、连续的医疗程序来解决早孕、怀孕计划、生育间隔期、紧急避孕、产后护理和一般生殖健康等一系列问题。我们的医疗服务体系尚不能做到设立整合性的生殖健康医疗模块以惠及适龄男女。对许多妇女来说，育龄期的初级保健可能由各种保健提供者提供——医生（MD 和 OD）、护士、辅助医疗提供者以及有证书的和非专业的助产士，这加剧了妇女保健的碎片化。

### 企业对疾病预防的响应

公司和保险公司像联邦政府一样关心健康改善。数据一致表明，疾病预防可以降低医疗服务成本并提高生产率（Surgeon General，2011 年）。保险费用的增加、政府的强制指令和生产力的下降能直接影响到企业，推动它们积极在健康教育和促进方面发挥作用。

根据美国 CDC 的数据，美国 75% ～ 85% 的医疗支出是用于治疗一种或多种慢性病，如心脏病、卒中、癌症、糖尿病和肥胖症。据估计，肥胖和相关慢性病给雇主造成的医疗保险损失达到 930 亿美元。除了直接费用外，还有由于糟糕的健康状况造成的间接损失，例如旷工和减少的工作产出，相应损失可能比保险付款的直接费用高几倍。有时，旷工与员工需要照顾慢性病患者有关。

除了减少这些直接和间接的成本，雇主还可以把"工作场所健康项目"作为招聘和留住员工的举措。像谷歌、Safeway 和百事公司提供的这类项目，提升了他们构建良好工作场所方面的声誉。

"工作场所健康项目"是一项活动或策略，旨在支持健康行为，改善工作时的健康状态。这包括健康教育和指导、体重管理项目、医疗筛查和现场健身设施。雇主可以设计政策来改变工作环境，以鼓励健康行为，包括允许在工作时间锻炼、提供现场厨房和就餐区，并在自动售货机提供健康产品的选择。一些公司甚至采取了"边走边谈"的工作方式。为了鼓励员工参与，雇主会提供经济和其他激励措施。《平价医疗法案》允许将雇主支付的医疗保险费用削减 30% ～ 50% 作为相应激励措施。迄今为止，大公司比小公司或公共事业的雇主更倾向于去实施这些项目。

显然，企业及其保险公司有巨大的经济动机来帮助员工改善健康状况。目前尚不清楚的问题是，哪些项目能够以最低的成本获得最大的收益。美国健康理事会等组织对工作场所项目的研究已经超过 20 年。美国健康理事会估计，在健康项目上每花费 1 美元，雇主就能节省 3 美元的医疗保险成本。美国 CDC 建议雇主研究他们的医疗服务数据并调查雇员，以决定哪些项目最有价值。雇主可以联系一些相关机构组织和州立卫生组织，以获得创建项目方面的帮助。美国 CDC 警告说，随着员工对筛查等预防性医疗工具的益处有了更多的了解，公司的医疗成本可能会在初期出现激增。然而，从长期来看，无论是在更健康的人力资源方面，还是在员工满意度方面，都是值得的。

## 个人对疾病预防的响应

现在，美国人比以往任何时候都更容易获得健康信息。表 12-6 列出了许多健康信息来源中的几个，一次简单的谷歌搜索将可以发现更多。越来越多智能手机的健康应用程序允许个人追踪他们的热量摄入量、他们的步数，以及他们购买食物的营养成分。《平价医疗法案》等法律规定，自动售货机和连锁餐厅必须公布所售食品的营养信息。尽管可获得的信息越来越多，值得关注的是那些最需要信息的人群——贫困人口或无保险的人，也是最不可能使用互联网作为医疗资源的群体。

| 表 12-6 | 健康信息来源 |
| --- | --- |

**普通健康信息**

| 美国国立卫生研究院（NIH） | http://www.nih.gov/ |
| 医疗在线（MedlinePlus） | medlineplus.gov |

**特定主题**

| 阿尔茨海默病 | http://www.nia.nih.gov/alzheimers |
| 美国运动委员会 | www.acefitness.org/default.aspx |
| 癌症 | http://www.cancer.gov/ 和 www.cancer.net |
| 儿童健康 | www.kidshealth.org |
| 家庭保健 | www.familydoctor.org |
| 食品和营养 | www.choosemyplate.gov/ |
| 梅奥医院 | www.mayoclinic.com |
| 风险评估 | www.YourDiseaseRisk.wustl.edu |
| 女性健康 | www.womenshealth.gov；www.hrsa.gov/womenshealth；orwh.od.nih.gov |

　　数据表明，体育活动可以改善表 12-4 所列的许多健康状况。根据 2013 年的全国健康调查，只有 21% 的成年人经常参加体育活动，但这个比例因年龄而异。不过，在过去的几十年里，对健身的重视已经创造出了一个完整的产业。健身行业的总收入接近 241 亿美元，工资总额为 78 亿美元。该行业 29682 家企业雇用过 60.5 万人（美国人口普查局，2012 年）。除了商业健身俱乐部之外，在各种工作场所如医院、酒店 / 旅馆、军事基地，在学校如学院和大学，还有公寓大楼里，都可以见到健身中心。俱乐部和会员的数量都增加了。美国有 34000 多家健身俱乐部，会员人数超过 5410 万。

　　在如今快餐文化当道的时代，不运动是很难避免肥胖的。许多快餐食品含有过量的脂肪、钠和热量。所有的快餐公司都必须提供营养信息，这样消费者就有可能选择营养更好的食物。许多公司通过减少脂肪和钠的含量（波士顿市场、通用磨坊）、去除人工添加剂和色素（通用食品、雀巢、塔可钟、必胜客、帕内拉面包）、限制肉类中的抗生素（福乐鸡、麦当劳）来满足消费者对更健康饮食的追求。然而，消费者是否会做出更多的购买健康食品的选择来改善自身健康状况并使得相应公司的盈利增加，相关数据尚无定论。

　　如果没有临床治疗，单靠预防是不能根除疾病的，但它可以减少大多数疾病的影响，以及如果临床上不能治愈时，提供功能上治愈的可能性。总而言之，一天一个苹果也许可以远离医生，而良好的教育和收入才能保证远离疾病。

## 职业简介：健康教育专家

帮助人们学会变得更健康是一个日益增长的就业领域。为了实现《健康人民 2020》的目标，联邦、州和社区卫生组织在健康促进和预防活动上投入了大量资金。这些活动范围从为准爸爸们举办的新兵训练营到由州烟草税资助的禁烟运动。主要的健康项目包括吸烟与健康、乳腺癌和宫颈癌预防、糖尿病致残预防、HIV/AIDS 预防以及学校健康教育。无论何种活动，都是由健康教育专家计划和实施的。

健康教育专家就慢性病预防和健康促进问题，与州和地方卫生官员展开商议。他们参与战略规划、项目实施、监控和评估项目。他们与不同种族和民族的群体一起工作，这需要对这些群体有一定的了解和有进行有效沟通的能力。健康教育专家可以在各种各样的组织中找到工作，包括 CDC、军队、医院、公共卫生、社区卫生、城市和州的政府机构以及健身中心。

从业的基本要求是获得经认证学院的 4 年制健康教育、教育或相关领域的学位。所接受的教育应该包括至少相当于 24 个学分相应学时的健康学教育或与之相当的健康相关课程。大多数职位需要至少 1 年的工作经验，如带薪实习或在健康教育机构做志愿者。学士学位的薪水从 33000 美元到 50000 美元不等。那些拥有博士学位和主管级别的职位收入可达 15 万美元。这意味着有一个稳定的职业阶梯和向上发展的机会。

## 总结

医学研究和疾病预防是减少疾病对人群影响的两种方式。医学研究主要有三个目标：治疗、控制或预防。科研工作者在许多场所中工作：大学、公司、非营利组织和政府。联邦政府是医疗研究的最大赞助方。美国 CDC 追踪疾病和死亡率，以帮助制定和实施预防或减轻疾病影响的计划。个人行为模式，如营养、吸烟、锻炼、控制体重和定期筛查，可促进健康结果。医疗服务的可及性是健康的主要决定因素；收入和教育水平是衡量获得医疗服务的主要预测因素。女性获得医疗服务的机会比男性少，因此健康状况也较差。

## 复习思考题

1. 举例说明三种主要的医学研究类型。
2. 描述美国卫生与公众服务部的职能和范围。
3. 美国国立卫生研究院是什么？它是做什么的？
4. 描述从美国国立卫生研究院获得研究资助的过程。
5. 政府如何决定资助哪些研究项目？
6. 每年的流感疫苗是如何确定的？
7. 《健康人民2020》中妇女的状况和工作场所的健康目标是什么？
8. 企业可以提供哪些激励措施来影响健康？

## 讨论思考题

1. 您接种流感疫苗的经验是什么？
   a. 您每年打流感预防针吗？为什么？为什么不呢？
   b. 在过去的5年里您得过流感吗？
   c. 调查全班：有多少人患过流感？多少人打过流感疫苗？与全国平均水平相比如何？
2. 使用政府网站，描述一项正在进行的针对十大死因之一的研究。
3. 在您看来，应该用什么方法来确定医学研究的对象？如果使用您选择的方法，将支持哪些类型的研究？
4. 描述为实现《健康人民2020》所述的某一健康目标所要采取的步骤。
5. 在您的学校或工作的地方，有什么工具可以帮助您保持健康？
6. 去几家快餐公司的网站查阅产品营养信息。您最喜欢的快餐品牌与之相比如何？
7. 您所在的州在实现《健康人民2020》目标方面排名如何？
8. 如何使用网络上的评估工具确定自己的健康状况？

## 章节参考文献

https://www.aids.gov/hiv-aids-basics/hiv-aids-101/global-statistics/
http://www.aphis.usda.gov/wps/portal/aphis/ourfocus/animalhealth/sa_animal_
   disease_information/sa_avian_health/ct_avian_influenza_disease
http://www.cdc.gov/flu/about/season/flu-season-2015-2016.htm
http://www.cdc.gov/flu/about/season/index.htm
http://www.cdc.gov/nchs/data/series/sr_10/sr10_260.pdf

http://www.cdc.gov/nchs/fastats/womens-health.htm

http://www.cdc.gov/nchs/data/hus/hus14.pdf#001

http://www.cdc.gov/nchs/data/nhis/earlyrelease/earlyrelease201406.pdf

http://www.cdc.gov/nchs/data/hus/hus14.pdf#054

http://www.cdc.gov/nchs/data/hus/hus14.pdf#064

http://www.cdc.gov/nchs/data/hus/hus14.pdf#060

http://www.cdc.gov/nchs/data/hus/hus14.pdf#076

http://www.cdc.gov/employment/menu_topjobs.html#HealthEdSpcs

http://www.cdc.gov/nchs/data/nvsr/nvsr64/nvsr64_02.pdf

Clinical Trials: http://clinicaltrials.gov/ct2/results?cond=%22Macular+Degeneration%22

Flu.Gov (www.flu.gov).

http://www.hhs.gov/

National Center for Health Statistics. 2015. *Health, United States, 2014: With special feature on adults aged 55–64.* Hyattsville, MD: Author.

National Institute of Allergy and Infectious Disease (http://www.niaid.nih.gov/factsheets/flu.htm).

http://www.opm.gov/policy-data-oversight/pay-leave/salaries-wages/salary-tables/pdf/2014/POR.pdf

Pender, N., C. Murdaugh, and M. Parsons. 2013. *Health promotion in nursing.* 6th ed. Upper Saddle River, NJ: Prentice Hall.

Surgeon General. 2011. National Prevention Strategy, Appendix 1. http://www.surgeongeneral.gov/priorities/prevention/strategy/report.pdf

U.S. Census Bureau. 2012. *2012 Economic Census, Industry series reports. NAICS 713940.*

## 获取更多信息

Genetics Home Reference (http://ghr.nlm.nih.gov/).

See any of the websites listed in Table 12.6.

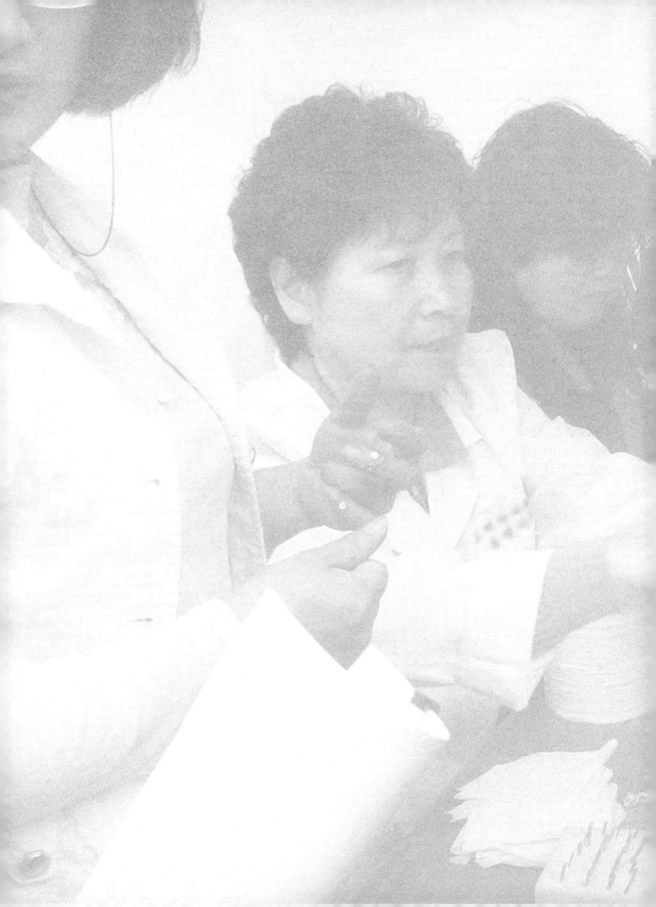

# 第十三章
# 文化能力、健康素养和医疗伦理

## 学习目标

读完本章，您将能够：

1. 定义文化能力。
2. 描述成人医学素养快速评估（REALM）。
3. 解释健康素养。
4. 确认健康素养和文化素养对国家的益处。
5. 评估自己和家人的健康素养。
6. 讨论并列举四种健康素养策略。
7. 讨论文化能力理论中的伦理问题。
8. 识别和描述三种主要的伦理理论。
9. 确定医疗服务中的四大伦理原则。
10. 讨论医疗改革的伦理基础。

# 皮马印第安人和糖尿病

赛迪是吉拉河印第安社区皮马印第安人部落的一员。她的祖先是3万年前第一批踏足美洲的人之一。他们在现今亚利桑那州南部靠近吉拉河的索诺拉沙漠生活了至少2000年。

皮马印第安人部落在现代医药史上的特殊之处在于，他们参与了印第安人卫生服务署历时最长的研究项目之一。在过去的30年里，研究人员对这个部落的成员进行了研究与调查，并对他们生活的各个方面进行了描述。为什么要开展这项研究呢？因为超过50%的皮马部落成年人在很年轻的时候，通常是36岁，就患上了2型糖尿病。相比之下，20～60岁的普通人群中2型糖尿病的患病率为8%，到60岁时这一比例上升到23%左右。此外，该部落的糖尿病患者患糖尿病肾病（KDDM）和肾衰竭的风险更大。在美国，这个社区是拥有自己的肾脏透析中心的最小城镇（人口约1100人）。相比之下，2012年的全国糖尿病的发病率为9%，美洲土著为15.9%。皮马印第安人部落有糖尿病流行。

赛迪和她的丈夫以及三个女儿住在吉拉的沙色灰泥房子里，这里收拾得非常整洁。她说，做家务是很好的锻炼，有助于控制自己的糖尿病。赛迪的母亲在女儿出生后不久就患上了糖尿病，最终死于长期糖尿病引起的肾脏疾病。她的父亲是一名退休的重型设备操作员，是原住民保留区生活中的活跃分子。一年前，在住院几个月后，他因为糖尿病并发症而截肢了。她说："他脚上有个溃疡，一直不去治。"她的10个兄弟姐妹中有4个也患有这种疾病，这种病是家族遗传的。尽管赛迪见过了糖尿病最严重的情形，但她并不会就此放弃。她的父亲和其他家庭成员所经历的一切让她更想要照顾好自己："这也可能会发生在我身上。"

希望看到自己的三个女儿（分别为12岁、7岁和3岁）保持健康，这也是鼓舞她的动力之一。她们出生时都是巨大婴儿，在她们所处的年龄段都属于超重。"我所有的孩子都很胖。"她补充道。美国国立卫生研究院（NIH

## 引言

在医疗领域对伦理和文化能力的研究，源于这样一种观点，即医疗服务福利的提供应该是公平和平等的。本章讨论医疗伦理时，关注的是体制化的问题，而不是个案。我们对文化能力的讨论也是如此。能跟一个人交谈算不上什么，而为了实现医疗上的公平和平等，关键需要有组织和系统化的方式来使得医疗服务人员能够与健康素养水平高低不一的人进行沟通。

的研究人员对皮马印第安人进行了糖尿病研究，他们发现，这对于那些患有糖尿病或易患糖尿病的母亲所生的婴儿来说是很常见的。这位母亲正试图教她的女儿们注意饮食，因为超重实际上增加了患糖尿病的风险。

赛迪的第三个女儿，是一个漂亮的女孩子。女孩有一头乌黑发亮的头发，在不跟猫玩的时候她喜欢读书，但已患有糖尿病。她的母亲帮她监测血糖，并教她选择健康食品，尽管不得不承认这很难。有时学校会分发糖果，她女儿只能拿玩具。"我告诉她虽然饼干没了，但你还有玩具啊。"她母亲说。

研究人员还没有完全弄清楚为什么美国印第安人，尤其是皮马印第安人，更容易患糖尿病。但有一点是很明显的——那些超重的人是高危人群。大约95%的皮马印第安人和80%的其他糖尿病患者超重。尽管研究人员仍在许多皮马人家族中寻找导致糖尿病的基因，但他们表示，减少饮食中的脂肪和加强锻炼是迄今为止预防糖尿病和改变其长期影响的最佳方法。

"我真正想做的是改变我们这里的饮食方式，"赛迪解释说，她指的是油炸食品和家人喜欢的玉米饼。她知道少吃糖和脂肪对家庭健康很重要。"他们说如果您改为烘焙或炙烤应该会好一点，我最近一直在尝试这么做。"

人们意识到，需要以一种文化上有效和有爱心的方式，向赛迪和她部落的其他成员传达医疗健康信息。这促使印第安人卫生服务署设立了健康素养和文化能力项目。该项目使用精心设计的方法，推动以一种尊重和有效的方式来改善医疗服务人员和部落成员之间的沟通。由于许多部落成员不具备卫生知识，不使用互联网，并且不愿放弃部落习俗和部落治疗师，因此需要一种新的方法来进行教育。有关文化能力的研究表明，有一些工具可以帮助赛迪和她的家人理解和接受护理糖尿病患者所需的信息。成人医学素养快速评估（REALM）就是这样一个工具。我们将在这一章探讨其他的工具。

通过印第安人卫生服务署的健康素养和文化能力项目的不懈努力，赛迪的子女和孙辈将有可能享受不受糖尿病困扰的生活。

## 文化与医疗

特定人群的实际健康水平及其对健康的认知，与其年龄、性别、种族和社会经济地位等变量密切相关。文化和价值观也影响到人们对健康和疾病的观念。

尽管对文化有不同的定义，但社会科学家一致认为**文化**是被群体成员学习和共享的。您的信仰、您的价值观，以及您的许多行为都是由文化决定的。社会学家罗宾·威廉姆斯确定了美国文化的12种**核心价值观**：个人主义、自由、民主、平等、成就与成功、效率与实用性、进步、科学技术、物质享受、活动与工作、人道主义和

**文化**：人类行为的整合和共享模式。

**核心价值观**：价值观是群体成员之间共有的态度和信念。核心价值观是文化里价值观的中心部分。

群体优越感（Henslin，2014）。定义见表 13-1。然而，随着道德范畴、社会媒体和交流方式的不断演变，这些价值观也在不断地发生变化，并受到挑战。

| 表 13-1 | 美国的文化价值观 |
| --- | --- |
| 个人主义 | 美国人认为个人的努力和主观能动性会带来成功。如果一个人没有成功，那就是他自己的问题 |
| 自由 | 美国人憎恨对个人自由的任何限制。尽管美国人普遍意识到不健康行为的危害，如饮酒、吸烟和暴饮暴食等，但他们抵制任何试图规范这些行为的企图，认为即使是错误的行为也是个人的权利 |
| 民主 | 美国人认为每个人都有表达意见的权利，但支持多数原则 |
| 平等 | 机会均等是美国社会的理想之一 |
| 成就与成功 | 个人成就受到高度重视，并以获得的财富、权力和声望来衡量。因此，许多人尊敬医生 |
| 效率与实用性 | 尽可能高效地做事和做出改变以提高效率被认为是一项能力 |
| 进步 | 美国人希望加速技术的变革 |
| 科学技术 | 美国人开发新技术，期望科学能控制自然力量。如果发现了一种新疾病（如艾滋病或 SARS），美国人希望科学家能尽快找到治愈方法 |
| 物质享受 | 美国人希望生活舒适。美国人服用非处方药，并期望他们的医疗保健服务相对来说没有疼痛 |
| 活动与工作 | 即使非工作时间，美国人也希望人们"很忙碌"。运动和锻炼等休闲活动是很好的行为 |
| 人道主义 | 美国人重视帮助和善良。他们乐于于志愿服务，并志愿为许多相关健康团体，比如美国癌症协会作出贡献。在发生大规模灾难时，他们会单独或通过国际红十字会和其他组织提供援助 |
| 群体优越感 | 尽管有平等和民主的价值观，但美国人对某些种族的评价仍高于其他种族。这种价值观的最丑陋的形式被称为种族主义 |

资料来源：Henslin，2014。

这些价值观经常发生冲突。例如，美国人既重视效率又重视人道主义。因此，许多美国人对医疗服务系统感到不满，认为虽然该系统对他们进行了有效的救治，但却没有花时间将他们视为个体进行照顾。另一些人则认为现行医疗系统本身是不公正的，因为这个系统没有平等地对待每个人。正如我们将要探讨的，在美国，妇女、有色人种和贫困人口都有医疗保健方面的问题。

当然，像美国这么大的国家也有亚文化。**亚文化**是一些包含主流文化的许多元素，但保持自己独特的习俗、价值观、规范和生活

**亚文化：** 主文化中的一个群体，他们接受主文化的标准，但有自己独特的风俗和价值观。

方式的群体。亚文化可以基于性别、年龄、种族、宗教、性取向和职业等诸多变量。诸如医疗服务这样的职业和医院这样的工作场所均可视为亚文化的一种，因为它们有自己专门的语言、习俗和物质文化。

文化背景对疾病和患者的影响之大，甚至到了界定什么是疾病和什么不是疾病的程度。表 13-2 列出了对医疗服务具有影响的一些文化因素。

| 表 13-2 | **影响医疗服务的文化相关因素** |
| --- | --- |
| 语言 | 关于健康和疾病的观念 |
| 时间取向 | 关于衰老的信念 |
| 家庭习俗 | 死亡的相关习俗 |
| 分娩观念 | 对疼痛的反应 |
| 育儿观念 | 对悲伤的反应 |
| 饮食习惯 | |
| 性 | 身体接触和隐私 |

美国有五类少数民族——印第安人/阿拉斯加原住民、西班牙裔美国人/拉丁裔美国人、亚裔美国人、夏威夷原住民和非裔美国人。数据表明，这些文化群体与占主导地位的白人文化有着不同的健康状况。此外，他们有不同的健康习惯，获得医疗的方式也不同。医疗行业所面临的一个挑战，是确保所有美国人都能得到优质医疗护理服务。

文化对人们发生作用的后果之一，是我们的文化影响了我们看待世界的方式。然而，随着美国的文化变的越来越多元化，遇到不同文化背景的人也越来越普遍。举一个日益多样化的例子。在我最近的一节健康管理课上，学生们来自四大洲，说七种不同的语言。如果一个人是**种族中心主义**的，那他或她会根据自己文化群体的价值观来评价别人的习俗，这会引发误解和冲突。安妮·法迪曼在书里对一名患有癫痫的苗族儿童在美国医疗系统里经历的描述，说明了不同的文化和他们对疾病的看法是如何产生冲突的（Fadiman，1997）。美国的医疗体系认为癫痫是一种需要治疗的疾病，而苗族父母则认为癫痫是通灵的表现。民族中心主义也会影响医疗服务企业与其雇员之间的关系。

文化还会影响人们对医疗信息的交流、理解和反应。医疗专业

**种族中心主义：**使用自己的文化信仰来对各种行为进行评价。

**健康素养:** 为了对自身健康做出恰当决策,获取、处理和理解基本信息和服务的个人能力水平。

**文化能力:** 医疗组织和医疗从业人员辨别特定文化群体的文化信仰、价值观、态度、传统习俗、语言偏好和健康行为等,并运用这些知识产生积极医疗成果的能力。

人员的文化和语言能力有助于提高健康素养。**健康素养**是个人获取、处理和理解基本信息和服务的能力水平,这可以帮助其对自身健康做出恰当的决策。文化关乎人类行为的综合性模式,涉及语言、思想、交流、行动、习俗、信仰、价值观以及种族、民族、宗教、性别、年龄或社会群体的风俗习惯等。能力意味着作为个人和组织,在消费者及其社区所提出的文化信仰、行为和需求的背景下,进行有效运作的能力。

**文化能力**是指医疗组织和医疗从业人员辨别特定文化群体的文化信仰、价值观、态度、传统习俗、语言偏好和健康行为,并运用这些知识产生积极医疗效果的能力。这种能力包括以从语言角度和文化角度来看都恰当的方式进行沟通交流。医护人员也有他们自己的文化和语言。

由于医疗人员长期接受培训和所处工作环境的缘故,他们中许多人习惯于"医学文化"和专业术语。这可能会影响医务人员与公众沟通的形式。如果患者具有健康素养,其就能理解医务人员提供的信息,比如处方说明、疾病手册和医疗护理指导等。健康素养并不是仅仅关乎阅读能力,而是指不管患者的文化、阅读能力或所持语言,都能明白被告知的内容。

### 为什么文化能力和健康素养很重要?

文化能力和健康素养是缩小向不同群体提供医疗服务差距的两大要素。就此,患者和医疗服务人员一起谈论医疗问题,文化差异可以起到促进而不是阻碍谈论的作用。如果能做到尊重和响应不同患者的健康信念、行为、文化和语言需求,这样的医疗服务将有助于产生积极的医疗结果。研究表明,那些没有健康素养的人比那些有健康素养的人,住院率高出近 40%。

文化和语言可能会影响到:

- 关于医疗、康复和健康的系统性理念;
- 患者/消费者和医疗服务提供者如何看待患病、疾病及其病因;
- 寻求医疗服务的患者/消费者的行为和他们对医疗服务提供者的态度。

在美国,少数族裔社区以及持不同语言群体的人口不断增长,每个群体都有自己的文化特征和健康状况。这对美国的医疗服务体系形成了挑战。据估计,美国有 9000 多万人缺乏健康素养。医疗服务提供者和患者都将他们各自所学到的语言和文化模式带入到医疗服务的工作中，所以我们的医疗工作必须是卓越的，才能实现平等的机会和高质量的医疗保健。所有被视为少数族群的群体都会受到文化能力和健康素养问题的影响。除了下面列出的 5 个主要族群外，妇女、儿童和老年人也受到影响：

- 非裔美国人；
- 印第安人 / 阿拉斯加原住民；
- 亚裔美国人；
- 西班牙裔美国人 / 拉丁裔美国人；
- 夏威夷原住民；

　　正如章节简介中对皮马印第安人所做的那样，我们通过观察特定疾病和健康指标的结果来衡量某个族群受健康素养和文化问题影响的程度。其中一些指标包括：医疗服务的可及性、婴儿和产妇健康水平以及妇女健康状况。其他指标还包括人群的口腔健康状况、免疫接种的数量和类型，以及器官捐献水平等。某些疾病和健康问题的发病率，如哮喘、癌症、慢性肝病、糖尿病、肝炎、HIV/AIDS、肥胖和卒中，也是指标之一。

### 如何培训医疗服务人员的文化能力和健康素养？

　　印第安人卫生服务署通过与皮马印第安人、其他印第安部落以及苗族人的合作项目，研发出了一些可以评估和提高文化能力和健康素养的工具。其中最重要的一点就是能够使用族群中的原有体系来帮助医疗服务人员。在皮马印第安人的族群中，部落治疗师和长老是制定糖尿病干预策略的主要参与者。对部落的文化规范、期望、恐惧和习俗的了解，有助于研究人员为医疗服务人员研发相应的工具。

　　与特定族群合作的医疗服务人员，需要对该族群的习俗和信念有良好的了解，需要获得语言翻译帮助，还需要掌握快速评估健康素养的工具和恰当的沟通方法。要想让像赛迪这样的人改变家庭的饮食习惯，不仅需要文化上恰当的教学和沟通技巧，还需要非常实用的饮食和锻炼指南。

## 评估和提高健康素养的工具

　　首先，必须要澄清一些关于健康素养的问题。第一，健康素养和普通素养是不同的。医疗行业人员有自己的语言和医学术语。对于学过医学术语的人来说，他们知道需要付出努力才能学会关于医学语言和文化的所有概念。所以，那些没有接受过这种培训的人经常会发现医疗服务人员所说的话完全听不懂，这并不奇怪。第二，许多人对英语并不精通——他们来自英语不是母语的其他国家或地区。他们需要合适的语言进行交流，但这并不只是把医学术语翻译成另一种语言就完事了。印第安人卫生服务署提供的与患者交谈的建议如下：

---

## 如何与不同文化和语言的患者交谈？

当与患者谈论他们的医疗问题时，请记住患者可能会焦虑、担心、苦恼和/或困惑。以下是一些建议：

- **避免使用专业术语**。避免"医生式的说话"可能很难，但专家说，您应该假设您的所有患者都会被您用的专业术语弄糊涂。如果必须使用医学术语，请先给出它的定义。
- **避免不必要的细节**。限制每句话所涵盖的信息，以减少困惑或信息过载。使用简单的词汇和短句。每个话题不要超过两三个要点。
- **避免缩略语**。当您必须使用缩写词时，请在第一次使用时解释其含义。
- **使用"反馈式教育"方法**。避免问患者："您明白了吗？"大多数人会说明白了，即使其实他们感到困惑。相反，您可以这样说："我想确定我给您讲清楚了。请告诉我您回家后要怎么做。"研究一致表明，这种类型的"反馈式教育"方法有助于提高患者的回想和对治疗计划的参与度。
- **使用图示**。画图往往比文字更能传达指导说明。
- **与患者家人沟通**。如果您认为您的患者可能缺乏健康素养，可以寻求其家人或朋友的帮助。

---

印第安人卫生服务署已经开发了一些工具，可以帮助医疗服务人员评估许多不同族群的健康素养。有一些迹象可能反映出低健康素养的状况，这些迹象包括以下内容：

- 把宣传册倒过来递给患者，看他/她是否会正确翻转页面来阅读。
- 询问患者宣传手册所印字迹是否清晰可读。
- 登记表和其他表格可能被填写得不完整或不正确。
- 当患者被要求阅读材料时，他们会找各种借口（比如，忘记戴老花镜了）。
- 患者转手将医疗手册/材料递给亲属或其他人。

■ 患者无法说清楚该如何服药。

另一个工具是成人医学素养快速评估（REALM）。该工具要求患者阅读和念出常见的医学术语。它已被用于评估多个不同患者族群的健康素养。

在使用这些工具时，必须保持关怀和同情的态度，否则它们实际上会让患者更不愿接受治疗，正如同您会对考试感到紧张一样。

## 医疗伦理问题

1965 年《Medicare-Medicaid》和《终末期肾病法案》的颁布，从根本上改变了美国医疗服务业的形态，从医疗服务人员和患者之间的事务转变成为一个由政府介入其中的医疗服务体系。这使得联邦政府成了世界上最大的医疗保险代理人。这两项法案的通过，使广大特定人群能享有医疗服务的社会福利，进而敦促联邦政府有义务以公平和公正的方式来提供这些福利。所以我们可以说，医疗伦理成为一个主要研究的政策领域，其真正开始于 1965年。巧合的是，同一时期正是医学技术和药物治疗取得巨大进步的时期。我们现在可以通过使用呼吸机、心脏起搏器和现代外科手术来维持生命。因此，问题随之而来——社会如何决定谁应该获得这些新福利，谁将被排除在外？这些正是医疗伦理面临的主要问题。

由于医疗服务事关人们的身心健康，因此有关医疗健康的讨论往往包含许多"应该做的事"："政府应该提供基本的医疗服务"或"制药公司应该保持药品价格低廉"。在这些讨论中，关于稀缺资源分配的决定是基于关于世界应该如何组织的伦理观点。医疗伦理理论提供了一个准则，以帮助患者、医疗服务人员和政策制定者做出此类决定。

伦理问题一般涉及价值观念或利益存在冲突的问题。面对伦理困境时，答案往往不止一个。这是因为所有的选项里都包含有好的一面。例如，照顾老人是一件好事，照顾孩子也是一件好事，当没有足够的资源来兼顾两者时，就会出现伦理困境，这时就必须做出选择。

医疗伦理涉及诸如尊重自主权、不伤害（无害）、慈善（做好事）、正义、诚实（说真话）、隐私、保密和职业角色等一些重要理念。正义是在社会义务层面讨论如何来分配医疗服务时涉及的主要概念。对此，我们将在最后进行详细的讨论。这里我们论述涉及的概念或原则主要用于面对个人伦理困境，并帮助医疗服务人员和家庭来讨论他们面对个案时必须做出的伦理决策。

自主权，这个词来源于希腊语 auto（自我）和 nomos（习惯），意即自治权。尊重自主权，要求医疗服务人员遵循患者的决定。这一概念是我们知情同意、文化能力、风险披露和代理决策等概念的基础。与自主权相对的是家长式作风——即字面意思，父亲最清楚什么好什么不好，或者在我们的医疗行业语境里——医疗服务提供者知道什么对于患者是最好的。

不伤害是一个专业性哲学术语，它要求医疗服务人员不要故意造成伤害。许多生物伦理争议都涉及不伤害原则。俄勒冈等州的立法者，必须在患者的自主权和医疗服务人员被要求不伤害的原则之间取得平衡，即关于安乐死的立法。许多法庭案例都围绕着提供或不提供维持生命的治疗。这又是一个涉及患者／家庭愿望和医疗服务人员观点的道德伦理困境。这些都是大问题，不仅涉及患者和他们的医疗服务提供者，还涉及公众、决策者、法院和立法者。

慈善，需要我们为他人的福祉做出积极的贡献——行善，而不是作恶。这一理念延续了不伤害的原则，即在满足某项需求的同时不要造成伤害。当我们谈论政府在公共卫生方面的作用时，或者当我们谈到权衡一个项目的成本和它将给人们带来的好处时，这一原则就得到了体现。"好撒玛利亚人原则"就是一个很好的善举：如果您有能力的话，您应该停在沉船处并提供急救。这样您将给受伤的人带来积极的好处。一些州已经通过了慈善立法，当有人受伤时，要求具备基本急救技能的医疗服务人员，要么停下来提供帮助，要么上报受伤情况。后续的一些立法保护了依从"好撒玛利亚人原则"做好事的人免遭法律诉讼。这些立法传递的意思是，人们帮助伤者所带来的好处比某些法律权利更重要。

医疗道德准则，不但基于上述这些概念，还源于一种理念，即医疗专业人员要比非专业人员具有更高的道德标准。

如果一个人想要在医疗行业获得良好的声誉，就需要遵循这一系列的特定行为准则。它们是医疗服务业中各种人员都需要遵循的普遍原则，从医生到科研者和病例管理员以及其间环节中的每一个人都要遵循。与职业行为相关的主要原则是诚实（说真话）和保密。

这些原则加上同情、正直、诚信和智慧这些美德，构成了医疗服务人员照护患者时要遵守的准则。

## 正义和医疗服务系统

正义原则，可能是人们在谈论医疗改革或政府在公共卫生中的作用时最常引用的原则。在讨论资源分配的对话中，人们经常使用"公平"和"权利"两个术语。我们用正义理论来帮助决定如何公平分配社会的利益。这些理论之所以被提出，是因为简单的正义观在社会的宏观层面上并不适用。我们不能把医疗服务平均分配给所有公民，因为有些人需要更多医疗资源，有些人则不需要。所以"大饼"分配从一开始就不是均分的。

有几种主要的伦理理论常被用来帮助医疗政策制定者和政府进行资源分配。其中包括**权利理论、功利主义**和**康德理论**等。这些理论在伦理学、生物伦理学或商业伦理学课堂上的讲解深入程度远远超过了本文的概述。

所有这些理论都被用来审视美国的医疗问题。关于医疗服务的政策决定，需要在三个相互竞争的"应该"之间做出取舍：

① **可及性**：应该使尽可能多的人能够获得医疗服务。

② **质量**：医疗服务应该具有尽可能高的质量。

③ **成本**：医疗服务不应该过于昂贵。

第一章的图 1-1 显示了这三种政策驱动因素或"应该"。决策者通常会发现，他们可以实现其中一或两个目标，但无法同时实现所有这三个目标。伦理理论能够为这些艰难的选择提供相应理论基础和框架。

在权利理论中，医疗服务被视为一项基本的人权和公民权利。权利理论和正义原则是 2010 年《患者保护和平价医疗法案》的主要依据。其论点是，医疗服务是所有公民的权利，而不是少数能够支付或属于特殊群体的人的权利，因此政府有义务为所有人提供基本的医疗服务。在《平价医疗法案》出台之前，只有某些特殊群体，例如 65 岁以上的老年人或退伍军人等才实际享有医疗保健的权利。尽管《平价医疗法案》并没有强制规定医疗保健是所有公民的一项权利，但该法案通过对医疗保险的调整，在很大程度上扩大了医疗服务的覆盖面。根据这一理论，所有的权利都有相对应的义务。

**权利理论**：一种伦理理论，认为人作为人类和公民，应享有一定的基本权利。

**功利主义**：一种伦理理论，认为资源应该被分配以实现利益的最大化。

**康德理论**：伊曼努尔·康德（1724—1804 年）提出的一种伦理理论，认为普适的道德法则要求人们对待他人要如同对待自己一样。

功利主义的核心思想是，医疗资源应该分配到最能发挥其效用的地方。这意味着在对医疗资源进行配给时，最需要的人最能获得医疗服务。约翰·斯图亚特·穆勒在19世纪首次提出了这一理论。他提出，应该在对大多数人最有利的基础上来做道德决策。当施行于社会政策时，他的理论表现为一个长期性的项目，并非一个简单的均等而已。英国、斯堪的纳维亚半岛和加拿大的医疗体系反映了一种功利主义理念，即医疗服务是一种福利，让大多数人都能获得医疗是一种社会性的福利，对这种福利，必须根据个体的需求来进行分配，而不是依照个体的支付能力来分配。而美国的医疗体系则是与功利主义原则背道而驰的。因为在美国，只有那些拥有金钱资源或属于某个特定群体的人才能享受医疗服务的社会福利，而不是根据需要来分配。

康德理论告诉人们应该像对待自己一样对待他人。此外，决不应把别人当作达到目的的手段。换句话说，不要为了自己的利益而利用他人。这适用于个人、公司和政府。医疗研究则为这种正义理论提供了一个很好的例子。当用人体为对象做研究时，需要保护实验对象免受可能连您自己都无法接受的治疗。这一理念在《科研伦理准则》中有所体现（Beauchamp 和 Childress，2012）。

### 约翰·罗尔斯和正义理论

在医疗服务和社会利益的公正分配领域，最有影响力的哲学家之一是约翰·罗尔斯。他的里程碑式的著作《正义论》于1971年出版。从那时起，他的"正义即公平"（justice as fairness）理念就成为经济、教育和医疗等不同领域立足于宏观社会层面设立政策的基础。在此之前，关于医疗伦理的讨论主要集中在患者/医疗服务提供者之间的互动上，而不是政府或整个社会应该或不应该做什么。

这个正义理论之所以能行之有效，是因为它巧妙地将社会正义、功利主义、康德理论和权利理论中的基本概念融为一体。罗尔斯的理论基于两个原则，这两个原则可以指导社会、政府和个人在分配社会利益（如自由、机会、收入、财富和自尊）时做出道德决策。这一理论还指出了每个人会与生俱来地拥有与别人不同的自然优势，但并不能因其出生就在健康、智力、想象力和社会地位方面享有特权。医疗服务，由于其在人们生活中的特殊地位，也属于这类利益并受到这些原则的影响。第一条原则规定，每个人都有平等的基本自由权，该权利与人皆享有的自由权制度相适应。换言之，没有人比他的邻居拥有更多的权利，如果一个人可以享有医疗服务，所有人都应该享有。第二项原则指出，既然存在自然和社会不平等性，那么处理这些不平等时，应该使之能给最弱势的人带来尽可能多的好处。基于这一理论，人们可以花费数百万美元用于为篮球明星开发一种新的膝盖，但是唯一的前提是同样类型的膝盖也能给到患有先天性缺陷的贫困儿童（即最弱势的人）。罗尔斯进一步指出，所有的社会利益必须在公平的机会均等条款下对所有人开放。这是对所有人，不论其性别、种族背景或其他差异，给他们分配进入医学院或其他公立高等教育机构的学习机会时所依据的基本原理（Rawls，1971）。

　　正如我们在当下进行的医疗改革辩论和《平价医疗法案》面临的法律挑战时所看到的那样，医疗服务对于人们来说意义非凡，因为：

- 其首要目标是减轻疼痛和痛苦；
- 可以通过预防疾病和增强身心健康提高人们的生活质量；
- 能影响到一个人在社会中拥有的机会；
- 具有历史、宗教和道德的内涵；
- 其需求具有不可预测性和间歇性。它不同于像食物或住所这类持续一生的需要，对医疗的需求不会受阶级或地位的影响而有所不同。

　　上面提到的这种不可确定性，在正义理论试图解决众多人口的医疗问题时十分重要。当然，对于有些疾病，在一个阶层或职位上发生的频率比另一个阶层或职位上发生的频率更高，风险也更大。比如，一个心智健全的富人不太可能遭受长期饥饿，而一个来自美国贫困地区的人也不太可能因为过量食用法国蜗牛罐头或俄罗斯鱼子酱而生病。但是，任何阶层的人都可能患癌症或肺炎。医疗服务的上述特点使得关于医疗服务体系和正义的任何讨论都很复杂。约翰·罗尔斯的理论兼顾了对机会平等的需要、能力和天赋的先天随机性、康德提出的尊重他人的需要，以及我们天生就觉得的对于像医疗这样重要的事情来说，应该以正义和公平作为基础的必要性。根据罗尔斯的正义理论，不能因为一个人是有色人种、穷人、妇女或儿童或任何其他特殊类别而被剥夺生命和获取医疗受益的机会，除非这种受益是其他任何人也无法获得的。

## 女性与医疗正义

约翰·罗尔斯的原则可以用来评价美国的医疗体系。作为使用道德理论来确定一个体系是否公平或正义的例子，这里我们将考察女性和医疗体系的情况。要了解美国医疗体系中女性所获得的待遇，有必要回顾一下医疗的分配模式。在美国，我们用于分配医疗的是市场模式，也许这不是一个完美的模式，但在描述我们的医疗体系时，它是最接近的了。从罗尔斯主义的观点来看，如果医疗资源的分配不能满足两个正义原则，那么分配方法就是不公平的，应该改变。

从正义理论来看，关于女性的问题最容易成为医疗改革的理由。美国的医疗行业占其国内生产总值的 18%，即每人超过 8000 美元。

然而，占总人口 50% 以上的女性却享受不到 50% 的医疗福利（国家妇女法律中心，2004）。由于女性在医疗服务领域不能享有平等的就业机会（在高薪的医务工作者、行政人员或研究人员中，女性人数少于男性），她们处于不利地位。她们还财力不足（到目前为止，女性的收入中位数仍远低于男性），无法与男性竞争获得服务、研究或治疗的益处。因为美国的市场模式是通过将医疗服务的收益转换成货币来分配医疗资源，而女性在经济上是处于不利地位的。因此根据正义理论，在医疗方面，女性是处于最不利地位的。有色人种女性的处境则更令人沮丧。

女性在其生命的关键时期都会与医疗系统产生交集：分娩、更年期和老年。然而，即使在这些方面，她们也处于不利地位。2014年，女性在美国所生婴儿的存活率比古巴的还要低，古巴有一个全民医疗系统。在过去的 40 年里，当女性进入更年期时，医生会开一些已知具有危险性的药物。例如，尽管制药商和 FDA 都知道雌激素使用的危险，但从 20 世纪 80 年代第一次表明存在严重问题的研究，到 2002 年第一次由制药公司进一步检测的黑匣子警告，女性一直没能获知相关信息（Hulley，2004）。但是，当这种药物被用于治疗前列腺癌时，就包含了一个关于其危险性的非常具体的警告。这显然是一种基于性别的不平等待遇，对任何正义理论来说这都是不可接受的。

在研究方面，老年女性相关问题的优先级非常低，因为它们基本上都是慢性疾病，如心力衰竭和关节炎等。事实上，大多数乳腺癌和关节炎的研究都是由私人基金会支持进行的，这些研究大多是由女性自己赞助的。然而，针对男性的疾病和状况获得了大量政府资助的研究，如急性心脏病，前列腺癌，膝关节、髋关节置换等。女性持续受到医疗人员的不尊重对待，并在要求研究经费以降低其发病率方面排在最后的位置。此外，对于一个工业化国家来说，美国的母亲和婴儿死亡率极高，在世界上排名第13位。这并不是人们期望在一个公正的医疗体系中看到的。事实上，根据罗尔斯的理论，很明显，医疗服务的市场模式并不是一个公正的分配系统。正是这一结论促使人们不断呼吁美国进行有实际意义的医疗改革。

运用罗尔斯理论来对其他国家进行评价，是一种比较不同体制正义性与公平性的好方法。例如，瑞典的医疗体制是一个完全国有化的体制。由政府资助各种机构来满足所有公民的医疗、牙科和药物需求。这个体制的基本宗旨是让全民健康幸福。因此，瑞典人民享有的医疗可以算是世界上最好的，他们的预期寿命是世界上最高的之一（81岁），母婴死亡率是世界最低的。此外，他们在医疗上的人均花费（4000美元）只有美国人均（8000美元）的一半。然而，瑞典的边际个人所得税率超过50%，是世界上税率最高的国家之一。瑞典的医疗体制不允许有基于财富或收入份额的不平等待遇现象。从罗尔斯的观点来看，瑞典的医疗体系有几大优点：普及性和公平性、公众参与医疗资源分配进程、对私营部门进行监管以确保防止巨大的收入差距，以及重视健康和人的尊严的哲学。根据资源分配的公平性，罗尔斯的理论认为它比美国的体制更公正。它根据医疗需要来向那些最不具有优势的人分配治疗服务。

对于任何其他国家的医疗系统，如果他们确保所有需要医疗的公民都能获得医疗服务，那么用正义理论来分析评价，都会得到同样的结论。在医疗体制方面符合正义和公平标准的国家有英国、法国、德国、日本和加拿大等。

## 职业简介：社会科学家和患者代言人

我们如何对诸如皮马印第安人、苗族人甚至我们自己社区的亚文化有所了解？社会科学家们，如社会学家和人类学家进行了许多研究，以向公共政策决策提供相关信息。社会学是一门研究社会关系和制度的学科。人类学是一门对过去和现在的人类进行研究的学科。这两个领域都有多个子专业。这些领域的课程经常被列入医疗服务专业的课程要求中，因为它们扩展了从业人员对不同文化的觉察和感知能力。获得社会学或人类学学士学位的学生，可以在一系列职业领域工作。那些希望进行研究工作的人，通常需要获得硕士学位和博士学位，然后供职于高等院校、政府机构和社区组织。

除了文化能力之外，在医疗服务领域还越来越关注权利和伦理。您已经在文中看到，不同的职业接受其各自的伦理规范约束。您已经探索了一些用来解决医疗服务大难题的哲学方法。对患者保护性的关注催生了一种新的职业——患者代言人。支持、教育和临床联络是其工作职责的三个方面，但具体情况要取决于患者的需要。在支持角色中，代言人可以帮助家庭获得经济援助，或选择保险计划，或购买医疗用品。代言人通常可以负责将患者与一个网络体系对接，以协助所有的事件进程。在教育角色中，代言人可以帮助患者及其家人学习如何在饮食限制或疾病的长期影响下生活。作为临床联络员，代言人可能出现在患者与医务人员看诊的现场，或与患者的雇主打交道。代言人显然需要对患者相关的医疗系统有全面的了解，还应具备维护患者隐私的能力。目前对患者代言人还没有教育或执照方面的要求，不过一些大学有提供相关课程和短期培训项目。代言人收取的费用水平，依其经验和所受培训以及所提供的具体服务的不同，有很大的不同。专业化医疗代言人联盟是一个面向私人服务的会员性组织。美国患者权益维护基金会则是一个专注于监管和立法改革的美国非营利性组织。

## 总结

文化是指人类行为的综合性模式，包含语言、思想、交流、行动、习俗、信仰、价值观以及种族、民族、宗教、性别、年龄或社会群体的风俗习惯。能力意味着作为个人和组织，在消费者及其社区所提出的文化信仰、行为和需求的背景下，进行有效运作的能力。

文化能力是指医疗组织和医疗从业人员辨别特定文化群体的文化信仰、价值观、态度、传统习俗、语言偏好和健康行为，并运用这些知识产生积极医疗结果的能力。这种能力需要在语言上和文化上都以恰当的方式进行沟通交流。

健康素养是指个人对医疗服务人员所提供信息（例如处方说明、疾病手册和医疗服务说明等）的理解能力。研究人员已经为医疗专业人员开发了工具，用于评估健康素养并提供适应患者语言能力的教育材料。健康素养有助于改善医疗结果。

医疗伦理涉及诸如尊重自主权、不伤害（无害）、慈善（做好事）、正义、诚实（说真话）、隐私、保密和职业角色等一些重要理念。医疗伦理还为医疗专业人员提出了他们的道德准则。如果一个人想要在医疗行业获得良好的声誉，就需要遵循这一系列的特定行为准则。职业行为涉及的主要原则是诚实（说真话）和保密，这两项是行为职业性和对患者负责的基础。这些原则与同情、正直、诚信和智慧这些美德一起，指导着医护人员治病救人。有几种主要的伦理理论被用来帮助医疗政策制定者和政府进行资源分配。约翰·罗尔斯的理论融合了社会正义、功利主义、康德理论、权利理论等基本理念。可以用这一理论来检验美国在医疗分配上的市场模式，以确定我们的医疗系统是否体现了正义与公平。

## 复习思考题

1. 什么是文化能力？
2. 为什么文化能力很重要？
3. 描述健康素养。
4. 健康素养与通常的素养和读写能力有何不同？
5. 如何评估健康素养？
6. 定义主要的医疗伦理原则。
7. 约翰·罗尔斯的正义理论有什么优点？
8. 职业道德规范包括哪些内容？

## 讨论思考题

1. 参考章节简介，为什么文化能力和健康素养对医疗人员在照顾皮马印第安人时如此重要？
2. 谁应该接受文化能力和健康素养方面的培训？
3. 今天您教室里的学生代表了多少种文化？ 讨论这些文化所代表的不同的医疗传统。
4. 文化能力属于伦理问题吗？为什么？
5. 从伦理理论的角度讨论医疗改革。
6. 描述一个社会伦理困境，然后运用两种不同的伦理原则来为您的决策辩护。

7. 表 13-2 中列出的文化因素是如何影响医疗服务的？举例说明。

---

## 章节参考文献

Beauchamp, T. L., and J. F. Childress. 2012. *Principles of biomedical ethics.* 7th ed. New York, NY and Oxford, England: Oxford University Press.

www.cdc.gov/diabetes/pubs/statsreport14/national-diabetes-report-web.pdf.

Center for Linguistic and Cultural Competency in Health Care, Office of Minority Health (www. minorityhealth.hhs.gov).

www.cia.gov/library/publications/the-world-factbook/rankorder/2091rank.html.

Culture and Ethnicity in Medicine—Bioethics Resources on the Web—National Institutes of Health (http://bioethics.od.nih.gov/culturalcomp.html).

Fadiman, A. 1997. *The spirit catches you and you fall down: A Hmong girl, her American doctors, and the collision of two cultures.* New York: Farrar, Straus, and Giroux.

Henslin, J. M. 2014. *Sociology: A down-to-earth approach.* 12th ed. Upper Saddle River, NJ: Prentice Hall.

Hulley, S. 2004. The WHI Estrogen-Alone Trial—Do things look any better? *JAMA* 291: 1769–1771.

Indian Health Service Communication Tool Kit (www.ihs.gov/healthcommunications/index.cfm?module=dsp_hc_toolkit).

Indian Health Service: White paper on Health Literacy#15A646 – accessed 5/09/2010 (www.ihs.gov/healthcommunications).

National Center for Cultural Competence, Georgetown University (www11.georgetown.edu/research/gucchd/nccc/foundations/frameworks).

National diabetes statistics 2007 (http://diabetes.niddk.nih.gov/dm/pubs/statistics/).

National Institute of Diabetes and Digestive and Kidney Diseases (NIDDK) (www.diabetes.niddk.nih.gov/DM/pubs/pima).

National Women's Law Center and the Oregon Health & Science University. 2004. *Making the grade on women's health: A national and state-by-state report card.* Washington, DC: Author.

Organization for Employment, Labour & Social Affairs, OECD Health Data 2009 (www. oecd.org/infobycountry).

Our Bodies Ourselves (www.ourbodiesourselves.org/book/menoexcertp.asp?id=58&chaptered=31).

Rawls, J. 1971. *A theory of justice.* Cambridge, MA: Harvard University Press.

UNICEF (www.unicef.org/infobycountry/cuba).

UNICEF (www.unicef.org/infobycountry/usa).

Women's Health Initiative. (www.nhlhi.nih.gov/whi/e-a_advisory.htm).

### 获取更多信息

Bioethics Resources on the Web http://bioethics.od.nih.gov.

Coughlin, S. *Ethical issues in epidemiologic research and public health practice.* Atlanta, GA: Epidemiology and Applied Research Branch, Division of Cancer Prevention and Control, National Center for Chronic Disease Prevention and Health Promotion, Centers for Disease Control and Prevention. Available at www.ete-online.com/content/3/1/16.

Drugwatch (www.drugwatch.com/premarian).

Health Care: The White House (www.whitehouse.gov/issues/health-care).

HealthReform.gov (www.healthreform.gov/).

Hoyert, D. L. 2007. Maternal mortality and related concepts. National Center for Health Statistics. *Vital Health Statistics* 3(33).

Obasogie, O., and D. Winickoff. 2006. *When is the racial pharmacy bad medicine?* Available at www.thehastingscenter.org/Bioethicsforum/.

# 第十四章
# 全球医疗

## 学习目标

读完本章，您将能够：

1. 描述其他三个国家的医疗系统。
2. 比较美国医疗系统与其他类型的医疗系统。
3. 使用卫生指标评价其他国家医疗系统的成果。
4. 为一种医疗需求规划一次国外旅行。
5. 详细描述一个传统医疗系统。

# 去墨西哥看牙医

汤姆和贝基刚从墨西哥度假回来，皮肤晒黑了，笑容灿烂。汤姆尤其如此。在去墨西哥之前，汤姆的笑容真的很扭曲，因为他在一次自行车事故中掉了几颗牙。他的保险不足以支付种植牙、牙冠和牙桥的费用。美国的牙医估计费用在 1.2 万美元以上，超出了他的医保上限。像大多数牙科医保政策一样，每年的支出上限几乎无法覆盖一个牙冠，更不用说整个口腔了。汤姆从一个朋友那里听说，他可以去墨西哥完成高质量的牙科治疗，而费用只需美国的一半。汤姆的工作涉及到很多公众工作，所以把工作拖上 4 年来安排牙科治疗不是一个可行的选择。他和贝基开始研究美国以外的牙科保健。朋友们都认为他们疯了，毕竟，国外的医疗不都是安全的，而且容易出现并发症。

汤姆了解到的第一件事是，其他国家的许多医疗机构和美国当地的医院是由相同的组织认证的，这个组织就是美国联合委员会。在墨西哥，最大的医疗保健服务提供商 Christus Muguerza 拥有美国联合委员会的国际金牌认证和其他认证。它在墨西哥和美国的八个州都有医院。超过 28 个国家每年有 100 万名患者在本国以外的国家接受医疗服务（Woodman，2007）。

汤姆发现，在墨西哥蒂华纳的一家牙科诊所里可以用美国一半左右的价格完成所有他需要的治疗。他在美国种植牙的费用总计为 2400～3000 美元；在蒂华纳，则是 1500 美元。他的牙冠在美国的估价是 800～1000 美元，在墨西哥是 375 美元。即使他带贝基一同前往墨西哥完成牙科治疗，并在一家四星级酒店住两周，仍然还能节省 3000 美元。汤姆和贝基从俄勒冈州波特兰市的家中乘美铁火车到加利福尼亚的圣地亚哥，再从火车站乘接驳车到边境，度假村的接驳车在边境的另一边接上他们回度假村。第二天，汤姆带着美国牙医拍的 X 射线片子和其他信息去看牙医。牙医给汤姆做了检查，把接下来几天的时间预约好来开始治疗。汤姆指出，最让他印象深刻的是，牙医在每次治疗时都全神贯注——医生不会游走于几个治疗室同时为几个患者做治疗。医生自己做牙冠，每一阶段都会让汤姆试戴，不同阶段间无需长时间等待。该度假村是为医疗旅行者设计的，每天提供从度假村到诊所的交通，并且有专门的食物和药房。牙医把他的手机号码给了汤姆，并告诉他如果有任何问题就给他打电话。在汤姆看来，这是他一生中最棒的牙科就诊经历。

越来越多的国家成为医疗旅游目的地。医疗旅游统计数据显示，该行业从 2004 年的 400 亿美元增长到 2012 年的 1000 亿美元。据估计，2008 年有 150 万美国人在美国之外寻求医疗保健。所以，收拾行囊，到里约热内卢做整形手术、在哥斯达黎加做腹壁整形手术，或者在加拿大做髋关节置换手术吧。

---

资料来源: Woodman J 2007. *Patients beyond borders*. Chapel Hill, NC; Healthy Travel Media : Joint Commission。

# 引言

我们生活在一个全球共同体，这个共同体包括医疗保健。到目前为止，这本书让您了解到美国医疗系统的主要部分。本章将概述全球的医疗系统。虽然所有国家都有自己的医疗系统，但我们只选择少数几个国家进行了研究。为了比较各国及其医疗系统的运作情况，科学家、研究人员和决策者使用的卫生指标包括预期寿命、医疗保健支出、婴儿死亡率和孕产妇死亡率以及该系统覆盖的公民百分比。

加拿大和墨西哥都是美国的邻国，美国人到这两个国家商务出差、旅游和就医都相对容易。因此，我们将探讨这两个国家的医疗系统。英国的医疗体系是最古老的国家（公立）医疗体系，是许多其他国家的典范，我们将会探讨它。法国和德国的医疗系统很完善，有强大的公共部门和私人部门。印度无疑是最大的医疗体系，拥有强大的传统医学和顺势疗法体系以及蓬勃发展的西式医疗体系。

这些系统的数据详见表 14-1。当您以全球视角了解世界医疗系统时，请记住我们自己的系统。与英国、加拿大、法国或日本等其他发达国家相比，美国人均医疗支出更高，但在婴儿死亡率和孕产妇死亡率等指标上的结果却要差。尽管《平价医疗法案》在减少未参保人数方面有所改善，但美国公民的参保比例却落后于其他国家。

## 医疗服务系统

在全球范围内提供卫生保健的最常见系统是所谓的单一支付系统。**单一支付系统**是通过单一保险池为全体人口实行全民医疗保健提供资金。这是那些所有公民享有普遍机会和待遇的国家所采用的制度。所有的医疗保健费用由国家、州或省内的一个机构支付。在这个制度安排下，医疗服务提供者通常不会对个人服务进行收费，但是将诊所、医院或家庭护理机构的运营成本向政府收费。该系统适用于所有的斯堪的纳维亚半岛国家、加拿大、澳大利亚、新西兰、英国、古巴以及法国、德国、西班牙、意大利和其他将全民医疗作为社会福利的国家或地区。

美国和一些发展中国家使用市场经济模式提供医疗服务。如第二章所述，在市场经济模式中，产品的价格和分配（这里是医疗保健）是由供需决定的。它使医疗保健的价格随着需求的增加而增加，而且往往把服务集中在人口众多的地区，而不顾更多农村地区的需

**单一支付系统：** 通过单一保险池为全民医疗费用提供资金。加拿大和英国就是很好的例子。

| 表14-1 | | | | 选定健康指标和支出的国际比较 | | | |

| | 美国 | 英国 | 墨西哥 | 加拿大 | 德国 | 法国 | 日本 | 印度 |
|---|---|---|---|---|---|---|---|---|
| 医疗系统 | 市场：<br><65岁<br>单一支付：<br>>65岁<br>普惠：退<br>伍军人 | 普惠<br>单一支付 | 3%市场<br>97%公共<br>/全民 | 全民/私人 | 全民保险<br>强制私人<br>保险 | 全民覆盖 | 全民覆盖 | 私人<br>传统<br>政府 |
| 人口（以<br>百万计） | 313.9 | 63.7 | 117.1 | 34 | 81.9 | 63.5 | 127.5 | 1236.7亿 |
| 预期寿命<br>/岁 | 80.2 | 81.0 | 74.4 | 81.5 | 81.0 | 80.9 | 83.2 | 63.7 |
| 医疗保健<br>支出的<br>GDP占比 | 16.9% | 9.3% | 10.9% | 9.8% | 11.3% | 11.6% | 10.3% | 5.2% |
| 人均支出<br>/美元 | 8475 | 3011 | 877 | 4045 | 3995 | 3476 | 3222 | 无 |
| 婴儿死亡<br>率/1000<br>个新生儿 | 5.96 | 4.1 | 13.3 | 4.8 | 3.3 | 3.5 | 2.2 | 49.8 |
| 孕产妇死<br>亡率/每<br>出生10万<br>个新生儿 | 28 | 8 | 49 | 11 | 7 | 9 | 6 | 190 |
| 覆盖公民<br>的百分比 | 87% | 100% | 100% | 100% | 100% | 100% | 100% | 无 |

要。此外，如果某种疾病或状况没有产生足够的需求，就没有什么动力去治疗或研究。许多国家，如日本，使用混合模式，其中有强制保险，而服务模式是私人市场模式。医疗服务的市场模式将医疗服务视为普通产品或服务，而忽略了第十三章中所描述的特殊方面。通常，我们不会选择去卒中或摔断一条腿，因此，在资源支出中我们没有选择的自由。这似乎会使市场模式失效。在这个系统中，费用上升非常迅速，而且不同水平的医疗服务提供者的收入差异很大，正如关于医疗从业人员的章节所描述的，一些医生每年挣几百万美元，而护士和其他从业人员只挣其中的一小部分。

我们通过观察各个医疗系统的效率和结果来研究医疗服务模式

间的差异。接下来我们将再研究几个模式。美国的医疗系统我们不再讨论，因为它已经在前几章被广泛探讨。

# 墨西哥

在墨西哥，公共机构、州和联邦政府、私人保健者、私人医院和诊所提供医疗保健。2009 年，H1N1 流感大流行期间，墨西哥成为世界关注的焦点。

## 历史

墨西哥的第一家医院于 1791 年由瓜达拉哈拉的主教哈瓦纳斯创办。它不仅是一所今天仍在运作的医院，也是中美洲和拉丁美洲最大的综合医疗机构，而且是世界遗产。墨西哥社会保险协会（IMSS）成立于 1943 年，旨在为所有墨西哥公民提供公共卫生服务。2003 年，墨西哥政府推出了一项全民医疗计划。

### 墨西哥的医疗系统

墨西哥的医疗体系由三部分组成（私人的、公共的和全民的），根据公民的就业状况和收入水平，有不同等级的医疗、医疗费用和医疗服务的选择。

私人医疗体系覆盖了大约 3% 的人口，满足了这个国家的富人和蓬勃发展的医疗旅游企业。这是一个联合体，既包括为获得最先进和高质量的医疗保健提供便利的私人保险公司，又包括虽然由公共体系覆盖却愿意为更高质量的医疗服务自掏腰包的人们。非墨西哥人可以通过私人保险公司在墨西哥购买医疗保险，所以无论墨西哥人还是美国人，无论是自费还是其他国家的全民计划（英国、加拿大和法国），它们对自己公民在墨西哥发生的医疗费用进行报销。私营医疗保健在墨西哥蓬勃发展，部分是因为医疗旅游，像汤姆这样的美国公民涌向墨西哥进行口腔科诊疗、整容手术、心脏手术、骨科手术和眼科手术。墨西哥也是受美国和加拿大公民欢迎的退休目的地，这进一步增加了对高质量医疗服务的需求。许多墨西哥医生在美国接受培训，而越来越多的美国医生也在墨西哥接受培训。

墨西哥的公共卫生体系覆盖了工薪阶层、政府雇员和军队。据估计，有 5000 万工作人口根据工资缴纳保险。墨西哥社会保险协会（IMSS）或墨西哥社会保障系统拥有它们的自营诊所和医院，为有保险的劳动者提供服务。这些"国营"诊所和医院的质量参差不齐。工作者也可以选择使用私人系统并自付费用。大约 1700 万公务员支付了一项单独的计划，该计划由墨西哥安全与社会服务研究所管理，它们有自己的诊所和医院。军队和国有石油公司 Pemex 的雇员通过他们自己的保险计划得到保障。其余未参保的墨西哥人（约占总人口的 40%），属于被称为大众健康保险计划的全民医疗计划。该计划于 2003 年启动，旨在减少医疗保健不公平现象，为最贫困的公民服务。家庭支付的保费取决于收入（大约 20% 的家庭不支付保费），并被要求去诊所进行预防保健。

### 统计数据

墨西哥的全民健康被认为具有积极的成果，并将巨大的医疗保健成本降低了 9%（《柳叶刀》，2012）。现在，墨西哥儿童接受与加拿大儿童相同的疫苗接种。疟疾和结核病病例已经减少。墨西哥人均医疗保健支出约为美国的一半。

## 加拿大

加拿大的医疗保健系统可以被描述为一个混合制，因为它允许有完全私人的医疗保健，患者需要自己支付。然而，大多数加拿大的医疗保健服务是通过单一支付模式提供的。加拿大的每个省都有宪法规定的不参与这一体系的权利，但迄今为止还没有一个省这么做。所有医生、医院、药品和诊所的费用都由政府设定和支付。医疗服务提供者不能收取超过政府定价的费用，即使患者不被公共系统覆盖或来自其他国家，除非医疗服务提供者不属于该系统。牙科和验光等其他医疗费用完全由私营部门负责。每个在政府项目的登记人都会得到一张医保卡，就像美国的 Medicare 一样。所有人使用相同的保险计划。

近年来，越来越多的美国公民前往加拿大购买处方药，并接受某些疾病的治疗。美国公民使用了加拿大高质量和低成本的医疗保健。加拿大人也来美国做一些择期手术，比如髋关节和心脏手术。加拿大人前往美国是为了享受加拿大没有的特殊医疗服务，在某些情况下是为了避免长时间的等待。

### 历史

早期的法国殖民者在 19 世纪建立了天主教医院。加拿大的医疗保健服务直到 1946 年都是私有的。当时，萨斯喀彻温省引入了全民医疗保险。在接下来的 10 年里，其余 9 个省份也出台了类似的医疗保险。1957 年，通过了《医院和诊断服务法案》，联邦政府支付了全国 10 个省 50% 的医疗保健费用。1966 年，通过了《医疗保险法案》，在全国实行全民医疗保险。1984 年，加拿大通过了《加拿大健康法案》，禁止收取额外的用户费用和医生费用。加拿大的医疗体系将全民医疗保险和私营部门的按服务收费相结合，在当前和未来的探讨中，常被视为美国医疗改革的典范。

## 医疗服务的提供

加拿大的大部分医疗保健（75%）是由政府资助和私人提供的。私营部门的支出约占总额的 30%，主要用于加拿大 Medicare 不包括的服务，如牙科、验光、一些处方药、整容手术，以及在一些省份优先获得的医疗服务。加拿大人也可以为这些服务购买补充私人医疗保险，大约 65% 的人口有这种保险。

实际提供医疗服务是各省和地区的职责。尽管是私人投资，但大部分服务也都是由私人企业提供的。大多数医生不领取（固定的）薪酬，而是基于项目收费领取收入。他们依次给自己的员工发工资，就像美国独立执业的医生一样。联邦政府的作用是：

- 向各省提供医疗服务的资金支持；
- 制定和管理国家医疗保健系统的规则；
- 为特定的特殊人群提供服务，如退伍军人、原住民和因纽特人；
- 提供公共卫生、医疗保健计划和医学研究。

据报道，加拿大公民和医疗保健人员对这个系统的支持率很高。

## 统计数据

2012 年，加拿大医疗支出占 GDP 的 9.8%，人均 4045 美元。根据世界卫生组织的数据，其中大约 70% 是政府支出。

# 印度

印度人口超过 10 亿，根据世界卫生组织的数据，每 10000 人中只有 7 名医生。与我们所考察的其他国家不同，印度没有中央医疗保健系统。医疗保健是通过基层医疗中心、传统医学从业者和医院来承担的。农村医疗保健系统处理较简单的病例，然后将疑难病例转送到市中心的医疗机构。该系统分为西医及传统医疗和顺势疗法。传统医学在印度已经有几千年的历史了。传统医疗包括阿育吠陀疗法、尤纳尼、悉达、瑜伽、自然疗法和顺势疗法。这些是印度主要的医疗提供方式，他们治疗的人数比现代西医诊所和医院还要多。根据印度卫生部的数据，印度有 3204 家传统医学医院和 72.5 万名从业人员。

印度也是一个西医手术治疗的主要医疗旅游目的地。印度接待了数百万寻求高质量、低成本医疗服务的外国游客。由于外国人直接付钱，这种形式的旅游业为印度经济注入了数十亿美元，其中心血管手术高居榜首。

## 聚焦——阿育吠陀疗法（印度式草药疗法）

作者本人对传统医学很感兴趣。2014 年，我得到了一个独一无二的机会，可以近距离、亲身研究世界上最古老的医疗系统之一。我在斯里兰卡的阿育吠陀疗法诊所呆了 1 个月，斯里兰卡是印度洋沿岸的一个小岛国，与印度一样，是这个医疗体系的主要使用者。诊所里有一个世界卫生组织的药用植物储存库，这给了我一个观察草本医药系统从种植到配药的机会。

阿育吠陀疗法医疗系统建立在三个元素的平衡上：风型（Vata）、火型（Pitta）和土型（Kapha）。健康或疾病取决于平衡状态的存在或缺失。诊断不仅要考虑人的身体状况，还要考虑人的心理状况和社会地位。这个医疗系统是整体医学的典范。治疗包括饮食、按摩、其他身体锻炼、精神指导和药物。人们从世界各地来到这里接受传统医学的治疗。

通过使自己成为患者，我跟踪了患者入院、治疗和随访的过程，通过与阿育吠陀医生合作，更好地了解这个复杂的系统及其对印度、斯里兰卡和缅甸几个国家人口的影响。对抗疗法（西医）是与传统医疗系统并行的，

患者通常同时拥有对抗疗法医生和阿育吠陀医生。在我的诊治中，所有的阿育吠陀医生和药剂师都接受过西方体系和传统体系的培训。

诊疗就像任何医学检查一样，从身高、体重、血压、体温、呼吸、心率和实验室检查开始，到标准的化学筛检——所有这些都是由医生自己完成的。在这之后，她做了大量的病史、药物史、手术史、过敏史、日常生活习惯和心理状态的调查，以及另一种类型的身体检查，其中包括她只是看着我，让我伸出舌头，做斗鸡眼和一些肌肉张力演示。在长达 30 页 / 长达 1 小时的检查后，她开出了饮食、锻炼（瑜伽和太极）、按摩、草药包、草药浴、针灸和植物药的处方。在那个月我没有服用任何西药。当我回到美国后，我的内科医生完全停止了我之前服用的一些药物治疗，另外一些药物减少了一半或四分之三的剂量。

阿育吠陀医生为我的血压、体重和柔韧性设定了目标。每天的常规锻炼有点严格。我每天早上 6 点开始做 90 分钟的瑜伽，再

去游泳池或海里游泳。然后吃早餐（也是处方），接下来针灸、按摩、草药包、草药浴、午餐、休息，然后才是我选择的休闲活动。下午5点是太极、晚餐和一个文化活动。在阿育吠陀传统中，饮食、社交和精神食粮与药物一样重要。每天我都服用药汤剂，像服药片一样，也作为餐时饮料服用。您可能会猜到，这里没有咖啡因、肉类和酒精；很少有奶制品；没有精制糖；饮食中脂肪很少。难怪我体重减轻并能保持住，血压和胆固醇都在下降（这些都保持在很低的水平），到了月底，我能做出以前做梦都不敢想的瑜伽姿势。当然，这是一个高强度的项目，专门为来这里的西方人设计的。

斯里兰卡的人口主要是印度教徒或佛教徒，所以肉类、咖啡因和酒精并不常见。阿育吠陀医生提供了斯里兰卡80%的医疗服务。政府赞助阿育吠陀医院和诊所。它是医疗系统的常规组成部分。如果您患了流感或骨折，首先求助的是这种传统医学模式。因为这是世界上最古老的医疗体系，其文字记载可以追溯到公元前600年，而口头传承可以追溯到8000年前，所以他们非常擅长于日常的医疗保健业务。该系统有八个专业：内科，手术，眼耳鼻喉科，儿科（包括妇科和产科），心理学和精神病学，毒理学，营养及预防保健，性功能。

斯里兰卡医疗系统的基础设施在2004年的海啸中受到严重打击，17家医院被毁或严重损坏，3.5万人丧生，超过10万人流离失所，村庄整座整座消失。这个国家正慢慢从这场悲剧中恢复过来，但伤痕依然存在。我居住的诊所被严重破坏，几栋建筑被毁，药房和几栋大楼的水位线仍然清晰可见。成千上万的人死于这片海岸。我在那里参加了这场灾难的十周年纪念活动，并亲耳听到了许多人们拯救他人的英雄事迹。

**健康成果**

斯里兰卡的医疗支出占GDP的2%，孕产妇死亡率为28/10万，而美国的医疗支出占GDP的17.9%，孕产妇死亡率为29/10万。从这些统计数据来看，斯里兰卡的传统医学/对抗疗法的双重系统是一个非常具有成本效益的体系。传统医疗比西方医疗便宜得多。更多的人可以得到治疗服务，花费更少，成果已经超越或等于美国的对抗疗法系统。

这种体系在美国是众所周知的。走进美国任何一家大型杂货店，您都能在保健食品区找到阿育吠陀茶和草药。迪帕克·乔普拉在美国推广了阿育吠陀医学，尽管自19世纪以来，随着欧洲人殖民并与印度和斯里兰卡进行贸易往来，阿育吠陀医学已经在欧洲流行起来。实际上，我所就诊的诊所就是一个葡萄牙家庭创办的。这个系统是世界各地已知传统医学的一个很好的例子，如在亚洲、非洲、南美洲、美洲印第安，以及像澳大利亚和新西兰这样的岛国。虽然对抗疗法可以置换髋骨，植入电子感觉增强设备，但传统医学疗法可以治疗日常疾病，并以极低的成本促进身体健康。那些将两者完美结合的国家是两全其美的。

## 总结

全球共同体的医疗保健包含从单一支付系统到传统医疗系统。很少有系统看起来像我们自己的系统，但是我们的系统中融入了大多数其他系统的部分内容。过去的医疗旅游在很大程度上是世界各地的人们到我们这里接受先进的治疗和护理。由于美国医疗保健的高成本和其他医疗保健系统的日益完善，这一趋势正在逆转。从加拿大的处方药到印度的心脏外科手术，人们正前往世界各地寻求医疗服务。

为了比较各国及其医疗保健系统的运作情况，使用了诸如预期寿命、医疗保健支出、婴儿死亡率和孕产妇死亡率等医疗指标，以及该系统覆盖的公民百分比。

## 复习思考题

1. 什么是单一支付系统？
2. 请举出两个实行单一支付系统的国家。
3. 将美国的医疗系统和单一支付系统进行比较和对比。
4. 描述一下加拿大的医疗系统。
5. 描述一个传统的医疗系统。
6. 哪个国家在医疗保健上花费最多 / 最少？
7. 在哪个国家，分娩时死亡的风险最低 / 最高？
8. 在哪个国家，1 岁以下的儿童死亡人数最多 / 最少？
9. 哪个国家的人活得最长 / 最短？
10. 什么是医疗旅游？

## 讨论思考题

1. 您希望生活在什么样的医疗体系下？
2. 美国的医疗保健更好吗？ 为什么是或者为什么不是？ 使用什么指标来定义"更好"？
3. 基础的医疗指标是否应该是衡量系统成功的唯一标准？您还会使用哪些其他指标？
4. 您会像汤姆一样为省钱而去国外进行医疗旅行（参见章节简介）吗？

## 章节参考文献

www.cdc.gov/nchs/fastats/infant-health.htm
www.commonwealthhealth.org/asia/sri_lanka/child_and_maternal_health_in_sri_lanka
www.commonwealthhealth.org/asia/sri_lanka/
www.compareyourcountry.org/health?cr=oecd&cr1=oecd&lg=en&page=2#

https://data.oecd.org/pop/population.htm

Department of Health—England (http://www.dh.gov.uk).

Health Canada (http://www.hc-sc.gc.ca).

India Brand Equity Foundation (http://www.ibef.org).

Indian Citizen Health (http://www.india.gov.in/citizen/health/health.php).

Indian Health Care (http://www.indianhealthcare.in).

Joint Commission (http://www.medicaltravel.com.mx/certifications).

*The Lancet.* 2012. Mexico: Celebrating universal health coverage. Vol. 380, No. 9842, p. 622, 18 August 2012.

National Health Service—England (http://www.nhs.uk).

www.oecd.org/els/family/CO1_1_Infant%20mortality_updated1May2014.pdf

www.oecd.org/health/health-systems/Table-of-Content-Metadata-OECD-Health-Statistics-2014.pdf

Organization for Employment, Labour and Social Affairs (http://www.oecd.org/health/healthataglance).

Understanding Medical Tourism (http://www.understanding-medicaltourism.com/medical-tourism-statistics.php).

UNESCO—World Heritage site—Hospicio Cabanas (http://whc.unesco.org/archive/advisory_body_evaluation/815.pdf).

UNICEF (http://www.unicef.org/infobycountry/).

UNICEF—Mexico (http://www.unicef.org/infobycountry/mexico_statistics.html).

Woodman, J. 2007. *Patients beyond borders*. Chapel Hill, NC: Healthy Travel Media.

www.who.int/reproductivehealth/publications/monitoring/maternal-mortality-2013/en/ Table 2. Trends in estimates of maternal mortality ratio (MMR, maternal deaths per 100,000 live births), 1990–2013, by country, WHO.Int.

World Health Organization (http://apps.who.int/whosis/database).

World Health Organization Canada (http://www.who.int/countries/can).

## 获取更多信息

Organization for Employment, Labour and Social Affairs (http://www.oecd.org/health/healthataglance).

# 术语表

《1973年健康维护法案》：为建立健康维护组织提供激励的联邦立法。

《1974年雇员退休收入保障法》（ERISA）：规定雇主资助的福利计划必须如何实施的联邦立法。

《1996年医疗保险可携性与责任法案》（HIPAA法案）：一项联邦法律，规定了保险的可携带性，并建立了电子数据交换程序。

《2003年医疗保险处方药改进和现代化法案》（MMA）：最近修改的联邦立法。特别是，它增加了处方药的保险范围。

ICD-10-CM：《国际疾病分类，第十次临床修订》的缩写。此分类用于对医生办公室问诊进行编码，以应对处理保险索赔。

Medicaid：一种联邦和州计划，主要根据医疗服务接受者的收入来资助医疗保健。

Medicare Advantage：对Medicare C部分提供的"Medicare+ Choice"的修订版。

Medicare A部分：Medicare计划的这一部分用于支付住院患者医院服务、偏远地区资源医院和专业护理机构等。

Medicare B部分：Medicare计划的这一部分用于支付医生服务、医院门诊治疗以及一些其他服务和用品。

Medicare C部分：Medicare计划的这一部分是一个附加保险计划，旨在弥补A部分和B部分的保险缺口。

Medicare D部分：Medicare计划的这一部分包括处方药。

Medicare：一项为老年人、永久残疾人和终末期肾病患者支付医疗费用的联邦计划。

SWOT分析：商业组织用来分析外部环境的方法。

TRICARE：美国国防部为军事人员提供的健康保险计划。

阿尔茨海默病：一种影响大脑并可造成痴呆的退行性病变。

按服务收费：一种为所提供的医疗服务预先设定价格的报销方式。

按人收费：一种支付方式，这种情况下，每个患者都有权在每个时间段内获得相当于固定金额的医疗服务。

把关控制：一种限制对医疗服务获取的过程。

保单：描述保险单所有条款和条件的协议或合同。

保险费：被保险人为投保而支付的费用。

保险赔付清单（EOB）：提供给患者的表格，用来说明哪些会赔付以及会以何种水平支付。

保障：确保采取正确行动以保护社区健康的过程。

被保险人：根据保单条款将获得利益的人。

病例：在卫生统计中用来指每个有疾病的人的术语。

病史：关于患者健康状况、医生就诊情况、

临床症状、治疗处方、长期用药情况以及家族史的一系列记录。

**病因学：** 研究疾病起因的学科。

**财务：** 跟踪商业组织收支资金流的商业职能。

**参加计划人：** 从雇主那里参保的雇员。

**肠内营养：** 通过喂养管输送营养到肠道，例如鼻饲。

**肠外营养：** 任何不经过口腔获取营养的方法，例如通过静脉注射或对肠/胃直接插管。

**成本／效益分析：** 将治疗的具体成本与该治疗获得的益处进行比较的过程。

**成像技术：** 一个广义的术语，泛指可以生成病患身体影像的多项技术形式。

**持证执业护士（LPN）：** 已完成州批准的学习课程并通过国家考试的护士。通常，在提供患者护理时，由注册护士来监督指导持证执业护士。

**抽血员：** 收集血液样本的医疗服务专业人员。

**初级保健医生：** 对患者进行常规定期检查和预防性治疗的医生。

**初级治疗：** 由医疗提供者在医生办公室（诊室）或诊所提供的基础和常规治疗。

**处方药：** 必须有医疗从业人员的书面医嘱（处方）才能分发的药物。

**传病媒介：** 一种将致病微生物从受感染个体传播给他人或从受感染动物传播给人类的生物体。跳蚤是将鼠疫从老鼠传染给人类的媒介。

**传染病：** 可在人与人之间传播的疾病，是用于描述感染性疾病的另一个术语。

**磁共振成像（MRI）：** 利用电磁辐射将人体软组织（如大脑、脊髓）可视化的技术。

**重组：** 一种新的基因组合的遗传过程，使得产生的子代基因组合不同于亲代中的任何一个。

**单一支付系统：** 通过单一保险池为全民医疗费用提供资金。加拿大和英国就是很好的例子。

**登记期：** 在此期间，人们，通常是雇员，可以注册或更改他们的保险范围。

**第三方管理者（TPA）：** 为实施自我保险计划的雇主管理相关文书工作的公司。

**电灼术：** 通过电加热仪器破坏组织的过程。

**电子束计算机断层成像：** 使用电子束代替X射线进行计算机轴向断层成像，也可以在计算机上查看。与传统的CT扫描相比，它不需要患者完全静止，封闭性更低，但是成本更高。

**董事会：** 为一个集团或企业制定总体规划的团体。

**独立执业：** 一个独自执业的自雇医生。

**独立执业协会（IPA）模式：** 独立执业协会进行HMO保险计划的营销。医生与独立执业协会签订合同，收治HMO的消费者。

**独资：** 只有一个所有者的合法所有权形式。

**对抗疗法：** 通过标准治疗策略（如手术和药物）治疗疾病的过程。

**儿科医生：** 为儿童提供医疗保健的医生。

**儿童健康保险计划（CHIP）：** 一项针对低收入儿童的联邦计划，这些儿童的父母不具备参加Medicaid的资格，也无法负担私人医疗保险。

**二级治疗：** 通常涉及常规住院治疗和短期手术。

**反垄断法：** 联邦法律的一个领域，禁止垄断和其他减少市场竞争的活动。

**仿制药：** 在销售或分发时不受特定商品名保护的药物，通常是以化学名来命名或描述（例如对乙酰氨基酚，而不是泰诺）。

**非处方药（OTC）：** 不需要医疗从业人员的

书面处方或医嘱就可出售的药品和医疗器械，例如阿司匹林、拐杖。

**非营利性的：**将获取利润之外的其他原因作为该商业组织存在的主要原因。

**非营利性医院：**主要目的不是营利的医院。

**风险共担：**将所有被保险人合并为一组，以降低整个群体的损失风险的过程。

**风险因素：**任何导致一个人生病的因素。一个人的习惯、遗传史或个人经历中的某些因素，增加了他或她患某种疾病或受伤的可能性。例如，吸烟是肺癌的一个风险因素。

**服务提供模式：**负责向个人和特定人群提供某种特定护理的系统。

**福利：**保险计划所涵盖的项目。也被称为保险范围。

**辅助生活机构（ALFs）或寄宿护理社区：**住宅或类似公寓的居住空间，允许进行独立的活动（如做饭和洗澡）的同时提供所需护理（如药物治疗或提供治疗）。这是一种非医疗模式的生活化的长期护理安排。

**感染性疾病：**能够在人与人之间传播的疾病（与遗传疾病或非传染性疾病相比）。

**高级实践护士：**获得临床专业硕士学位的护士。

**隔离：**强制将一个人与其他人群分开，以防止疾病传播。

**给付协调：**如果一项服务被超过一份以上的保单覆盖，那么保险公司将决定由哪份保单来支付。

**工具性日常生活活动（IADLs）：**管理金钱、打电话、商店购物、个人购物、使用交通工具、做家务和管理药物等活动。

**工伤补偿：**为在工作中受伤的雇员提供医疗保险的项目。

**公立医院：**联邦、州或地方政府拥有的医院。

**公司（法人）：**一种合法的所有权形式，可以有许多所有者。对组织拥有的百分比是由所有者（也称为股东）持有的股份数量决定的。

**功利主义：**一种伦理理论，认为资源应该被分配以实现利益的最大化。

**共同付费（共同保险）：**被保险人在接受医疗服务时需要支付的款项。

**寡头垄断：**只有少数卖家的经济形式。

**管理：**计划、组织、指导和控制商业组织资源的商业职能。

**管理式医疗：**用于描述将医疗支付和医疗服务提供整合到一个系统中。

**国家代码（HCPCS II级代码）：**HCPCS中用于对CPT中没有的程序、服务等进行编码的部分。

**国内生产总值（GDP）：**一国境内商业组织生产的所有最终产品和服务的美元价值。

**合规计划：**在商业组织中实施的一项计划，以确保该组织符合现行法律，特别是符合Medicare和Medicaid的变化。

**合伙：**一种涉及至少两个实体的企业合法组织形式。

**合伙：**至少两名合伙人的所有权形式。

**核心价值观：**价值观是群体成员之间共有的态度和信念。核心价值观是文化里价值观的中心部分。

**互惠协议：**两州之间的协议，一个州接受另一个州的行医执照专业许可要求。

**护理程序：**为患者服务时，提供系统性护理方法的组织框架。

**护理措施分类表（NIC）：**554种干预措施的清单，是每种护理诊断的首选护理治疗方法。

**护理结果分类表（NOC）：**490种已确认的对

护理有反应的结果清单。

**护理学副学士学位（ADN）：** 通常需要2年才能完成，常由社区大学提供。

**护理学理学学士学位（BSN）：** 学士学位课程通常需要4年才能完成。

**《护士执业法案》：** 予以规定州内护士执照要求的州立法。

**护士主管：** 一种护理职级，与职员护士相比，责任更大，需要更多经验。

**护士助手：** 负责诸如喂食、卫生等最基础护理工作的医疗卫生工作者。

**患者代言人：** 在一切讨论和纠纷中，负责持患者立场的医院雇员。

**机构审查委员会（IRB）：** 由政府或大学任命的一组人员，负责监督动物或人类研究。

**基金会：** 一种非营利组织，筹集资金并将其分配给其他组织来支持他们的项目。

**基因测序：** 确定构成特定基因的核苷酸具体排列的检测过程；广泛用于药物研究。

**基因治疗：** 使用正常或改变的基因来替代或增强无功能基因或缺失基因，以此来治疗疾病。

**急症治疗：** 为需要立即治疗的患者提供短期医疗服务。

**疾病负担：** 因疾病而导致的个人、家庭和社区的损失，包括因病而失去工作机会、家庭关系和对社区活动的参与等。

**疾病控制与预防中心（CDC）：** 负责收集和分析医疗统计数据的联邦政府机构。

**计算机轴向断层成像（CAT）扫描：** 一种用可视化技术来观察人体内部的机器，原理是将X射线技术与计算机轴向断层成像相结合，扫描结果在计算机上显示。

**技师：** 提供检查服务的专业人员。技师通常比技术员受过更多的培训。

**技术：** 以科学中的发明、创新和发现为基础的知识应用。

**技术员：** 在实验室场所中完成日常任务的工作者。

**继续医学教育（CME）：** 州要求医生接受一定数量的额外培训和教育以保持执照的注册有效。

**夹心层一代：** 目前正在工作，需要同时照顾孩子和父母的一代人，夹在两个受抚养的年龄组之间。

**监测：** 定期检查疾病数据以确定疾病水平的变化。

**监视：** 在公共卫生领域对疾病的持续搜索和记录。

**健康模式：** 关注于疾病预防的健康观。

**健康素养：** 为了对自身健康做出恰当决策，获取、处理和理解基本信息和服务的个人能力水平。

**健康维护组织（HMO）：** 雇主向HMO预付固定费用；员工根据需要得到相应医疗服务。

**健康相关生活质量（HRQOL）：** 个人的身体和心理健康状况，以年为单位来衡量健康生活的质量和数量。

**健康信息记录：** 包含患者的个人、财务和社会数据以及医疗数据。健康信息记录取代了医疗记录这一术语。

**进食障碍：** 一类疾病的统称，用于描述患者对食物过于关注，出现强迫性进食或不进食，常伴有对身体形象的错误感知。

**经济指标：** 有关经济健康状况的关键衡量指标。

**精算师：** 计算保险和年金风险、保费和股息的专业人员。

**就地养老：** 这种理念允许老年人或老年夫妇随着年龄增长，在自己的日常生活环境中，根据需要获取更多的个人和医疗护理。这是个成年生活社区，范围从单个家庭到专业护理机构。

**康德理论：** 伊曼努尔·康德（1724—1804年）提出的一种伦理理论，认为普适的道德法则要求人们对待他人要如同对待自己一样。

**抗原漂移：** 用于描述一些病毒（如B型流感病毒）的基因组成渐进而持续的变化现象。

**可持续竞争优势：** 使一个商业组织超越其他对手，并持续保持其优势地位的任何东西。

**控制性研究：** 研究的主要目的是控制症状，而不是治愈疾病或病况。如镇痛药控制关节炎的症状，但它们不能对疾病本身予以治愈。

**利润：** 商业组织从收入中减去费用后剩下的金额。如果金额是负数，那就是亏损。

**利息：** 以百分数表示的借款时支付的金额。

**利用率指标：** 衡量一个组织是否被充分利用的指标。

**连续性医疗：** 一种医疗护理的系统性理念，目的是促进个人的医疗护理从完全自立时到不能自立时。

**联邦雇员健康保险计划（FEHBP）：** 联邦政府雇员享有的，由雇主赞助的医疗保险计划。

**联合委员会（TJC）：** 评价和认可医疗服务组织的国家机构。

**临床护理专家（CNS）：** 专门从事肿瘤学、新生儿护理或心理健康等领域的高级实践护士。

**临床试验：** 以受控方式在人体测试新药、治疗方法或医疗设备的过程。

**流行病：** 用来描述在人群中广泛传播的一种疾病的术语。

**流行病学：** 对人类疾病、残疾和死亡频率的性质、原因、控制和决定因素的研究。也指对一种疾病的历史及其在社会中的分布（公共卫生）的研究。

**垄断：** 只有一个卖家的经济形式。垄断性的卖家可以任意定价。

**慢性病：** 持续超过90天的疾病或外伤；非急性疾病，例如哮喘。

**美国国立卫生研究院（NIH）：** 负责国民健康的联邦政府机构。

**门诊治疗：** 在医生办公室（诊室）中为行动方便的患者提供医疗服务。

**免赔额：** 在保险单里规定的由被保险人在保险公司支付前必须支付的金额。

**耐药性：** 用于描述一种疾病或细菌不受普通抗生素和其他药物的控制或抑制。

**内科医学：** 关注机体某器官的医学，如心脏、眼、耳、肾脏、消化系统、呼吸系统和血管系统。

**赔偿：** 一方提供补偿以免除对另一方的责任。

**平等性：** 在该背景下是指保险在覆盖精神疾病和普通医疗时收益的平等性。

**评估：** 确定社区卫生需求的过程。

**情绪：** 某一特定时间的心理状态。

**情绪障碍：** 某种心理状态的变化，例如持续性的心情低落（被称为抑郁）。

**躯体治疗：** 直接作用于身体上，而不是精神上。例如，温水浴是一种使身体平静下来的身体疗法。

**权利理论：** 一种伦理理论，认为人作为人类和公民，应享有一定的基本权利。

**全科医生和家庭医生：** 对所有年龄段患者提供全面健康保健的医生。

**人口统计：** 描述生命统计、规模和分布的人口数据。

**人类基因组计划：** 一个国际合作的科学项目，旨在绘制构成人类遗传密码的6万个基因的整体图谱。

**认证护士助理（CNA）：** 已获得CNA证书的护士助手。

**认知：** 其与思考或获取知识的过程相关联。认知障碍会扰乱获取或记忆知识的能力。

**日常生活活动（ADLs）：** 基本活动，如移动、进食、上厕所、穿衣和洗澡。

**乳胶过敏：** 许多医生和患者对乳胶过敏，乳胶是医疗手术中使用的手套的最常见制造材料。

**三级治疗：** 在特定的医疗机构中提供复杂的专业性治疗，如烧伤的治疗。

**商业：** 为客户提供产品或服务以获取利润的活动。

**商业周期：** 经济在一段时期内衰退和增长的规律周期。

**社区医院：** 向公众提供医疗服务的非联邦医疗机构。

**射频消融术（RFA）：** 使用微波来破坏组织。

**生产：** 对产品生产过程予以设计和管理的商业职能。

**生物化学：** 关于存在于生物体内的化学物质，比如多巴胺。

**失业：** 在一个经济体中，对于那些愿意并且有能力工作的人来说，缺少就业机会的状况。

**实践护士（NP）：** 提供基本初级卫生保健的高级实践护士。

**市场经济：** 众多销售者竞争客户的经济形式。

**市场营销：** 关注商业组织与其客户之间交流过程的商业职能。

**受监管的临床经历：** 护理学生通过与患者接触获得临床经验，作为他们所受教育的一部分。

**双盲随机试验：** 一种临床试验方法，在试验结束之前，没有人知道参与者正在接受哪种药物治疗。

**私立医院：** 非政府机构所有的医院。

**损失风险：** 被保险事件发生的概率。

**谈话治疗：** 由西格蒙德·弗洛伊德发明的心理疗法，主要采用谈话而不是躯体上的或药物性的治疗。

**通常的、惯例的、合理的付款程序（UCR）：** 一种通过调查其他医疗提供者同种医疗服务所需费用，依此来补偿医疗提供者的方法。

**通货膨胀：** 物价水平的上涨。

**团体执业：** 一个由几个医生组成的医疗团队。

**外包：** 向其他供应商购买产品或服务的过程，产品或服务不由本组织提供。

**外科医生：** 开展手术的医生。

**网络HMO：** HMO与至少两家集团医疗机构签订合同，提供"在网"医疗服务。

**微创手术：** 使用光纤、引导图像、微波和其他技术进行手术而不需要大面积切开组织。

**委员会认证：** 一名医生一旦完成相应专业一定年限的额外住院医师培训，并通过考试，就可以获得专业医学会认证。

**文化：** 人类行为的整合和共享模式。

**文化能力：** 医疗组织和医疗从业人员辨别特定文化群体的文化信仰、价值观、态度、传统习俗、语言偏好和健康行为等，并运用这些知识产生积极医疗成果的能力。

**文凭课程：** 医院过去常常为护士提供在职培训项目，并在培训完成后颁发文凭。现在这种文凭课程很少有了。

**现行程序术语（CPT）：** HCPCS的一部分，用于对医疗服务提供者所执行的医疗程序和服务进行编码。

**心理健康：** 具有能够应对各种变化的能力、积极的人生观、以爱和支持的方式与亲近的人互动的能力，以及可以在个人中评估的总体的幸福感。

**新药申请（NDA）：** 向FDA提交的允许销售新药的正式申请。

**新药研究（IND）申请：** 公司向FDA提交的准备开始人体临床试验的申请。

**信息技术：** 管理和运用各种技术，进行业务运行和收集信息以供决策的商业职能。

**需求：** 在给定的价格下，买家愿意购买的产品数量。

**亚文化：** 主文化中的一个群体，他们接受主文化的标准，但有自己独特的风俗和价值观。

**研发（R&D）：** 开发、测试产品并将其推向市场的过程。

**养老院：** 一个表示长期护理机构的老式词汇。

**药物：** 人体内用于治疗的生物活性物质（如抗生素）。

**医疗保险和医疗补助服务中心（CMS）：** 管理Medicare和Medicaid的联邦机构，以前称为医疗财务管理局（HCFA）。

**医疗设备：** 用于治疗目的的一系列医学技术，如心脏起搏器和温度计。

**医疗授权书：** 由患者指定委托人，由他决定同意接受医疗照顾，或者拒绝接受医疗照顾。它是一个法律文件，如果患者不能作出决定，授权代理决策者在所有医疗服务中负责做决定。

**医疗通用程序编码系统（HCPCS）：** 一种用于对保险索赔进行编码和处理的分类系统。

**《医疗执业法案》：** 由州立法来规定该州医生执照的要求。

**医务人员：** 对患者获得高质量诊疗负有责任的医院医护人员。

**医学技术：** 在医学上用于预防、治疗、诊断疾病以及辅助患者的治疗性和诊断性设备。X射线机就是一个医学技术的例子。

**医学模式：** 关注于疾病诊断和治疗的健康观。

**医学营养治疗：** 利用营养为患者的医疗保健提供支持。

**医学影像：** 使用各种技术（如X射线和CT扫描）观察人体内部。

**易感性：** 在医学上，由于遗传或其他因素而对某种疾病或状况的敏感性。

**营利性的：** 将获取利润作为商业组织存在的主要原因。

**优选医疗机构（PPO）：** 一种医疗服务网络，代表以较低价格提供服务的医疗机构，对合同进行谈判和管理。

**有限责任合伙（LLP）：** 特定类型的合伙安排，其中合伙人的责任按其出资额确定。

**预防措施：** 用于预防疾病发生的卫生措施和行为。

**预防性研究：** 研究的主要目的是找到方法来预防一种疾病或状况。例如，预防研究发现，饮食、锻炼和某些药物（如阿司匹林），可以预防第二次心脏病发作。

**预付费医疗保险计划（PHP）：** 对所有这种类型的医疗保险计划的统称，在提供医疗服务之前，需要预先支付固定费用。

**预付款制度：** 一种支付制度，在患者接受服务之前，根据患者的疾病诊断相关分组（DRG）的分类确定补偿金额。

**预付团体执业模式：** 医生受雇于一个独立的医疗执业团体，该团体与HMO保险计划签订合同，提供医疗服务。

**预先授权：** 许多保险公司要求某些医疗程序在执行之前要得到保险公司的授权。未能获得预先授权，则可能导致索赔被保险公司拒绝。

**长期护理：** 联邦医疗保健对长期护理的定义是超过60天。

**针刺伤：** 如果医疗从业者无意中被针刺伤，

他们可能会受伤并且会暴露在疾病面前。

**诊断检查：**医生为提供有助于诊断的信息而安排的检查。

**整骨疗法：**通过预防和整体照顾来治疗疾病的过程。

**整体补助金：**由中央政府拨给州政府的资金，对州政府的开支没有什么限制。这与分类财政补贴有所不同，后者的用法有严格而具体的规定。

**政策制定：**集体决定需要采取什么行动来保护社区健康的过程。

**职业倦怠：**一种心理状态，一个人失去了关心他人的能力和变得精神萎靡的状态。压力和过度劳累，被认为会导致职业倦怠。

**职员护士：**护士的入门级职位。

**职员型HMO模式：**医生是HMO的雇员，向HMO领工资。

**植入物：**为治疗目的而植入人体内的医疗装置，如胰岛素泵或人工膝关节。

**指定服务医疗机构（EPOs）：**提供医疗服务的一个网络体系，患者必须使用这个体系指定的医疗服务提供者的服务。

**治疗失当：**提供的医疗服务行为低于该专业领域的质量标准。

**治疗师：**对失调提供康复性治疗的人。

**治疗性研究：**主要目的是找到一种特定疾病的治疗方法的研究。

**治疗性医疗：**帮助治愈已患病或受感染的人的医疗服务。

**种族中心主义：**使用自己的文化信仰来对各种行为进行评价。

**重性抑郁症：**一类持续时间很长或反复发作的抑郁症。属于一种医学诊断。

**州护理委员会：**每个州都有的一个监督护理专业和认证教育项目的机构。

**住院护理：**一种居住安排，一个人长时间居住或生活在特定的机构里。

**住院医生：**为住院患者提供治疗的医生。

**住院医师规范化培训：**为医生培训的最后阶段。在结束医学院的教育后，学生完成所选专业的工作培训。

**住院治疗：**需要患者住院予以治疗。

**注册护理麻醉师（CRNA）：**专门从事麻醉的高级实践护士。

**注册护士（RN）：**为患者制定和管理护理计划的护士。

**注册助产护士（CNM）：**提供产前和产后护理并协助分娩的高级实践护士。

**资产降低：**对资产重新分配，以使个人符合Medicaid的资格。

**自行转诊安排：**根据联邦法律，医疗保健提供者不得将患者转诊到与其有经济利益关系的实验室或其他医疗服务机构。

**自我保险计划：**雇主为雇员支付医疗保险的计划。

**自营的：**由个人或个人团体所拥有，以营利性为目的而设置。

**综合性医院：**提供多种医疗服务的医院。

**组织学：**关于身体组织的研究。